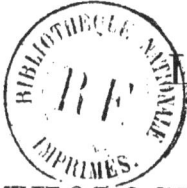

LEÇONS

DE

PATHOLOGIE OBSTÉTRICALE

IMPRIMERIE E. CAPIOMONT ET Cⁱᵉ

PARIS
57, RUE DE SEINE, 57

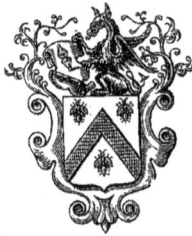

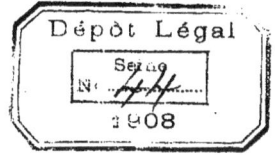

LEÇONS

DE

PATHOLOGIE OBSTÉTRICALE

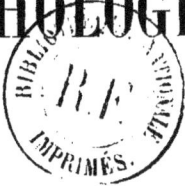

PROFESSÉES

PAR

M. PAUL BAR

PROFESSEUR AGRÉGÉ A LA FACULTÉ DE MÉDECINE DE PARIS
ACCOUCHEUR DE L'HOPITAL SAINT-ANTOINE

PARIS

Georges CARRÉ et C. NAUD
ÉDITEURS
3, RUE RACINE, 3

ASSELIN et HOUZEAU
ÉDITEURS
PLACE DE L'ÉCOLE-DE-MÉDECINE

1900

LEÇONS

DE

PATHOLOGIE OBSTÉTRICALE

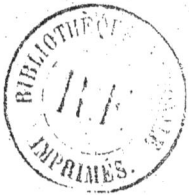

PROFESSÉES

PAR

M. PAUL BAR

PROFESSEUR AGRÉGÉ A LA FACULTÉ DE MÉDECINE DE PARIS
ACCOUCHEUR DE L'HOPITAL SAINT-ANTOINE

PREMIER FASCICULE

I. Des interventions tour à tour préconisées dans le cas de dystocie par viciation pelvienne.

II. L'opération césarienne conservatrice ; sa technique, ses résultats immédiats et éloignés.

III. La symphyséotomie; sa technique; ses résultats immédiats et éloignés ; ses indications relatives par rapport à la section césarienne.

IV. L'accouchement prématuré artificiel et ses indications dans les cas d'angustie pelvienne d'origine rachitique.

V. De la conduite qu'il convient de tenir dans le cas de dystocie par viciation pelvienne rachitique.

PARIS

GEORGES CARRÉ ET C. NAUD
ÉDITEURS
3, RUE RACINE, 3

ASSELIN ET HOUZEAU
ÉDITEURS
PLACE DE L'ÉCOLE DE MÉDECINE

1900

A LA MÉMOIRE

DE MON MAITRE TARNIER

PRÉFACE

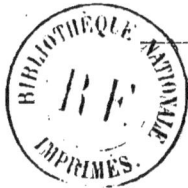

J'ai suppléé mon maître Tarnier pendant l'année scolaire 1895-1896; j'ai, après sa mort, assuré le service de la Clinique et l'enseignement qui y était donné pendant l'hiver 1897.

Les études que je réunis dans ce livre et que je présente sous la forme de leçons, ne sont pas la reproduction exacte des conférences que j'ai faites pendant cette double suppléance. J'ai choisi quelques-unes d'entre elles touchant à des sujets dont l'étude m'avait plus vivement attiré, et je me suis attaché à compléter, dans la mesure où cela m'était possible, les recherches qui leur servaient de base.

Telle est l'origine de ce livre qu'il me sera permis de dédier à la mémoire de mon regretté maître Tarnier.

Ce livre comprend quatre parties.

J'ai groupé dans la première : les leçons sur le traitement de la dystocie par rétrécissement pelvien d'origine rachitique.

Dans la seconde : les leçons sur l'éclampsie puerpérale.

Dans la troisième : les leçons sur la gemellité et ses variétés dans l'espèce humaine.

Dans la quatrième : certaines leçons se rapportant à des sujets différents : la grippe dans ses rapports avec la puerpéralité ; le rhumatisme puerpéral ; le rein polykystique du fœtus ; l'oligohydramnie, ses origines et ses conséquences.

Je n'aurais pu poursuivre les travaux de laboratoire souvent longs et délicats que j'avais entrepris, si je n'avais eu la bonne fortune d'être entouré d'élèves qui, comme Rénon, Guieysse, Belloy, Mercier, Menu, Bufnoir, ont été pour moi des collaborateurs d'un inlassable dévouement. Je veux leur témoigner publiquement ma reconnaissance.

Je dois également exprimer mes remerciements à mon collègue et ami Tissier pour l'aide qu'il m'a prêtée dans les recherches cliniques que j'ai faites à l'hôpital Saint-Louis et à l'hôpital Saint-Antoine, et à mes amis Bénard et Boullé qui m'ont donné une preuve de leur amitié en corrigeant les épreuves de ce livre.

PAUL BAR.

PREMIÈRE PARTIE

I. — *Des interventions tour à tour préconisées dans le cas de dystocie par viciation pelvienne.*

II. — *L'opération césarienne conservatrice; sa technique, ses résultats immédiats et éloignés.*

III. — *La symphyséotomie; sa technique; ses résultats immédiats et éloignés; ses indications relatives par rapport à la section césarienne.*

IV. — *De l'accouchement prématuré artificiel et de ses indications dans les cas d'angustie pelvienne d'origine rachitique.*

V. — *De la conduite qu'il convient de tenir dans le cas de dystocie par viciation pelvienne rachitique.*

PREMIÈRE LEÇON

DES INTERVENTIONS TOUR A TOUR PRÉCONISÉES
DANS LE CAS DE DYSTOCIE PAR VICIATION PELVIENNE

Je sais peu d'histoire plus attachante que celle des méthodes opératoires tour à tour préconisées pour terminer l'accouchement dans le cas de viciation pelvienne. Rechercher les causes qui les ont fait successivement adopter, abandonner, renaître et retomber dans l'oubli, c'est, en effet, parcourir l'histoire de l'obstétrique elle-même, de son évolution, de ses progrès.

En réalité, avant le début du dix-septième siècle, le traitement scientifique de la dystocie d'origine pelvienne n'existait guère. Sans doute, le seizième siècle avait vu naître, ou plutôt renaître, quelques-unes des opérations capitales de l'obstétrique : la version podalique, la section césarienne, et, peut-être, une première tentative d'extraction de l'enfant par le forceps. Mais ces opérations étaient faites de façon empirique, tant étaient minimes les connaissances des accoucheurs sur l'anatomie du bassin.

Voyez, en effet, ce que fut le traitement de l'accouchement dystocique depuis la renaissance des études obstétricales jusqu'au dix-septième siècle.

Il est vraisemblable que RÖSSLIN (1), dont le *Rosegarten* devait être pendant plus d'un demi-siècle le livre classique par excellence, n'a pas connu la dystocie par étroitesse du bassin. Son œuvre a été de distinguer les différentes présentations et de soupçonner les avantages que pouvait donner l'extraction par les pieds. Pour peu que, l'enfant se présentant par la tête, il devînt évident que l'accouchement était entravé, il ne s'inquiétait guère de la cause

---

(1) EUCHARIUS RÖSSLIN. Rosegarten, Strasbourg, 1513.

de dystocie. L'intervention était toujours la même : il perforait la tête avec un couteau bien tranchant, la brisait et faisait, avec des pinces, l'extraction des fragments osseux.

Il en fut ainsi jusqu'au milieu du seizième siècle, époque où Paré (1) remit en honneur la version podalique. Il ne faisait pas seulement cette manœuvre quand l'enfant se présentait par l'épaule ; il y avait également recours quand la tête se présentait première : « Et posé le faict, dit-il, qu'il fut tourné selon nature, ayant la teste au couronnement : pour deüement l'extraire par art, faut doucement le repousser contremont, et chercher les pieds, et les tirer près le couronnement. »

Mais convenait-il de recourir à cette version podalique dans le cas où un rétrécissement pelvien faisait obstacle à l'accouchement ? Paré a-t-il eu l'intuition que la tête venant dernière pouvait être extraite plus facilement que se présentant première ? Il ne le semble guère. Pour lui, comme pour son élève Guillemeau, cette manœuvre n'était qu'un moyen de terminer rapidement l'accouchement, si un accident grave forçait à intervenir d'urgence.

Quand une femme avait un rétrécissement pelvien capable de faire obstacle à l'expulsion du fœtus, on la laissait s'épuiser en vains efforts ; puis, quand il était acquis que le travail ne pouvait se terminer spontanément, et que l'enfant avait succombé, les procédés auxquels on avait recours étaient ceux de Rösslin : les couteaux courbes, les crochets aigus, les pieds de griffon permettaient de disloquer, de dépecer la tête ; les fragments en étaient ensuite extraits avec des pinces ou, simplement, avec les crochets mousses ou tranchants. « Alors, dit en effet Paré, si on voit la femme estre en un extrème travail, et qu'on cognoisse l'enfant estre mort, faut faire incision aux sutures du crâne pour euacuer ce qui est côtre Nature, et tirer par pièces s'il est besoin. Aussi si le thorax est pareillement trop gros, le faut vuider, puis le tirer pièce-à-pièce. Et si le ventre estoit aussi trop enflé, qui se faict par hydropisie, ou ventositez, y sera faict incision avec un petit cousteau courbé » (2).

En fin de compte, l'embryotomie (section de la tête et arrachement des fragments), telle était l'opération à laquelle on avait généralement recours.

Cependant des tentatives avaient déjà été faites pour que, l'accou-

(1) Ambroise Paré (Les œuvres d'), Paris, 1585, XXIVᵉ livre. De la Génération : De la manière de tirer les enfants hors le ventre de la mère, tant morts que vivants..., ch. xxxiii, p. 971.
(2) Ambroise Paré. *Loc. cit.*, p. 872.

chement d'une femme semblant impossible, on pût éviter de recourir aux crochets et avoir un enfant vivant. On s'était adressé à l'opération césarienne.

A qui remonte la première tentative d'accouchement césarien ? A JACQUES NUFER (1), le châtreur de porcs de Siegershensen ? A quelqu'un de ces chirurgiens errants, comme celui dont parle DONAT (2) ? On ne le sait.

Il est vraisemblable que, de-ci de-là, dans des accouchements lents, alors que les femmes se désespéraient, des matrones faisaient appel à quelque chirurgien réputé hardi et heureux. Celui-ci arrivait; de diagnostic, il n'en faisait guère : que la femme fût une multipare qui eût accouché plusieurs fois spontanément (comme ÉLISABETH ALESPACH, femme de J. NUFER (1500); comme l'opérée (1594) dont PRIMEROSE (3) nous a laissé l'histoire), il lui importait peu. Sans se soucier de l'état normal ou vicié du bassin, qu'il ne savait pas reconnaître, il pratiquait la section césarienne.

La mort de la femme était généralement le résultat de l'intervention. Aussi ne devons-nous pas être étonnés que PARÉ qui, sans aucun doute, connaissait ces faits malheureux, ait condamné nettement l'opération césarienne faite sur le vivant.

Cependant les rares succès obtenus après de semblables opérations devaient frapper vivement les esprits, tant par les conditions dans lesquelles les interventions étaient souvent pratiquées, que par les amplifications apportées par l'imagination populaire à la relation de tels faits. Aussi l'accouchement césarien ne cessa-t-il d'être pratiqué pendant la seconde moitié du seizième siècle.

Plus et mieux que tout autre, ROUSSET, lithotomiste habile, y eut recours. Il publia, en 1581, dans son célèbre traité de l'*Hystérotomotokie*(4), les résultats qu'il avait obtenus. Lisez ce livre si personnel, et vous constaterez vite que son auteur ne s'appliquait guère à rechercher si l'obstacle à l'accouchement provenait d'angustie pelvienne et, encore moins, à reconnaître le degré de celle-ci. Comment l'eût-il pu faire ? Les connaissances anatomiques sur les viciations pelviennes n'étaient-elles pas, alors, presque nulles ?

En effet, BERENGARIO, de Carpi (5) ne s'était occupé, dans ses

---

(1) JACQUES NUFER. In Rousset « De l'hystérotomotokie ». Édition de Bauhin, 1588.

(2) DONAT. De medicâ historiâ mirabili libri, VI, opus variâ lectione refertum, Mantoue, 1586.

(3) PRIMEROSE. De mulierum morbis et symptomatibus libr. quinque, Rotterdam, 1655.

(4) FRANÇOIS ROUSSET. Traité nouveau de l'hystérotomotokie ou enfantement cœsarien. Paris, Au cheval volant, 1581.

(5) BERENGARIO. Commentaria cum amplissimis additionibus super anatomiam Mundini una cum texta ejusdem, etc., Bononiæ, 1521.

études sur l'anatomie de l'appareil génital de la femme, que de l'anatomie de l'utérus. Gonthier, d'Andernach (1), le maître de Vesale, avait bien tenté une description du bassin de la femme, description reprise par Vesale et Realdus Colombus, mais rien de précis n'avait été écrit sur le bassin pathologique. Enfin, les recherches de Pineau (2) sur le bassin normal et pathologique ne devaient être publiées qu'à la fin du seizième siècle, en 1597.

François Rousset avait donc recours à l'accouchement césarien dans tous les cas où il y avait obstacle à l'accouchement naturel, quelle que fût la cause de dystocie. Son but était d'obtenir un enfant vivant. Il y réussit souvent ; aussi présente-t-il ses résultats avec un orgueil dont témoigne le sonnet qui ouvre son traité :

— « Amy, l'accouchement qui se présente ici,
Est un nœud gordien : sois Alexandre aussi ».

Malgré l'autorité de Paré, Rousset eut des imitateurs qui rêvèrent d'être Alexandre.

Tel était l'état de la science obstétricale, au point de vue du traitement de la dystocie d'origine pelvienne, au déclin du seizième siècle : d'un côté des connaissances anatomiques nulles ou presque nulles ; de l'autre, le souci de terminer l'accouchement reconnu difficile ou impossible, et, pour atteindre ce but, deux méthodes rivales : l'embryotomie, sans manuel opératoire précis, pratiquée avec un arsenal d'instruments dangereux ; l'accouchement césarien, fait tout d'abord on ne sait pourquoi, on ne sait comment, puis érigé en méthode par Rousset.

La fin du seizième siècle avait été marquée par les recherches de Pineau sur l'anatomie du bassin. Ces recherches ne furent guère poursuivies, au moins d'une manière méthodique, pendant le dix-septième siècle.

Sans doute, les accoucheurs étaient, moins que leurs devanciers, ignorants de la dystocie d'origine pelvienne (Mauriceau, Peu connaissaient le rachitisme et son influence sur le pelvis) ; ils savaient que le bassin des bossues, des boiteuses pouvait être vicié et devenir une cause de sérieuses difficultés pendant l'accouchement ;

---

(1) Gonthier. Anatomicarum institutionum secundum sententiam Galeni. Libri IV, Bâle, 1536.
(2) Severini Pinæi. Carnutensis, Opusculum physiologum et anatomicum, in duos libellos distinctum, etc. Paris, 1597.

mais ils n'avaient que des notions vagues sur la forme et les dimensions du bassin, et la pelvimétrie sur le vivant leur était inconnue. Il semble que toute leur attention ait été attirée sur le perfectionnement de la technique opératoire.

Que devinrent, entre leurs mains, les deux méthodes opératoires qui se partageaient la faveur des accoucheurs à la fin du seizième siècle ?

Le mouvement créé par Rousset ne s'étendit guère, et si l'opération césarienne ne cessa d'être pratiquée, elle resta une opération de grande exception : je ne vois guère, à cette époque, que Jean Ruleau (1) qui s'en soit montré partisan ardent.

Tous les efforts des maîtres d'alors tendirent à perfectionner la technique des opérations qui permettaient de terminer l'accouchement par les voies naturelles.

L'embryotomie, faite avec les crochets, ne pouvait être qu'une opération aveugle et dangereuse : Mauriceau, Peu, Paul Portal en réduisirent l'usage. Ils s'attachèrent à améliorer la version podalique et à en étudier les indications. Ils la firent dans le cas de rétrécissement du bassin : mais, ignorants, sauf Portal, de la pelvimétrie, ils y avaient recours un peu au hasard ; ils ne pouvaient préciser les limites au delà desquelles la version devenait une mauvaise opération.

Les dangers inhérents à l'emploi des crochets, les insuccès de la section césarienne, l'infidélité de la version, tout concourait à faire accueillir avec faveur les moyens nouveaux qui permettraient d'extraire, sans le blesser, un fœtus retenu dans le bassin.

C'est à ce moment que Chamberlen proposa le forceps. Avec quelle assurance il le présenta comme capable de permettre l'extraction des enfants se présentant par la tête, si difficile que fut l'accouchement ! vous le savez. Vous savez aussi le résultat de l'application qu'il fit de son instrument sur une femme rachitique que Mauriceau lui avait demandé d'accoucher. L'expérience ne semblait pas favorable au nouvel instrument.

Il était réservé aux accoucheurs du dix-huitième siècle d'en tirer parti.

L'œuvre des accoucheurs des seizième et dix-septième siècle a été, en somme, de nous mettre en possession de nos méthodes

(1) Ruleau. Traité de l'opération césarienne et des accouchements difficiles et laborieux, Paris, 1704.

opératoires capitales. Ils ont retrouvé la version, inventé le forceps, tenté de mettre en honneur la section césarienne, essayé de perfectionner la technique de l'embryotomie, et cependant le traitement de la dystocie pelvienne était resté, dans leurs mains, un des plus décourageants qui put exister.

La faute en était à l'abandon dans lequel, même à la fin du dix-septième siècle, ils tenaient l'étude de l'anatomie du bassin normal et du bassin vicié.

La véritable renaissance de la médecine opératoire obstétricale date du début du dix-huitième siècle. A ce moment, deux hommes, DE LA MOTTE en France, DEVENTER en Hollande, détenaient, pour ainsi dire, l'autorité dans la science obstétricale.

DE LA MOTTE (1) connaissait-il les bassins rétrécis? Oui, à coup sûr. Mais savait-il leurs variétés? Avait-il, perfectionnant les méthodes d'exploration dont l'emploi habile avait fait la supériorité de Paul PORTAL, appris à diagnostiquer leurs degrés, leurs formes? On doit en douter. Il était resté essentiellement un praticien, un opérateur et le fidèle continuateur des accoucheurs classiques du dix-septième siècle. Peu confiant dans la section césarienne qui ne lui avait donné que des insuccès, adversaire systématique du forceps, il était le défenseur de la version où il excellait. Dans les cas où cette opération était défaillante, il recourait à l'embryotomie.

Henry von DEVENTER (2) fut un précurseur. Il a eu le grand mérite de revenir à l'anatomie, base de toute pratique chirurgicale. Le premier, il donna une description anatomique du bassin de la femme, et montra les conséquences qu'il convenait d'en tirer au point de vue de la marche de l'accouchement; il décrivit le bassin vicié par étroitesse (*parva pelvis forma*), le bassin trop grand; il vit les lésions produites sur la tête fœtale par le passage de celle-ci dans une excavation trop étroite, etc.

L'œuvre de DEVENTER marque une date capitale dans l'histoire de l'obstétrique. Il met fin, pour la question qui nous occupe, à l'empirisme de deux siècles. Il a exercé la plus heureuse influence sur les travaux des grands accoucheurs du milieu du dix-huitième

---

(1) DE LA MOTTE. Traité complet des accouchements naturels, non naturels et contre nature, expliqués dans un grand nombre d'observations et de réflexions sur l'art d'accoucher, Paris, 1721.

(2) DEVENTER. Manuale Operatien, I. Deelzijnde een nieuw Ligt voor Vroed-Meesters en Vroed-Vrouwen, etc., 1701-1724.

siècle, notamment sur ceux d'Ould (1), de Levret (2), de Smellie (3).

Levret et Smellie connaissaient bien, en effet, les rétrécissements du bassin ; ils savaient distinguer, sans cependant les mesu-
rer exactement, leurs différents degrés. Tous deux, en perfectionnant
le forceps et en cherchant à le rendre apte à saisir une tête fœtale
encore élevée dans l'excavation pelvienne, ne méconnaissaient pas
les services que la version était capable de rendre, quand la tête est
mobile au-dessus du détroit supérieur. Ils n'ignoraient pas que,
passé un certain degré de viciation pelvienne, les tentatives d'extraction par le forceps ou avec la version n'étaient que le prélude
d'une embryotomie.

Celle-ci était toujours très pratiquée.

Les modifications apportées aux perforateurs, aux ciseaux et aux
crochets, avaient, sans aucun doute, rendu ces intruments moins
funestes ; mais l'embryotomie n'en était pas moins restée une des
opérations les plus laborieuses, les plus mal réglées, partant les
plus dangereuses. S'il en était ainsi quand ces interventions étaient
pratiquées par des opérateurs aussi habiles que Levret et Smellie,
que devait-ce être quand les crochets et les ciseaux étaient maniés
par des hommes tels que ce Mittelhauser, de Weisenfels (4), pour
qui l'embryotomie était l'unique ressource quand l'accouchement
était laborieux ou par ce Deish, d'Augsbourg (5), qui, par sa
brutalité, méritait le surnom de Deish le Boucher ?

Faisons abstraction de la pratique adoptée par les grands maîtres
d'alors et par leurs élèves directs, de celle qu'on préconisait dans les
centres d'enseignement qui se fondaient au milieu du dix-huitième
siècle, à Paris, à Dublin, à Londres, à Vienne, où professait Crantz ;
à Gœttingue où enseignait Rœderer ; à Berlin où Meckel organi-
sait, en 1751, la première clinique d'accouchement, et nous devrons
convenir que l'embryotomie était restée l'opération la plus usuelle
quand un obstacle, surtout une viciation pelvienne, empêchait
l'accouchement.

Une telle pratique n'était pas sans soulever des protestations. Les

---

(1) Ould. A Treatise of Midwifery, in three parts, Dublin, 1742.
(2) Levret. L'art des accouchements, démontré par des principes de physique et de
mécanique, etc., Paris, 1753, 1761, 1766. — Observations sur les causes et les accidents de
plusieurs accouchements laborieux, etc., 1747, 1762.
(3) Smellie. A Treatise on the Theory and Practice of Midwifery, Londres, 1752.
(4) Mittelhauser. Practische Abhandlung von Accouchiren, etc., Leipzig, 1754.
(5) Deish. De necessaria in partu præternaturali instrumentorum applicationi. Dissert.
inaug. med. Argent, 1740.

jalousies corporatives intervinrent (1); des pamphlets parurent (2); et, en 1756, les médecins de Londres se réunirent pour rechercher quels moyens, moins cruels que ceux usités jusque-là, permettraient de terminer l'accouchement dans les cas difficiles.

Ainsi naquit la proposition de provoquer l'accouchement chez les femmes dont le bassin était rétréci. Vous savez que MACAULAY, KELLY furent les promoteurs de cette pratique; DENMANN en fut le défenseur.

Il semblerait que l'accouchement provoqué eût dû être accepté d'emblée et par tous; il n'en fut rien.

Cette intervention dans laquelle le brillant opératoire faisait défaut, qui soulevait des discussions religieuses, trouva plus d'adversaires que de partisans; elle se répandit lentement. Du reste, pendant toute la fin de ce siècle, les accoucheurs devaient être tout entiers aux discussions que provoquait une opération nouvelle : la symphyséotomie.

L'enthousiasme avec lequel ROUSSET avait présenté la section césarienne était peu de chose à côté de celui que suscita la symphyséotomie pratiquée, en 1777, sur la femme SOUCHOT.

SIGAULT était devenu le bienfaiteur de l'humanité. Si on eût cru certaine correspondante du *Journal de Paris*, beaucoup eussent voulu « qu'il lui fût élevé une statue, qu'il fût représenté sous la forme du Dieu de la Santé, et que des hommages attendrissants renouvelassent tous les ans le souvenir de sa gloire ».

Que cette proposition fut sincère ou ironique, elle suffit pour que vous conceviez quel bruit — j'allais dire quel tapage — fit l'initiative de SIGAULT.

La symphyséotomie devait susciter de vives attaques. Ses adversaires les plus ardents ne méconnaissaient pas les dangers de l'embryotomie, l'insuffisance du forceps et de la version dans le traitement de la dystocie pelvienne; mais, ils virent surtout dans la symphyséotomie les délabrements que causait cette opération et qui transformaient souvent en infirmes, les femmes qui ne succombaient pas à ses suites immédiates.

Quelques succès obtenus avec l'opération césarienne avaient poussé SIMON, LAUVERJAT et BAUDELOCQUE à la remettre en honneur. La discussion s'établit donc entre les partisans de la nouvelle opé-

---

(1) ÉLISABETH NIHELL. Treatise on the art of Midwifery; setting forth various Abuses therein, especially as to the Practice with instruments, etc., Londres, 1760.
LA PEYRE. Enquiries wheter women with child ought to prifer the assistance of their own Sex or that of Men-Midwifes, Londres, 1772.
(2) NICHOLS. The petition of the unborn Babes, Londres, 1751.

ration et ceux de la vieille section césarienne. Mais des questions, où la science n'avait rien à voir, firent bientôt dévier le débat. La lutte entre les césariens et les symphysiens devint rapidement la bataille entre la Faculté de médecine et l'Académie royale de chirurgie. Les querelles s'envenimèrent : symphysiens et césariens ne réussirent qu'à encombrer la littérature obstétricale du brouhaha de leurs querelles.

En résumé, quand notre siècle commença, la dystocie pelvienne était nettement séparée de celle due aux autres causes; le bassin normal était mieux connu; le bassin vicié commençait à l'être. Cependant des connaissances anatomiques incomplètes ne permettaient pas encore de sérier les cas et de préciser les indications relatives des différentes interventions.

Quant à celles-ci, c'étaient : l'embryotomie, toujours dangereuse ; la version et le forceps, toujours infidèles ; l'accouchement provoqué, mal connu et condamné par BAUDELOCQUE; la symphyséotomie et l'opération césarienne, qui avaient leurs partisans et leurs adversaires fanatiques, mais que les conditions défectueuses dans lesquelles elles étaient pratiquées rendaient des plus meurtrières.

Aujourd'hui, nous voici arrivés à la fin du dix-neuvième siècle; laissez-moi vous dire, en quelques mots, ce que ces cent années ont apporté de progrès au traitement de la dystocie par viciation pelvienne.

Pendant le dix-neuvième siècle, trois étapes ont été successivement franchies : dans la première, où dominent les noms de MICHAËLIS, LITZMANN, NŒGELÉ et aussi celui de Paul DUBOIS, on a surtout étudié le bassin, fixé les règles du diagnostic, donné une base anatomique précise aux tentatives opératoires et à leur technique.

Dans la seconde, qui se termine à peine, on a perfectionné les interventions qui permettent l'extraction du fœtus par les voies génitales ; — là brillent les travaux de TARNIER sur le forceps, la basiotripsie, l'accouchement provoqué, — ceux des accoucheurs anglais, SIMPSON, BARNES, sur la version et le passage de la tête dernière dans le bassin rétréci.

La troisième commence. — Elle dérive de l'introduction de l'antisepsie dans la pratique obstétricale. Elle a fait renaître avec PORRO, LÉOPOLD et SÄNGER l'opération césarienne, avec MORISANI, FARABEUF et PINARD la symphyséotomie.

Les opérations dont nous usons sont donc celles auxquelles on avait recours au commencement de ce siècle : l'embryotomie, le

forceps, la version, l'accouchement prématuré, l'opération césarienne et la symphyséotomie. C'est d'elles qu'ont disputé BAUDE-
LOCQUE, LAUVERJAT : ce sont elles qu'on discute aujourd'hui. Nos
débats actuels ne sont-ils donc que la réédition de ceux qui ont
marqué la fin du dernier siècle, et ce qu'on appelle la marche de la
science ne serait-elle ici qu'un perpétuel recommencement ?

Il n'en est rien, car les travaux qui se sont accumulés au cours de
ce siècle ont fait singulièrement progresser la science obstétricale,
au point de vue qui nous occupe.

Aujourd'hui nous connaissons bien le bassin vicié, ses variétés,
ses degrés ; l'embryotomie est devenue une des opérations les
mieux réglées et les moins dangereuses pour les mères ; — nous
possédons, pour la version, une technique bien meilleure que celle
suivie par les anciens, qui pourtant y étaient fort habiles ; — quel
que soit l'ostracisme dont on veuille frapper l'emploi du forceps
dans le cas de rétrécissement du bassin, on ne saurait méconnaître
que les modifications apportées à cet instrument en ont fait un
instrument nouveau et singulièrement moins dangereux que celui
dont on se servait au début de ce siècle ; — l'accouchement provoqué a été mieux étudié et a conquis droit de cité. Enfin, l'asepsie et
les perfectionnements de la technique opératoire nous permettent
d'obtenir, par la symphyséotomie et la section césarienne, des
résultats que n'ont pas soupçonnés les maîtres d'autrefois.

La question du traitement de la dystocie pelvienne est donc de
nouveau posée, mais elle l'est sur des bases nouvelles.

Je veux en aborder l'étude avec vous. Les documents personnels
que j'ai à ma disposition ne sont pas assez nombreux pour permettre,
à eux seuls, de résoudre tous les problèmes dont la solution est poursuivie ; mais, rapprochés de ceux publiés par d'autres, ils peuvent
nous aider à prendre position dans le débat actuellement pendant.

Je ne me propose pas d'étudier avec vous toutes les interventions auxquelles vous pourriez recourir dans les cas de retrécisse-
ment du bassin. Ce serait une étude trop complexe. Je désire seulement vous parler de l'opération césarienne, de la symphyséotomie
et de l'accouchement provoqué, vous préciser les risques que vous
devez craindre en ayant recours à chacune de ces trois opérations et
les résultats heureux que vous en pourrez attendre.

Je veux, enfin, vous indiquer les résultats de la conduite que
je crois bonne, et les comparer à ceux qui ont été obtenus par
d'autres méthodes.

DEUXIÈME LEÇON

L'OPÉRATION CÉSARIENNE CONSERVATRICE; SA TECHNIQUE;

SES RÉSULTATS IMMÉDIATS ET ÉLOIGNÉS (1).

Le renouveau de cette opération date de l'année 1882, où simultanément KEHRER à Heidelberg, SÄNGER à Leipzig publièrent leurs mémoires sur la conservation de l'utérus après la section césarienne et sur les avantages que présentait l'emploi des sutures utérines.

Il ne reste rien du procédé de KEHRER (2), et presque rien du procédé primitif de SÄNGER (3). Personne, en effet, ne songe plus aujourd'hui à inciser transversalement le segment inférieur de l'utérus, comme le faisait le premier; les résections de la tunique musculaire, les sutures compliquées, qui constituaient un des temps les plus difficiles de l'opération de SÄNGER sont, aujourd'hui, tout à fait oubliées. — On n'a même plus recours au décollement du péritoine que faisait LEOPOLD (4) dans ses premières opérations.

Cependant il y aurait injustice à ne pas retenir les premiers travaux de KEHRER et de SÄNGER.

Grâce à eux, l'attention a été, de nouveau, attirée sur l'opération césarienne conservatrice, qu'on avait tendance à abandonner au profit de l'opération de PORRO. Grâce aux statistiques heureuses de LEOPOLD qui sont venues montrer que la vieille section césarienne pouvait donner des résultats meilleurs que ne l'eussent espéré ses plus optimistes partisans, cette opération n'a plus cessé d'être pratiquée.

---

(1) Voyez *L'Obstétrique*, mai 1899.
(2) KEHRER. Ueber ein modificirtes Verfahren beim Kaiserschnitte. *Arch. für Gynæk.*, p. 177, 1882.
(3) SÄNGER. Des Kaiserschnitt bei Uterus fibromen nebst vergleichender Methodik des Section cæsarea... *Studien und Vorschlage zur Verbesserung des Kaiserschnitte*, Leipzig, 1882. — Neue Beitrage zur Kaizerschnitte frage. *Centralblatt für Gynäkologie*, t. XXVI.
(4) LEOPOLD. Kaiserschnitt mit Uterusnaht nach Sänger. *Centralblatt für Gynäkologie*, 1882, t. XIX.

Aujourd'hui, la technique en semble bien fixée et les faits publiés sont assez nombreux pour qu'il nous soit permis de porter un jugement motivé sur sa valeur, sur ses suites prochaines et éloignées.

Pour moi, j'ai fait 14 opérations césariennes conservatrices, la première en juillet 1885, la dernière il y a quelques jours (avril 1900).

Ce chiffre est assurément trop minime pour me permettre de porter un jugement sur la valeur de cette opération ; mais il est suffisant pour que je sois autorisé à vous en parler et à comparer les résultats que j'ai observés à ceux obtenus par d'autres opérateurs.

I

Quel est le manuel opératoire qu'il convient de suivre aujourd'hui ?

Pour m'en tenir à la technique que j'ai adoptée, elle a relativement peu varié ; mes efforts ont toujours tendu à opérer plus rapidement et à simplifier les différents temps opératoires.

Tout d'abord quel sera le moment d'élection pour pratiquer l'opération césarienne ? Attendrez-vous, de parti pris, que la femme soit en travail ?

Si vous considérez le tableau où se trouvent relatées les 14 opérations césariennes que j'ai pratiquées, vous remarquerez tout d'abord que, dans 9 cas, je suis intervenu avant que le travail fût commencé. J'ai, dès 1887 (1), donné les raisons de cette manière de faire. Elles n'ont pas varié.

Attendre que le travail ait commencé, c'est, en effet, s'exposer à intervenir à un moment incommode, et dans des conditions moins favorables pour la mère (risques de rupture prématurée des membranes, etc.) ou pour l'enfant (risques de procidence du cordon).

L'intervention faite avant le début du travail, à date fixe, fait disparaître ces inconvénients.

Par contre, que peut-on objecter à cette pratique ? 1° que l'enfant naît quelques jours avant la fin de la grossesse ? Mais on ne peut soutenir sérieusement qu'un enfant né à 8 mois et demi, et

---

(1) BAR. (α) De l'opération césarienne, 1887. *Semaine médicale.* — (β) A quel moment doit-on pratiquer l'opération césarienne. *Société de médecine pratique*, décembre 1888.

souvent plus tard, présente moins de chances de survie qu'un enfant né à terme.

2° Qu'en faisant d'emblée l'intervention avant tout début de travail, on ne laisse pas à la femme la chance d'un accouchement spontané ? Mais les viciations pelviennes qui indiquent la section césarienne sont précisément de celles qui ne laissent pas l'espérance d'un accouchement spontané. Du reste, attendrait-on, pour opérer, que le travail fût commencé, on devrait se souvenir que (toutes les statistiques sont unanimes à cet égard) les chances heureuses sont d'autant plus grandes que l'intervention est pratiquée à un moment plus rapproché du début du travail.

On interviendrait, dès lors, peu de temps après l'apparition des contractions utérines, et avant que l'on eût constaté l'insuffisance des efforts d'expulsion.

Cette objection est donc sans fondement.

L'objection la plus sérieuse qu'on ait adressée à notre pratique est la crainte de l'atonie utérine au cours de l'opération.

J'avais rapporté en 1887, puis en 1888, deux observations dans lesquelles l'intervention, pour avoir été prématurée, n'avait été entravée par aucune hémorrhagie grave.

Par contre, TREUB avait publié, en 1888, deux cas d'inertie utérine accompagnée d'hémorrhagie grave, alors qu'il avait opéré avant le début du travail. La solution de la question devait être considérée comme étant en suspens ; seule, l'expérience pouvait permettre de la trancher.

LEOPOLD, OLSHAUSEN l'ont résolue dans le sens de l'intervention après le début du travail. Il faut, disent, en effet, LEOPOLD et HAAKE dans leur récent mémoire sur 100 sections césariennes (1), que « la parturiente ait de fortes douleurs » ; OLSHAUSEN et VEIT sont d'avis qu'il convient, autant que possible, d'attendre, pour opérer, jusqu'à la dilatation complète (2).

Cette opinion est le plus généralement acceptée en Allemagne, et, tout récemment encore, EVERKE, rapportant trois cas de section césarienne pratiquée avant le début du travail et dans lesquels il avait observé de l'atonie, met en garde contre cette pratique (3).

Aujourd'hui voici une série de 9 opérations consécutives que je verse au débat et dans lesquelles je n'ai pas observé d'atonie

---

(1) LEOPOLD et HAAKE. Ueber 100 sectiones cæsareæ. *Arch. für Gynæk.*, t. LVI, p. 1.
(2) OLSHAUSEN et VEIT. Lehrbuch der Geburtshülfe, Bonn, 1899, p. 421.
(3) EVERKE. Uber Kaiserschnitt. 70 Versammlung deutscher Naturforscher und Arzte zu Düsseldorff. *Centralblatt für Gynäkologic*, 1898, p. 106.

utérine, bien que j'aie opéré avant tout début de travail. M. Tarnier avait, lui aussi, adopté cette manière de procéder. Je l'ai assisté dans 4 opérations césariennes ainsi pratiquées, au cours desquelles je n'ai pas vu survenir d'hémorrhagie par inertie.

Ces faits m'autorisent à vous recommander de suivre cette méthode. Tout en étant prêts à intervenir dès que le travail commencerait, opérez, donc, quelques jours avant l'époque présumée du terme de la grossesse.

Cela dit, quelle **technique opératoire** adopterons-nous ?

Les préparatifs seront ceux de toute laparotomie. Autrefois, nous multipliions les injections vaginales pendant les jours qui précédaient l'intervention ; aujourd'hui, nous nous contentons, après avoir lavé le vagin, d'y introduire une mèche de gaze iodoformée.

Tout étant préparé, nous aurons deux aides : l'un qui s'occupera exclusivement de l'enfant ; l'autre qui nous assistera directement, prêt à nous porter secours en cas d'hémorrhagie, à nous aider dans l'application des sutures.

La femme étant anesthésiée, la vessie vidée, nous allons inciser la paroi abdominale. Il est bon, à ce moment, de faire à la malade une injection sous-cutanée avec 15 gouttes de solution d'ergotinine : j'emploie volontiers la solution d'ergotinine de Tanret. Il m'a paru que la rétraction de l'utérus, après sa section, se faisait alors plus franchement.

L'incision abdominale est faite sur la ligne blanche. Il y a avantage à la faire assez haut, surtout si la femme est en travail. Le but à atteindre est, en effet, d'inciser le corps utérin au-dessus de l'anneau de Bandl. Or, celui-ci est d'autant plus élevé que le travail, commencé, dure depuis plus longtemps.

Si nous opérons avant le début du travail, nous ferons encore en sorte que les deux tiers de l'incision abdominale soient au-dessus de l'ombilic. En agissant ainsi, la section utérine sera facile, et le segment inférieur est assez long pour qu'une fois l'utérus rétracté, nous puissions l'attirer facilement en haut et appliquer les sutures.

La cavité péritonéale ouverte, l'utérus est à nu.

Généralement son bord gauche n'est pas loin de la ligne médiane. Notre aide, appuyant sur la paroi abdominale, va repousser l'utérus vers la gauche ; nous, nous allons inciser la paroi utérine.

Prendrons-nous au préalable le soin de passer autour du col un tube élastique comme Beumer, Rein, Sänger le faisaient autrefois ? C'est compliquer, et probablement aggraver, l'intervention. Il me semble également mauvais de tirer l'utérus au dehors avant de l'inciser, comme le fait encore OLSHAUSEN (1).

Où et comment inciserons-nous l'utérus ?

— *Où inciserons-nous l'utérus?* — Dès les premiers temps de la renaissance de l'opération césarienne, les opinions ont différé. COHNSTEIN (1881) proposa d'inciser la paroi postérieure de l'organe (2). Il voyait, dans l'incision ainsi pratiquée (qu'il ne suturait pas) une garantie de drainage facile par le cul-de-sac de DOUGLAS et la paroi vaginale postérieure. Du moment où on suturait la plaie utérine, cette incision n'avait plus de raison d'être, et SÄNGER s'attacha à montrer ses inconvénients (3).

KEHRER conseilla d'inciser l'utérus transversalement, sur la région du segment inférieur, à un centimètre au-dessus du pli vésico-utérin (4). L'indication d'une pareille incision lui paraissait dériver de la plus grande minceur de la paroi utérine en cette région, d'où des chances moins grandes d'hémorrhagie. De plus, l'antéflexion normale de l'utérus devait rendre plus facile la coaptation des lèvres de la plaie; les chances de rencontrer le placenta étaient moindres; la tête fœtale pouvait être extraite plus facilement. Enfin, le peu d'adhérence du péritoine à la paroi utérine devait faciliter l'adossement des faces de la séreuse pendant les sutures.

L'expérience n'a pas été favorable à la pratique de KEHRER. Dès la première heure, SÄNGER en signala les côtés défectueux : opérer trop bas, c'était accroître les chances de blesser la vessie; l'avantage de tomber d'abord sur la tête était bien discutable; le peu d'adhérence du péritoine à la paroi musculaire, loin de constituer une disposition favorable, était plutôt nuisible, car le sang pouvait s'épancher entre la séreuse et la paroi musculaire, et on courait la chance de voir se former de vastes thrombus.

SÄNGER avait raison.

Dès le début, l'accoucheur de Leipzig donna, du reste, le conseil de pratiquer l'incision dans le plan médian sur le tiers moyen de la face antérieure du corps. Son précepte a été généralement suivi.

Cependant FRITSCH a récemment proposé une modification à ce procédé et a donné le conseil d'inciser transversalement le fond

---

(1) OLSHAUSEN. Uber Sectio cæsarea und die Erweiterung ihrer Indikationen beim engen Becken. *Centralblatt für Gynäkologie*, 1897, p. 1138.
(2) COHNSTEIN. Zur Sectio cæsarea. *Centralblatt für Gynäkologie*, 1881, p. 289.
(3) SANGER. Kaiserschnittfragen. *Centralblatt für Gynäkologie*, 1890, p. 169.
(4) KEHRER. Loco citato.

de l'utérus (1) ; il a donné les motifs qui militaient en faveur de cette modification.

Cette incision permettrait d'inciser plus haut la paroi abdominale, si bien que l'ombilic correspondrait à peu près au milieu de la plaie abdominale. Le sang qui s'écoule de la plaie utérine serait plus facilement étanché ; l'extraction du fœtus serait rendue beaucoup plus facile. Enfin, le péritoine viendrait s'infléchir de lui-même entre les lèvres de la plaie musculaire, et l'application des sutures serait plus aisée.

FRITSCH a trouvé un certain nombre d'imitateurs heureux. SIEDENTOPF (2), HAIN (3), STEINTHAL (4), RIEDINGER (5), HEIDENHAIN (6), CLÉMENT (7), SCHRŒDER, de BONN (8), JOHANNOVSKY (9), LÉOPOLD THUMIN (10), BRAITENBERG (11), PERLIS (12), CRYZEWICZ (13), etc., ont insisté sur les avantages de cette incision. Cependant tous les faits observés ne sont pas en faveur de l'innovation proposée par le chirurgien de Bonn. G. BRAUN (14) y a eu recours et a observé une notable hémorrhagie ; EVERKE (15) estime que les chances de non guérison de la plaie par suite de nutrition insuffisante des tissus, les risques d'infection secondaire, d'adhérences avec les organes voisins sont des objections sérieuses à l'adoption de cette modification.

---

(1) FRITSCH. Ein neuer Schnitt bei der Sectio cæsarea. *Centralblatt für Gynäkologie*, 1897, p. 561.

(2) SIEDENTOPF. Ein Fall von Kaiserschnitt mit Eroffnung des Uterus durch queren Fundalschnitt und total Extirpation wegen Sepsis. *Centralblatt für Gynäkologie*, 1898, p. 93. — Voy. encore : Drei konservative Kaiserschnitte mit Eroffnung des Uterus durch queren Fundalschnitt. *Centralblatt für Gynäkologie*, 1899, p. 546.

(3) HAIN. Ein Fall von Sectio cæsarea conservativa mit dem Fundalschnitt nach Fritsch. *Centralblatt für Gynäkologie*, 1898, p. 779.

(4) STEINTHAL. Ein Fall von Kaiserschnitt nach Fritsch bei Uterus myom. *Centralblatt für Gynäkologie*, 1898, p. 345.

(5) RIEDINGER. Zwei Fälle von Fundalschnitt bei Sectio cæsarea conservativa. *Centralblatt für Gynäkologie*, 1898, p. 762.

(6) HEIDENHAIN. Zwei konservative Kaiserschnitte mit querem Fundalschnitt wegen osteomalakischer Beckenenge. *Centralblatt für Gynäkologie*, 1898, p. 633.

(7) CLÉMENT. Sectio conservativa mit querem Fundalschnitt wegen Carcinoma. *Centralblatt für Gynäkologie*, 1898, p. 249.

(8) SCHRŒDER. Noch einmal der quere Fundalschnitt. *Monatsch. für Geburtsh.*, t. VII.

(9) JOHANNOVSKY. Ueber die verschiedenen Uterusschnittmethoden. *Monatsch. für Geburtsh.*, 1897, t. VI.

(10) LÉOPOLD THUMIN. Ein Fall von Sectio cæsarea mit querem Fundalschnitt nach Fritsch. *Centralblatt für Gynäkologie*, 1899, n° 19. p. 541.

(11) BRAITENBERG. Beitrag zur konservativen Sectio cæsarea mit querem Fundusschnitt nach Fritsch. *Centralblatt für Gynäkologie*, 1899, n° 19, p. 542.

(12) PERLIS. Sectio cæsarea mit Fundalschnitt nach Fritsch. *Centralblatt für Gynäkologie*, 1899, n° 19, p. 550.

(13) CRYZEWICZ. Zwei Fälle von Sectio cæsarea angeführt mit querem Fundalschnitt nach Fritsch. *Centralblatt für Gynäkologie*, 1899, n° 12, p. 313.

(14) G. BRAUN. Sectio cæsarea mit querem Fundalschnitt, nach Fritsch. *Geb. Gynæk. Gesellsch. zu Wien*, 22 juin 1897.

(15) EVERKE. Uber Kaiserschnitt. 70 Versammlung deutscher Naturforscher und Arzte zu Düsseldorf. *Centralblatt für Gynäkologie*, 1898, p. 1106.

Schaller (1), enfin, a observé deux cas dans lesquels on n'eut pas à se louer de l'incision transversale pratiquée sur le fond de l'utérus. Dans le premier cas, l'enfant se présentait par le siège, l'extraction fut difficile et l'utérus se déchira. Dans le deuxième cas, il y eut une hémorrhagie colossale qui nécessita une constriction nouvelle du col avec le tube de caoutchouc et la ligature de deux gros vaisseaux.

Quel jugement doit-on porter sur cette modification apportée au manuel opératoire de la section césarienne ? Mérite-t-elle la faveur avec laquelle certains opérateurs l'ont accueillie ou les critiques qu'on lui a adressées ?

Je n'ai pratiqué, dans aucun cas, l'incision de Fritsch, mais je suis tout disposé à admettre qu'elle se fait aisément, bien que le défaut de correspondance de la plaie transversale avec la plaie longitudinale de la paroi puisse créer quelques petites difficultés. J'admets également très volontiers qu'avec cette incision, l'adossement de la séreuse contre la séreuse doive se faire très facilement. De plus, il est certain que l'élévation de la plaie utérine facilite l'extraction de l'enfant dont les pieds viennent, pour ainsi dire, s'offrir à la main de l'opérateur ; enfin les objections tirées des chances de nécrose et d'adhérences, etc., peuvent être faites à toutes les incisions utérines ; ces risques découlent moins du siège de la plaie que de l'infection de celle-ci. A ce point de vue, il ne semble pas que l'incision transversale expose à plus de danger que toute autre.

Ces points établis, est-il légitime de considérer cette incision comme préférable à la section longitudinale ? Je ne le pense pas.

Tout d'abord, celle-ci se fait plus facilement, par suite de la concordance entre la plaie abdominale et la plaie utérine. D'autre part, quand elle est élevée et suffisamment étendue, elle présente tous les avantages de l'incision transversale du fond.

Recherche-t-on un affrontement facile de la séreuse à la séreuse ? L'incision longitudinale, faite très haut et agrandie, s'il le faut, vers le fond, répond à ce desideratum.

Le point capital est, en effet, de faire porter l'incision sur les points au niveau desquels le péritoine est intimement adhérent à la tunique musculaire du corps utérin. Grâce à cette adhérence, le péritoine viendra, une fois l'incision faite et l'utérus vidé, s'inflé-

---

(1) Schaller. 70 Versammlung deutscher Naturforscher und Ärtze zu Düsseldorf. *Centralblatt für Gynäkologie*, 1898, p. 1107.

chir sur la plaie musculaire. L'adossement des parois séreuses se fera de lui-même au moment de l'application des sutures et le manuel opératoire se trouvera singulièrement facilité.

Or, il est facile de tracer sur la face antérieure de l'utérus la région où existe une semblable adhérence.

Décrivez, sur la face antérieure d'un utérus pris immédiatement après la délivrance, deux lignes courbes partant chacune de l'anneau de Bandl, à un centimètre environ du plan médian, se portant en haut et un peu en dehors, puis se réclinant franchement en dehors pour gagner l'insertion du ligament rond sur l'utérus. Toute la partie située entre ces deux lignes pourra être attaquée par le bistouri : le péritoine y est, en effet, intimement uni à la couche musculaire. L'adhérence n'est pas plus intime au niveau du fond de l'organe où FRITSCH fait son incision.

L'incision longitudinale et celle proposée par FRITSCH sont donc également rationnelles. Remarquez cependant que l'incision longitudinale portera sur une région de l'utérus au niveau de laquelle les vaisseaux seront coupés, il est vrai, perpendiculairement à leur axe, mais où ils sont relativement petits, tandis que l'incision transversale, si elle court parallèlement aux canaux sanguins, risque pourtant de couper des vaisseaux volumineux.

A ce point de vue, les récentes recherches de FREDET (1) sur l'anatomie des artères de l'utérus de la femme sont des plus intéressantes, car elles montrent combien une incision portant sur la partie médiane du corps utérin risque peu de blesser de gros troncs.

Objectera-t-on à l'incision longitudinale de rendre parfois la saisie et l'extraction du fœtus difficiles ? Il n'en est ainsi que dans les cas où elle est faite trop bas ; à cet égard, l'incision préconisée par SÄNGER peut être tenue pour défectueuse.

Du moment où la section porte sur un point élevé et est agrandie vers le fond autant que cela est nécessaire, l'extraction du fœtus est toujours très facile, même si l'enfant a la tête au fond de l'utérus.

Je regarde la modification de FRITSCH pour peu importante, et je m'en tiens encore (2) à l'incision longitudinale pratiquée aussi haut

---

(1) FREDET. Nouvelle série de recherches sur les artères de l'utérus de la femme au moyen de la photographie et des injections opaques pour les rayons de Röntgen. *Journal de l'Anatomie*, 1899, p. 533.
(2) BAR. De l'opération césarienne. *Semaine médicale*, février 1887. — Manuel de l'opération césarienne. *Mémento thérapeutique*. Paris, 1894.

que possible (1), me réservant de recourir à l'incision transversale du fond dans quelques cas spéciaux, dont je vous parlerai plus loin.

Comment inciserons-nous l'utérus? — En un point voisin de l'angle supérieur de la plaie abdominale, ne cherchant pas à dévier l'incision pour éviter le placenta, mais choisissant de préférence un point de la paroi auquel ne réponde aucune partie fœtale et où ne courent pas de gros vaisseaux, faisons franchement, avec le bistouri, une ponction dans la paroi utérine; donnons à l'orifice une longueur de 2 à 3 centimètres et introduisons l'index gauche dans la plaie.

Si la ponction a porté sur le placenta, il arrivera souvent que le chorion basal n'aura pas été suffisamment ouvert, l'extrémité du doigt y pourvoiera et effondrera sans difficulté la lame résistante.

Le doigt a pénétré dans l'œuf.

Au moment où on a fait la ponction, le sang mêlé de liquide amniotique a jailli abondamment; mais, dès que le doigt a été introduit, les parois de l'orifice se sont appliquées étroitement sur lui, et l'écoulement de sang, de liquide amniotique a cessé tout à fait. Poussons donc à fond le doigt dans la cavité de l'œuf; et glissons à plat, sur sa face palmaire tournée en haut, un bistouri boutonné; sectionnons nettement, en un seul temps, toute l'épaisseur de la paroi utérine, d'abord en bas où nous avons soin de ne pas nous avancer trop près de l'anneau de BANDL, puis et surtout en haut. Donnons à l'incision une longueur de 15 à 16 centimètres, plutôt plus que moins, car, à peine faite, la plaie se rétractera et pourra devenir trop petite. Si le placenta se trouve inséré sur la ligne que va sectionner le bistouri, il sera coupé sans hésitation en même temps que la paroi; l'écoulement sanguin sera peut-être un peu plus abondant, mais il ne sera pas tellement accru qu'il nous cause de l'inquiétude.

En voulez-vous un exemple? Voyez la figure 1 représentant un placenta sectionné au cours de l'opération césarienne n° 10 (voy. page 51). L'incision a presque totalement porté sur le gâteau placentaire; elle a été faite franchement, et pourtant l'hémorrhagie a été minime.

Au surplus, dans la section césarienne, les hémorrhagies sérieuses ont bien moins pour cause la plaie utérine elle-même que l'inertie

---

(1) MÜLLER suit une pratique analogue. *Uber den Fundalschnitt bei der Sectio cæsarea. Centralblatt für Gynäkologie*, 1898, p. 226.

de l'organe. On pouvait, *a priori*, craindre que l'inertie localisée à l'insertion placentaire fût plus fréquente lorsque l'incision porte sur cette région. L'expérience a montré qu'il n'en était rien.

Retenons de ce qui précède, que les inconvénients de la section du placenta sont peu grands. C'est, à mon sens, compliquer inutilement l'opération que de tirer l'utérus au dehors, rechercher la situation des ligaments ronds, en induire (ce qui est souvent erroné), la

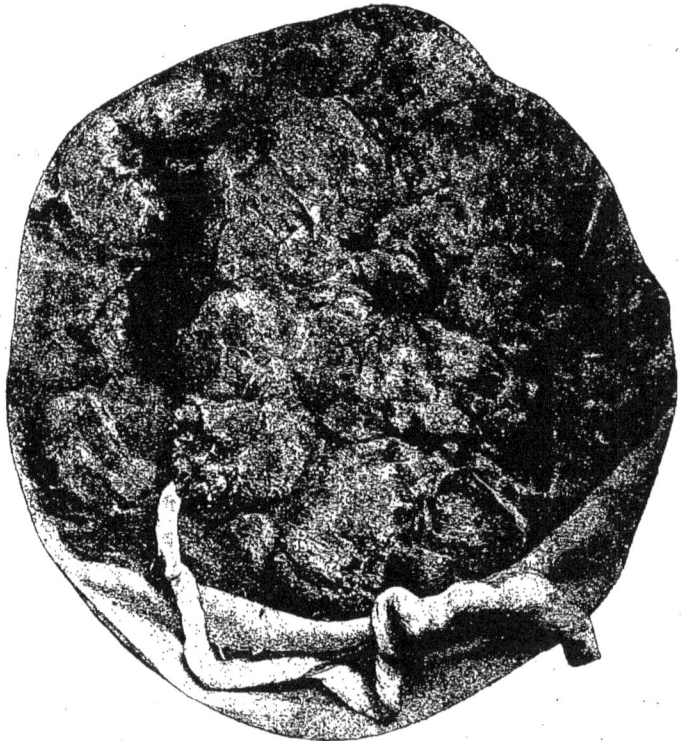

Fig. 1. — Placenta incisé au cours d'une opération césarienne.

situation du placenta et, suivant le cas, inciser en avant, au fond, ou en arrière (1).

Délivrer vite la femme, ne pas paralyser l'utérus par une constriction intempestive, suturer rapidement la plaie utérine, voilà, je ne vous le répéterai jamais trop, les véritables moyens de prévenir l'inertie utérine et de lutter contre elle.

_____

(1) OLSHAUSEN. Congrès de Moscou, 1897.

L'utérus est donc sectionné. Un flot d'eau et de sang s'est écoulé; l'aide a maintenu la paroi abdominale appliquée contre l'utérus; saisissons vite l'enfant par le pied qui se présente dans la plaie, ou, s'il y a une présentation du siège, allons chercher un pied en bas; faisons rapidement l'extraction (ce qui est facile si notre incision a suffisamment d'étendue), ce pendant que l'aide veillera à ce que l'intestin ne suive pas la paroi utérine pendant qu'elle se rétractera, et ne vienne pas faire hernie au dehors.

Pendant l'extraction, la plaie de l'utérus se rétractera parfois assez pour s'appliquer étroitement sur le cou du fœtus et gêner l'extraction de la tête : il nous suffira généralement de tirer sur le menton, comme si nous voulions faire la manœuvre de MAURICEAU, et la tête se dégagera; — si la résistance était trop grande, nous n'userions pas de violence : l'aide soutiendrait le fœtus, en le prenant par les pieds; nous, nous agrandirions la plaie devenue insuffisante, non en déchirant, mais en coupant avec le bistouri ou avec les ciseaux, *et toujours vers le haut.*

L'enfant est extrait.

Une pince est mise sur le cordon que l'on sectionne : un aide recueille l'enfant; il le flagelle et le ranime, s'il est né en état de mort apparente.

Nous, ne perdons pas de temps.

Le sang coule abondamment; ne nous arrêtons pas à lutter contre l'hémorrhagie, et ne pensons qu'à délivrer vite et bien notre opérée.

Le placenta se présente de lui-même au niveau de la plaie utérine, achevons de le décoller; glissons la main entre la paroi utérine et les membranes, décollons-les, en nous souvenant qu'elles adhèrent généralement beaucoup plus vers les cornes et surtout vers le segment inférieur que vers le fond ou sur les faces de l'utérus.

Voilà le placenta et les membranes retirés.

Nous avons déjà eu soin de placer les éponges, ou mieux, les compresses nécessaires en haut et sur les côtés, afin que le sang ne s'écoule pas dans la cavité péritonéale.

Nous tirons alors l'utérus hors du ventre, si nous n'avons été contraint de le faire pendant la délivrance. A ce moment, la plupart des opérateurs allemands placent sur le col, s'ils ne l'ont déjà fait immédiatement avant la délivrance, un tube de caoutchouc jouant le rôle de bande d'Esmarch, ou une compresse tordue en corde et serrée. C'est la pratique de Leopold (1), celle d'Olshausen (2), de Zweifel (3). Nous ne l'imiterons pas.

Je vous dirai en effet, tout à l'heure, que la constriction préventive du col n'est pas sans action sur la production des hémorrhagies secondaires par atonie que ces auteurs ont observées avec un certain degré de fréquence. Mieux vaut ne recourir à la constriction que si on avait à lutter contre une hémorrhagie foudroyante, et je n'en ai, pour mon compte, jamais observé qui m'y obligeât.

Je me suis toujours borné à suturer vite l'utérus et, dans le cas où l'écoulement sanguin me semblait un peu trop abondant, à saisir ou à faire saisir par mon aide les ligaments larges et à les comprimer fortement entre les doigts. Cette manœuvre m'a toujours suffi.

Dès que l'utérus aura été tiré au dehors, nous retirerons les caillots qui s'y trouvent, sans le laver, sans racler la paroi. Cela fait, nous introduirons dans la cavité utérine le chef d'une longue bande de gaze iodoformée, en le dirigeant vers l'orifice interne, sans chercher à y pénétrer, et nous ferons avec cette bande sans fin un véritable tamponnement de la cavité utérine, en allant de bas en haut. Cette bande va nous servir de drain.

De la suture utérine. — Plaçons, sans perdre de temps, nos sutures. Comment allons-nous procéder ?

L'application des sutures a été longtemps considérée comme un des temps les plus compliqués de l'opération césarienne. Sutures en 8 de chiffre, sutures profondes et sutures superficielles que fait encore Olshausen, soigneux décollement de la séreuse péritonéale qu'on attire entre les lèvres de la plaie musculaire, après résection d'une tranche plus ou moins épaisse des lèvres de celle-ci, — ce sont là, si j'en juge par ce que j'ai vu et sous quelques réserves que je ferai plus loin, complications inutiles.

Nous agirons très simplement.

Tout d'abord quels fils choisirons-nous ?

Certains opérateurs, comme Olshausen et Müller, ont recours au catgut (4) : nous préférerons la soie du calibre n° 2. Avec ce faible calibre, elle est plus solide et plus facilement désinfectée que le catgut ; elle est, en outre, fort bien supportée par les tissus.

(1) Léopold. *Loco citato.*
(2) Olshausen. Congrès de Moscou, 1897. Voy. aussi Olshausen et Veit, *Lehrbuch*, etc., Bonn, 1899, p. 420.
(3) Zweifel, *Lehrbuch*, etc.
(4) Olshausen. Congrès de Moscou, 1897. — P. Müller. Ueber den Fundalschnitt bei der Sectio cæsarea. *Centralblatt für Gynäkologie*, 1898, n° 9.

Lors de ma première opération césarienne, j'avais fait construire toute une série de petites aiguilles de courbures variées avec lesquelles je me proposais de ne saisir qu'une partie de la paroi musculaire, d'autres aiguilles devant me servir à pratiquer les sutures superficielles; je les ai immédiatement abandonnées. Je me sers maintenant d'aiguilles de Reverdin très fines, que COLLIN m'a fabriquées et avec lesquelles je fais toutes mes sutures.

Nous nous servirons donc de soie et d'une aiguille de Reverdin, et nous placerons rapidement les sutures; l'aiguille, pénétrant à un centimètre des lèvres de la plaie, embrassera toute l'épaisseur de la paroi musculaire; elle ressortira à un centimètre de l'incision. Le fil sera lié de suite; ses chefs seront sectionnés et nous poursuivrons à un centimètre ou un centimètre et demi l'application d'une nouvelle suture : 8 à 10 fils seront ainsi placés. Le péritoine de lui-même s'adossera au péritoine et la suture utérine sera d'autant plus rapidement poursuivie, que la masse de gaze introduite dans l'utérus absorbera mieux le sang qui s'écoule de la plaie placentaire.

Jetons un dernier coup d'œil sur l'utérus et mettons, s'il le faut, ici ou là, un point superficiel. Parfois il arrivera que du sang s'écoulera au niveau de la piqûre que nous aurons faite en plaçant un des fils. Ce petit écoulement sanguin est négligeable et nous passerons outre. Si nous ne jugeons pas qu'il en soit ainsi, enfonçons l'aiguille un peu en dehors de ce point, parallèlement à la plaie utérine; passons un fil et serrons : l'hémorrhagie s'arrêtera.

Retirons maintenant les compresses qui retiennent en haut la masse intestinale. Réintégrons l'utérus et donnons un coup d'éponge à droite et à gauche pour nous assurer qu'il n'y a pas de sang dans la cavité péritonéale. Procédons, enfin, à la suture de la paroi abdominale : un surjet avec le catgut sur le péritoine : un nouveau surjet avec le catgut (ou la soie si vous préférez) qui rapprochera les masses musculaires écartées; des sutures à points séparés faites avec des crins de Florence sur les téguments; un peu d'iodoforme, si vous voulez, ou, plus simplement, de la gaze stérilisée sur la plaie, un bon bandage compressif fixant le tout, et voilà notre opération presque terminée.

Plaçons maintenant la femme dans la position obstétricale; retirons la gaze souillée de sang qui est dans le vagin. Saisissons, si cela est nécessaire, la lèvre antérieure du col avec une longue pince tire-balle; poussons l'index dans le col jusqu'au delà de l'orifice interne; avec une longue pince à pansement glissée le long de ce doigt, allons chercher le chef inférieur de la bande de gaze iodo-formée que nous avons placée dans l'utérus, et attirons-le dans le vagin. Remplissons enfin celui-ci de gaze iodoformée, sans faire d'injection vaginale; cathétérisons encore la vessie; appliquons de la ouate sur la vulve, fixons-la par un bandage en T : tout est main-tenant terminé.

Quel sera le traitement ultérieur de nos opérées ?

Autrefois nous avions recours à des injections vaginales répétées, alors même qu'il n'y avait aucun signe d'infection, et, pour peu que les lochies parussent un peu abondantes, nous faisions des injec-tions intra-utérines. Depuis longtemps, nous avons simplifié cette pratique.

Le lendemain de l'opération, nous changeons le tampon vaginal et, tirant sur le chef de la bande de gaze introduite dans l'utérus, nous retirons une partie de celle-ci ; — nous remettons ensuite de la gaze iodoformée dans le vagin. — Chaque jour nous recommen-çons ce pansement, de telle sorte que, le cinquième ou sixième jour, il ne reste plus de gaze iodoformée dans l'utérus; nous plaçons jusque vers le dixième ou douzième jour de la gaze iodoformée dans le vagin. Je n'ai pas besoin de vous dire que le cathétérisme vésical sera pratiqué pendant les deux ou trois premiers jours.

La malade ne prendra aucun aliment solide le premier jour. On lui donnera, en très petite quantité, de l'eau le premier jour; du lait le deuxième jour; on la purgera si les accidents chloroformiques persistent. Enfin, les fils de la paroi abdominale seront retirés vers le dixième ou le douzième jour.

Si la malade a du lait, l'enfant sera mis au sein dès le troisième jour, quand les accidents chloroformiques seront dissipés.

Voilà la technique entière de la section césarienne, telle que je vous donne le conseil de la pratiquer.

II

Quel jugement convient-il de porter sur l'opération césarienne conservatrice ?

Est-elle une opération difficile ? Assurément non. Mais est-elle une opération si facile qu'elle puisse être entreprise par tous les médecins ? Il n'en est rien. Elle ne doit être pratiquée que par des hommes ayant une certaine habitude des laparotomies. Du reste, pousser des médecins à entreprendre des opérations telles que la section césarienne et la symphyséotomie, quand ils n'y ont pas été préparés par une sérieuse éducation chirurgicale, c'est encourager non une féconde hardiesse, mais l'inconscience d'un trop grand nombre de praticiens déjà enclins à intervenir sans cesse.

L'opération césarienne constitue-t-elle une opération dangereuse ?

La réponse doit certainement être affirmative. Des risques sérieux sont, en effet, courus par les opérées au cours même de l'opération ou pendant les jours qui suivent.

Pendant l'opération. — L'opération césarienne conservatrice est dangereuse par les risques d'hémorrhagie grave, capable de compromettre rapidement les jours de la femme, au cours même de l'intervention.

Je vous ai dit que je n'avais pas observé cette complication au cours des opérations qui servent de base à cette leçon. Je ne l'ai pas vue non plus pendant les interventions où je servais d'aide à M. TARNIER.

Cependant elle peut se produire. Veut-on fixer par un chiffre le degré de fréquence de ce risque ? La chose est assez difficile. Pourtant, en analysant les 76 cas sur lesquels repose la statistique de LEOPOLD et HAAKE, je vois que, dans 6 p. 100 des cas, on a eu à lutter contre l'atonie pendant l'opération.

J'accepte volontiers ce chiffre comme exact. Mais je pense qu'il est possible de le réduire en faisant disparaître les causes de l'inertie.

Leur grand facteur serait, en effet, d'après la plupart des auteurs, l'absence de contractions utérines au moment où on est intervenu. Je crois cette opinion mal fondée.

Qu'il me suffise de vous rappeler encore que je verse au débat 9 interventions personnelles, que je vous ai cité 4 opérations de TARNIER faites, toutes, avant le début du travail, et il n'y a pas eu inertie.

Plutôt que la précocité de l'intervention, j'accuserais volontiers la technique opératoire. À cet égard, je tiens pour fâcheuse la constriction préventive du col par un lien élastique, procédé qui est encore si fort en honneur. Pour mon compte, je n'y ai jamais eu recours, et vous savez que je n'ai pas eu à le regretter. Je suis convaincu que l'abandon de cette pratique diminuera notablement les chances d'hémorrhagie par inertie.

Si, cependant, une hémorrhagie grave par atonie se produisait au cours d'une opération, que devriez-vous faire ?

Tout d'abord, allez vite. Souvenez-vous qu'au cours d'une opération, le meilleur moyen hémostatique est encore l'application rapide des sutures. Ici, ne perdez donc pas de temps à exciter l'utérus par les lavages chauds ou froids ; videz-le, tamponnez-le, faites comprimer par les doigts de votre aide les ligaments larges, et suturez.

Si l'hémorrhagie persiste, faites la constriction du col ; mais rappelez-vous qu'elle ne sera souvent que le prélude d'une intervention plus sérieuse. La constriction, excellente pour arrêter momentanément le sang, ne sera guère un bon moyen curatif, car elle favorisera l'atonie plutôt qu'elle ne l'arrêtera. N'hésitez donc pas à modifier votre technique, et complétez l'opération césarienne par l'ablation supra-vaginale ou totale de l'utérus.

En pareil cas, la décision sera prise d'autant plus vite que toute perte de temps multiplie pour la malade les chances de choc grave et la met dans un état d'infériorité manifeste, pour peu qu'il y ait quelque complication infectieuse.

Pendant les jours qui suivent, les opérées courent des risques par suite :

D'hémorrhagies secondaires ;

De phénomènes de choc ;

De complications infectieuses.

Par suite d'hémorrhagies secondaires. — Je serai bref sur ce point, car je ne pourrais que vous répéter ce que je viens de vous dire à propos des hémorrhagies par inertie observées au cours de l'opération elle-même. Du reste, je n'en ai observé dans aucun des cas qui sont la base de cette leçon. Je sais, d'autre part, qu'il ne s'en est produit après aucune des opérations pratiquées par M. Tarnier, à la Clinique.

J'ai tout lieu de croire que vous aurez peu à compter avec cette complication, si vous évitez de pratiquer la constriction du col avec le tube de caoutchouc au cours de l'opération, et si vous tamponnez l'utérus.

Si cependant vous observiez pareilles hémorrhagies, il faudrait intervenir comme s'il s'agissait d'une hémorrhagie de la délivrance : comprimez l'aorte, faites des injections sous-cutanées ou intraveineuses d'eau salée ; mais, surtout, videz l'utérus de son contenu, comprimez-le, tamponnez-le à nouveau, après avoir fait une injection sous-cutanée avec une solution d'ergotinine. Si l'atonie persistait, l'ablation de l'utérus s'imposerait. Je pense que c'est là une extrémité à laquelle on doit bien rarement se trouver réduit.

Par suite de phénomènes de choc. — Ils sont assez fréquents pendant les 24 premières heures qui suivent l'opération.

Il est commun d'observer, pendant la première journée, de l'agitation, de l'angoisse, de l'insomnie, une grande rapidité du pouls et parfois une tendance aux lipothymies. Le plus souvent, une injection sous-cutanée, avec une faible dose de morphine, suffit à calmer ces phénomènes. Parfois, les accidents de choc sont très inquiétants; dans ce cas, les injections sous-cutanées d'eau salée rendent de grands services.

La facilité avec laquelle ces accidents se produisent provient, pour une certaine part, de la prédisposition particulière de la malade. Mais elle est surtout la conséquence de la lenteur de l'opération, de la multiplicité des incidents qui se sont succédé pendant son exécution et qu'un opérateur tatillon contribue plutôt à créer qu'à éviter.

J'ai, pour mon compte, noté combien ces phénomènes de choc devenaient de moins en moins marqués depuis que j'opérais plus vite et plus simplement.

Par suite de complications infectieuses. — L'opération césarienne est surtout dangereuse à ce point de vue. Pour être pratiquée avec succès, elle nécessite une application des plus minutieuses de l'asepsie. On ne saurait assez se pénétrer de cette idée, qu'ici la propreté la plus rigoureuse doit être observée. La plus petite faute peut causer non seulement des complications graves, mais la mort.

Aussi comprend-on que les statistiques n'aient cessé de s'améliorer au fur et à mesure que l'asepsie était mieux appliquée.

Opérer aseptiquement est une condition si capitale du succès, que l'opération césarienne conservatrice doit être considérée comme contre-indiquée dans tous les cas où il y a infection même légère du vagin et du canal cervical.

A ce point de vue, Leopold et Haake (1) ont raison de considérer la gonorrhée comme constituant une contre-indication. Du reste, Hecking (2) a rapporté un fait dans lequel, l'opération césarienne ayant été pratiquée chez une femme atteinte de gonorrhée,

---

(1) Leopold et Haake. *Loco citato.*
(2) Hecking. Sectio cæsarea conservativa und Gonorrhœ. *Archiv. für Gynäkologie,* t. LVI.

il y eut une suppuration de la plaie abdominale à laquelle adhérait l'utérus. Le pus contenait du gonocoque associé au streptocoque.

Pour la même raison, la section césarienne conservatrice donne des résultats moins bons quand elle est pratiquée chez une femme en travail depuis longtemps, chez qui le toucher vaginal a été fréquemment pratiqué ou chez qui les membranes sont rompues depuis longtemps.

Toutes les statistiques anciennes, celles de Pihan-Dufeillay (1), de Harris (2), par exemple, étaient unanimes à faire ressortir les dangers qui résultent d'une longue durée du travail avant l'intervention. Mais on pouvait penser que, les statistiques de Dufeillay étant antérieures à l'introduction de la méthode antiseptique; celles de Harris se rapportant à des opérations pratiquées avec une antisepsie peu rigoureuse, les mauvaises chances résultant d'une intervention tardive auraient disparu aujourd'hui. Les statistiques récentes sont, assurément, plus satisfaisantes. Cependant le danger subsiste, et tous les opérateurs sont d'accord sur ce point : la prolongation du travail constitue encore une condition défectueuse. A vrai dire, la section césarienne n'est une opération de choix que dans les cas où elle est faite avant tout travail, et quand celui-ci est à peine commencé.

Si des complications infectieuses surviennent après l'opération césarienne, elles sont naturellement très graves. Le plus souvent, on observe une péritonite rapidement mortelle. Parfois, cependant, les accidents sont assez légers, et on n'observe que des abcès, avec fistules plus ou moins longues à guérir, etc. La thèse de Hinsch (3), qui a pour base la statistique des faits observés par Olshausen, le travail d'Abel (4) qui s'appuie sur les opérations pratiquées par Zweifel, en contiennent plusieurs exemples.

Pour m'en tenir aux faits que j'ai observés, dans 3 cas seulement (dont 2 qui remontent à 1886 et 1888), j'ai noté des complications infectieuses. Dans le premier cas, il y eut un peu de fièvre (38° à 39°) pendant les premiers jours; tout se calma ensuite. Dans

(1) Pihan-Dufeillay. Étude sur les statistiques de l'opération césarienne. *Arch. gén. de méd.*, 1861.
(2) Harris. The progress increasing mortality of cesarean section in the United States. *Am. J. of Obste.*, 1883, — *Am. med. News*, 1886.
(3) Hinsch. Uber Sectio cæsarea conservativa bei eugem Becken. Thèse, Berlin, 1898.
(4) Abel. Vergleich der Dauererfolge nach Symphyseotomie und Sectio cæsarea. *Archiv für Gynäkologie*, t. 58, p. 339.

le second cas, il y eut une péritonite qui emporta la malade. Dans le troisième cas (n° 14, page 52), un fil de la paroi abdominale suppura. L'abcès fut guéri en 2 jours.

Dans la plupart des cas, les suites immédiates de l'opération ont été aussi simples qu'on pouvait le souhaiter.

Si je compulse mes observations, j'y trouve seulement mentionné que le pouls restait souvent rapide, et je ne vois que 6 cas, dans lesquels il soit resté au-dessous de 100 pulsations pendant toute la durée du premier septenaire. La température s'est peu élevée, atteignant 38° seulement le troisième ou le quatrième jour.

Dans un cas il y eut, le dixième jour, des vomissements bilieux, puis de l'ictère sans autres complications.

Dans un cas (n° 12, page 52) la malade eut une attaque d'influenza sans gravité après l'opération.

Enfin, dans un autre cas (n° 9, page 51) l'opération avait été pratiquée chez une femme dont l'état général était très mauvais. C'était une cardiaque, qui, pendant les deux derniers mois de sa grossesse, ne pouvait faire le moindre effort sans présenter des crises d'asystolie, et nous avions, à plusieurs reprises, craint de la voir succomber. Elle avait un bassin rétréci mesurant 9 centimètres dans son diamètre promonto-sous-pubien. Le fœtus était bien développé, il semblait donc certain qu'au moment de son accouchement, on devrait pratiquer une symphyséotomie. Je proposai, dès lors, à M. le docteur TISSIER de pratiquer chez elle d'emblée l'opération césarienne. Je pensai, qu'en agissant ainsi, nous éviterions à cette malade la fatigue du travail, et, opération pour opération, la section césarienne faite avant tout début de travail me semblait préférable à la symphyséotomie pratiquée après un travail plus ou moins pénible. Le docteur TISSIER se rangea à mon opinion et il opéra la malade à l'hôpital Saint-Antoine le 9 octobre 1897.

L'événement nous donna raison. L'opération se poursuivit sans accident, et les suites immédiates furent des plus régulières. La malade était sortie, au bout d'un mois, de l'hôpital, et en très bon état. Elle revint nous voir le dixième jour après sa sortie, c'est-à-dire 40 jours après l'opération : elle avait une *phlegmatia alba dolens*, légère, qui guérit sans incidents. Dans quelle mesure l'intervention pouvait-elle être incriminée? Je ne saurais le dire. J'ai pourtant tenu à vous rapporter le fait, ne voulant laisser dans l'ombre aucune des complications que j'ai pu noter.

Si, après une section césarienne, vous observiez quelque signe d'infection intra-utérine, il faudrait évidemment agir rapidement, et, pour peu que l'infection fût intense, l'ablation de l'utérus deviendrait vite indiquée.

Dans tous les cas, l'ouverture du ventre s'imposerait au premier signe de péritonite.

III

Il est assurément important d'analyser, par l'examen des faits, les chances heureuses ou malheureuses que court l'opérée, mais un jugement sur une opération doit surtout reposer sur les résultats obtenus.

Tant de relations de sections césariennes ont été publiées jusqu'à ce jour, qu'il semble aisé d'établir le bilan des succès et des insuccès de cette opération. En réalité, une statistique basée sur un grand nombre de cas isolés, dus à des opérateurs différents, n'offre qu'une valeur toute relative ; mieux vaut, pour asseoir une opinion, ne tenir compte que des faits qui, groupés, représentent la pratique intégrale de certains opérateurs.

A cet égard, nous avons à notre disposition quelques statistiques intéressantes.

C'est, tout d'abord, celle de Leopold qui porte sur 76 opérations césariennes conservatrices. Sur ce nombre, il dut cinq fois, devant l'atonie utérine, terminer l'opération entreprise par l'ablation de l'utérus. Or, sur ces 76 cas, 7 femmes sont mortes. Sur ces 76 enfants, 5 ont succombé avant que leurs mères eussent quitté la Clinique. En somme, la mortalité totale est de 9,21 p. 100 pour les mères, de 6,57 p. 100 pour les enfants.

Prenons parmi les autres statistiques publiées, celles que j'ai à ma disposition. Voici celle de Reynolds (1) : elle porte sur 22 cas : toutes les femmes ont guéri, tous les enfants ont vécu.

Pasquali (2), sur 9 opérations césariennes pratiquées dans le cas de bassin rétréci, a perdu une femme. Il ne dit pas le sort des enfants.

Charles (3), sur 10 opérations, n'a eu aucun décès parmi les mères ni les enfants.

Olshausen (4) a fait 29 sections césariennes, dans le cas de

(1) Reynolds. *Am. J. of. Obst.*, juin 1898.
(2) Pasquali. *Atti della Soc. ital. di ost. e gin.*, t. II, 1896. *Archivio di ost.*
(3) Charles. *Société obstétricale de France*, 1899.
(4) Olshausen. De l'opération césarienne et de ses indications dans les rétrécissements pelviens. *Zeitsch. für Geburt.*, t. XLVII. *Ann. Gyn.*, t. XLVIII, p. 377.

viciation pelvienne : 2 femmes sont mortes. Les 29 enfants vinrent au monde vivants, mais 3 succombèrent avant le départ de leur mère. Restent donc 26 enfants vivants (1).

Voici encore le résultat de 14 opérations césariennes pratiquées à la clinique de ZWEIFEL à Leipzig, et que je trouve relatées dans le *Jahresbericht für Geb. und Gynæk. für* 1897 (2) : toutes les femmes ont guéri, tous les enfants sont nés vivants. Un seul de ces enfants a succombé avant de quitter la clinique.

A ces statistiques, ajoutons celle qui m'est particulière et qui donne 1 femme morte sur 14 opérées, et 14 enfants vivants, et il nous sera possible de présenter dans le tableau suivant le résultat de la pratique de sept opérateurs.

AUTEURS	NOMBRE DE CAS	FEMMES MORTES	MORTALITÉ MATERNELLE	ENFANTS MORTS	MORTALITÉ INFANTILE
Leopold.........	76	7	9.21 %	5	6.57 %
Reynolds........	22	o	o	o	o
Pasquali.........	9	1	11.11 %	?	?
Olshausen........	29	2	6.89 %	3	10 34 %
Zweifel..........	14	o	o	1	7.14 %
Charles..........	10	o	o	o	o
Bar..............	14	1	7.14 %	o	o

En somme, pour 174 opérations, 163 femmes ont survécu ; sur 165 enfants dont on connaît le sort, 156 sont sortis vivants. Soit une mortalité de 6,32 p. 100 pour les mères, et une mortalité de 5,45 p 100 pour les enfants.

Notez qu'il s'agit ici de chiffres bruts, acceptés sans défalcation des faits où l'opération ne pouvait être incriminée, tels, par exemple, ces cas dans lesquels LEOPOLD a opéré des femmes épuisées par le travail — celui où OLSHAUSEN, ayant fait pratiquer la section césarienne par un de ses assistants, trouva une compresse oubliée dans le repli de DOUGLAS — celui déjà ancien où je pus m'assurer que les fils de soie dont je m'étais servi n'étaient pas

---

(1) Pour Olshausen, voyez aussi : HINSCHIUS. Uber Sektio conservativa bei engem Becken, Berlin, 1898. — CATE HÆDEMAKER. Mittheilungen uber 7 gunstigen Falle von Sektio cæsarea. *Nederl. Tijdsch,* t. VIII, n° 4.

(2) ZWEIFEL. *Frommel Jahresbericht,* t. XI, p. 882 et suivantes.

réellement aseptiques, etc., celui, enfin, où Pasquali opéra après que la femme eut subi plusieurs applications de forceps infructueuses.

Pour les enfants, je n'ai pas éliminé les cas où la mort avait eu lieu par diarrhée — comme dans deux cas de Leopold (1) — par infection de l'ombilic comme dans un cas de Zweifel (2); cependant, dans tous ces cas, la cause de la mort fut bien indépendante de l'opération.

Déduire ces cas de mort eût été rendre singulièrement meilleures ces statistiques. Acceptons cependant tels qu'ils sont les chiffres que nous venons de donner; regardons-les comme représentant la mortalité maxima de la section césarienne, pratiquée telle qu'elle l'est aujourd'hui, par des accoucheurs expérimentés et dans des cliniques où les conditions favorables, nées d'une asepsie satisfaisante, se trouvent réalisées.

IV

Mais les statistiques qui précèdent ne font allusion qu'aux résultats immédiats de l'opération césarienne. Il importe de connaître ses suites éloignées.

Ces dernières doivent être envisagées à deux points de vue :

1° Celles qui résultent de l'opération elle-même, qui sont la séquelle de ses complications immédiates : suppurations, etc., et qui se poursuivront plus ou moins longuement;

2° Celles qui, dérivant également de la section césarienne, se produiront au cours d'une nouvelle grossesse et deviendront une cause d'accidents plus ou moins graves, soit au cours de celle-ci et de l'accouchement, soit pendant la nouvelle opération césarienne qui sera nécessaire.

Complications éloignées de la section césarienne. — Les premières sont en vérité très minimes.

Les risques d'éventration, considérés en dehors de toute grossesse ultérieure, sont ici d'autant moins grands que l'incision de la paroi abdominale a été faite plus haut.

J'ajouterai que, s'il n'y a pas eu d'infection de la plaie abdominale, si on a fait une suture en trois étages de cette paroi, les risques d'éventration grave sont minimes. Pour mon compte, je n'en ai

---

(1) Leopold. *Archiv. für Gynæk.*, t. LVI, p. 37.
(2) Zweifel. In *Frommel Jahresbericht*, p. 884.

observé chez aucune de mes opérées, ni sur aucune des opérées de
TARNIER.

Les chances d'adhérences, d'étranglement sur des brides, de douleurs abdominales résultant, elles aussi, de la présence de telles
brides sont, en somme, peu nombreuses.

Je n'ai pas observé de pareils accidents. Ils sont, du reste, devenus
de plus en plus rares, à mesure que les progrès de l'asepsie ont
diminué la fréquence des accidents infectieux à la suite de la section
césarienne.

Je me borne enfin à signaler certains accidents tout particuliers,
tels que longues suppurations, trajets fistuleux, dus à la présence
d'un abcès autour d'un fil infecté et qui s'élimine par la vessie,
le rectum ou la paroi abdominale. Ce sont là des accidents qui
deviennent de plus en plus rares.

Section césarienne et grossesses ultérieures. — Les conséquences
éloignées de la section césarienne conservatrice doivent être surtout
envisagées au point de vue des grossesses ultérieures. Celles-ci com-
porteront-elles des risques spéciaux? Si de nouvelles opérations sont
nécessaires, seront-elles plus difficultueuses ou plus dangereuses?

Vous comprenez aisément que de la réponse faite à ces questions
découleront l'adoption ou le rejet définitifs de la section césarienne
conservatrice.

En effet, que veut-on, en ayant recours à cette méthode opératoire, sinon conserver à la femme son utérus et lui permettre de
redevenir enceinte? Si on estimait que de nouvelles grossesses
dussent être funestes, on devrait compléter la section de l'utérus
par l'ablation des ovaires, et mieux par l'amputation supra-vaginale
ou par l'hystérectomie totale.

Ces derniers procédés opératoires ne présentent pas de difficultés particulières d'exécution ; les risques immédiats qu'ils entraînent ne sont pas sensiblement différents de ceux que fait subir
l'opération césarienne conservatrice. J'ajouterai même que, parfois,
dans les cas de fibrome utérin et certains cas de carcinome de l'utérus, par exemple, l'opération de Porro ou l'hystérectomie totale
constituent des opérations de choix, qui doivent être préférées à la
section conservatrice. L'ablation des annexes est même l'opération
curative dans l'ostéomalacie. Vous savez, enfin, que ces procédés
constituent une précieuse ressource si, au cours d'une opération
césarienne, une hémorrhagie par atonie fait craindre pour les
jours de l'opérée. L'opération de Porro et l'hystérectomie totale

ont donc leurs indications spéciales que je suis loin de contester.

Mais convient-il d'y recourir dans le seul but d'éviter à la femme qui subit une opération césarienne la récidive de cette opération? Un certain nombre d'opérateurs le pensent.

Les chiffres que je vous ai donnés tout à l'heure prouvent que la section césarienne n'est plus, cependant, la grave opération qu'elle était autrefois, opération si grave, que, pendant un siècle, aucune opérée ne guérit à Paris.

Telle qu'elle est aujourd'hui, elle ne fait plus courir à la femme de tels dangers qu'il convienne de l'éviter à tout prix?

Si une opinion contraire devait prévaloir, il faudrait, devant les dangers que comportent, elles aussi, l'opération de Porro et l'hystérectomie totale, en revenir à la pratique régulière de l'avortement provoqué, dès qu'une femme, chez qui on prévoit la nécessité d'une section césarienne, deviendrait enceinte.

Tout le monde est d'accord pour rejeter une telle conduite. Dès lors, s'il paraît juste de condamner l'avortement provoqué au début d'une première grossesse, si on préfère attendre le terme normal de celle-ci et pratiquer la section abdominale, pourquoi mettrait-on la femme dans l'impossibilité de redevenir enceinte?

On ne devrait agir ainsi que si les faits démontraient :

Que la femme qui a subi une opération césarienne est exposée à plus de dangers au cours d'une nouvelle grossesse ;

Que la section césarienne est plus difficile et plus dangereuse chez la femme qui l'a déjà subie, que chez celle qui est opérée pour la première fois.

La femme qui a subi une opération césarienne est-elle exposée à plus de dangers qu'une autre au cours d'une nouvelle grossesse?

Ces dangers peuvent résulter de :

A. *L'éventration ;*

B. *Des adhérences de l'utérus à la paroi abdominale ;*

C. *De la possibilité d'une rupture au niveau de la cicatrice utérine.*

A. **De l'éventration.** — Une grossesse, par suite de la distension à laquelle se trouvera soumise la paroi abdominale, à une époque relativement rapprochée de l'intervention, devra faciliter singulièrement les chances d'éventration. Les risques seront d'autant plus grands, que la section aura été pratiquée chez des femmes petites, à la capacité abdominale encore amoindrie par une incurvation de la colonne lombaire, et que l'utérus gravide, devenu *pendulum*, distendra la paroi, plus qu'il ne le ferait chez des femmes au squelette normal.

Il ne semble pas que la pratique justifie les craintes que la théorie faisait concevoir.

En effet, les auteurs qui ont publié des relations d'opérations répétées chez la même femme ne font aucune allusion à des difficultés survenues pendant la grossesse et provenant d'une éventration exagérée.

Pour moi, j'ai observé deux femmes qui ont été, l'une et l'autre, opérées trois fois. — L'une de ces femmes avait été opérée deux fois par mon maître TARNIER. TISSIER et moi avons opéré, les trois fois, la seconde. Une seule de ces femmes a présenté une éventration et ce fut avant sa troisième opération césarienne. L'éventration, peu grave, fut suffisamment maintenue par une ceinture et ne nécessita pas d'intervention chirurgicale nouvelle. L'application méthodique de sutures sur un triple étage rend, du reste, de plus en plus rares les éventrations graves.

B. **Des adhérences.** — Les *adhérences* que peut contracter l'utérus avec les viscères ou avec la paroi abdominale pourraient, a-t-on pensé, devenir une cause d'accidents au cours de grossesses ultérieures (1), soit en favorisant les *présentations vicieuses,* soit en étant une cause d'avortement.

Dans les cas où j'ai pratiqué l'opération césarienne chez des femmes qui avaient déjà subi cette opération, l'enfant s'est présenté par le sommet. Il en était généralement ainsi dans les cas empruntés aux statistiques dont je vous ai parlé tout à l'heure, lorsque la section césarienne était pratiquée pour la seconde ou la troisième fois. Les chances de *présentation vicieuse* doivent donc être tenues pour minimes. Du reste, ce serait une complication bien peu importante, étant donné qu'une nouvelle opération césarienne sera pratiquée.

Au point de vue des risques d'*avortement,* les femmes ayant subi une première section césarienne suivie d'adhérences entre l'utérus et la paroi abdominale, sont assimilables à des femmes chez qui on aurait pratiqué une hystéropexie et qui deviendraient enceintes. Pour elles, les chances d'avortement existent, mais elles sont minimes et elles deviendront moindres encore.

Il convient, en effet, de ne pas oublier que les adhérences de l'utérus à la paroi, assez étroites pour devenir une source de compli-

---

(1) VAN DE POLL. Drei glückliche Kaiserschnitte bei eine und derselbe Frau. *Centralblatt für Gynäkologie,* 1896, p. 554. — Voyez aussi : ABEL. *Loc. citat. Archiv. für Gynäkologie,* t. LVIII, p. 346.

cations au cours de nouvelles grossesses, sont dues à l'infection. Il y a donc lieu de les considérer comme devant devenir de plus en plus rares, au fur et à mesure que l'opération sera pratiquée dans des conditions d'asepsie plus sévère. On n'a pas eu à compter avec de tels accidents dans les faits que réunissent les statistiques données plus haut.

C. *Rupture utérine et grossesse ultérieure.* — Une femme, devenant enceinte après une opération césarienne, court-elle des risques particuliers de *rupture utérine pendant une grossesse ultérieure ?*

Il n'est pas très rare, quand on fait une opération répétée, d'observer une grande minceur de la paroi utérine au niveau de l'ancienne cicatrice.

KORN (1) a rapporté des faits de cet ordre. Il avait opéré une femme, le 3 mars 1886 ; il fit à nouveau, chez elle, la section césarienne, le 9 septembre 1887. Chez une autre femme, une première section césarienne fut pratiquée le 1er novembre 1886, et une seconde, le 25 février 1888. Dans les deux cas, on avait suturé l'utérus, lors de la première section, avec du fil d'argent et on avait placé un grand nombre de sutures superficielles faites avec de la soie. Or, dans ces deux cas, on trouva la paroi utérine extrêmement mince (*aüsserst verdunnt*) au niveau de la cicatrice.

BRÜNINGS (2) a également publié un fait dans lequel il avait trouvé, au cours d'une seconde opération, une minceur extrême de la paroi utérine. Au cours de la première section, on avait fait la suture utérine avec des fils de catgut. C'était pour BRÜNINGS la cause de cette disposition anatomique.

Pour moi, des deux femmes que j'ai observées et sur lesquelles j'ai pratiqué chez l'une pour la troisième fois, chez l'autre pour la seconde et la troisième fois la section césarienne, la première ne présentait aucun amincissement de la paroi. Chez la seconde, la paroi n'était pas très amincie lors de la seconde opération. Elle était, par contre, réduite à l'épaisseur d'une feuille de papier lors de la troisième, et cela, non seulement au niveau de la cicatrice, mais sur une étendue assez notable de la paroi utérine. Il semblait que l'œuf fût sur le point de faire hernie à ce niveau.

Tout en admettant que l'opération césarienne laisse après elle une paroi aussi solide qu'elle pouvait l'être avant la section, il

---

(1) KORN. Sectio cæsarea. *Gynæk. Gesellsch. zu Dresden*, 6 octobre 1897.
(2) BRÜNINGS. Uber theilweise Verdünnung einer alten Kaiserschnittenarbe bei wiederholter Schwangerschaft. *Monatsch. für Geburtshülfe*, t. VII.

convient donc de ne pas oublier les faits qui précèdent. Ils représentent le premier stade d'une rupture.

Cette rupture peut se produire.

Dans un travail très documenté publié en 1886 (1), KRUKENBERG a réuni une série de cas dans lesquels, une grossesse étant survenue à la suite d'une section césarienne, la paroi utérine avait cédé et tous les accidents résultant d'une rupture utérine étaient apparus.

Il est vraisemblable que les cas décrits comme des exemples de grossesse extra-utérine consécutive à l'existence d'une boutonnière restée ouverte doivent être placés à côté de ces faits.

Dans un certain nombre des cas réunis par KRUKENBERG, la rupture s'était produite au niveau de la cicatrice et le fœtus était passé partiellement, ou en entier, dans la cavité péritonéale.

Il est inutile d'insister sur la gravité d'un tel accident. Du reste, sur 14 femmes chez qui on connut l'issue des événements, 6 (dont 3 à la suite d'hémorrhagies) succombèrent.

Dans d'autres cas, la cicatrice avait un peu cédé ; les lèvres s'étaient écartées, mais l'orifice avait été insuffisant pour que le fœtus passât, même en partie, dans la cavité péritonéale : sur 5 femmes, 4 succombèrent.

Enfin, dans quelques cas, la rupture se produisit en un point éloigné de la cicatrice, voire même sur la face postérieure de l'utérus (2). KRUKENBERG en rapporte un curieux exemple tiré de sa pratique personnelle.

Si tant de faits ont pu être réunis à une époque où la section césarienne était encore peu pratiquée et où ses succès étaient si rares qu'on avait bien peu souvent l'occasion de voir une opérée redevenir enceinte, il était rationnel de penser que la multiplication des opérations conservatrices, à la suite des publications de SÄNGER et de LEOPOLD, rendrait ces complications éloignées plus fréquentes. Il n'en a rien été.

Si, en effet, nous relevons dans les statistiques un peu nombreuses les cas de grossesses survenues après des sections césariennes, nous trouvons que, dans la statistique de LEOPOLD, 13 femmes sont redevenues enceintes après une section césarienne ;

1 femme le redevint trois fois ;

1 femme, deux fois ;

---

(1) KRUKENBERG. Beiträge zur Kaiserschnittfrage. *Archiv. für Gynäkologie,* t. XXVIII, p. 423.
(2) LORINSER. *Siebold's journal,* 1819, t. III, p. 119.

11 femmes, une fois, et, chez aucune d'elles, on n'observa de menaces de rupture.

Le résultat est analogue, si on dépouille les autres statistiques.

C'est ainsi que, dans les faits que j'ai observés, trois femmes sont redevenues enceintes, chacune deux fois, après une section césarienne; il n'y a pas eu de rupture.

Les 29 opérations césariennes faites par Olshausen portent sur 24 femmes ; une femme est redevenue deux fois enceinte ; trois, une fois. Dans tous ces cas, la grossesse évolua sans aucun accident.

Everke (1) a constaté que cinq de ses opérées sont redevenues enceintes sans accident.

Il en fut de même dans les cas publiés par Zweifel : deux femmes redevinrent enceintes, chacune, deux fois, et cinq femmes, une fois. On n'observa pas de complications (2).

J'ai, de plus, sous les yeux toute une série d'observations isolées, dans lesquelles des grossesses, survenues après une première opération césarienne, évoluèrent sans accident.

Telles sont les observations publiées par Smyly (3), celles de Rein (4), de Schneider (5), de Gueniot (6), etc., etc. ; dans aucun de ces cas, on n'a vu de rupture survenir au cours de la grossesse.

Parmi les faits récemment publiés, je ne trouve qu'une seule observation de rupture au cours d'une grossesse succédant à une opération césarienne. Ce fait a été publié par Woyer (7), mais ici les conditions étaient fort défavorables, car la grossesse était gémellaire et compliquée d'hydramnios.

Cette rareté actuelle de la rupture utérine après la section césarienne n'a rien qui nous doive étonner. Les cas de rupture spontanée qu'a réunis Krukenberg ont, en effet, été recueillis à une époque où on ne pratiquait

α. Ni la suture utérine ;

β. Ni l'antisepsie.

α. — L'utérus n'était pas suturé; on comptait sur les contractions utérines pour maintenir en contact les lèvres de la plaie. Vous com-

(1) Everke. Versammlung. deutschen. Naturf. zu Dusseldorf, 1898. *Centralblatt für Gynæk.*, 1898, p. 1106.
(2) Voyez Abel. *Loc. cit. Archiv. für Gynäkologie*, t. LVIII, p. 346.
(3) Smyly. Section césarienne. *Dublin Journ. of. med. sciences*, 1896.
(4) Rein. Opération césarienne répétée avec issue favorable pour la mère et l'enfant. Société d'Obstétrique et de Gynécologie de Kief, 1896. — *Presse médicale*, 1896, p. CC. XXII.
(5) Schneider. Viederholter Kaiserschnitte an derselben Person. *Centralblatt für Gynäkologie*, 1895, p. 97.
(6) Gueniot. Académie de médecine, 3 juillet 1894.
(7) Woyer. Spontan Ruptur des Uterus in der alten Kaiserschnitt. *Monatschrift für Geb. und Gynæk.*, t. VI, p. 192.

prenez aisément que la cicatrisation risquait fort d'être irrégulière et de ne comprendre qu'une faible épaisseur de tissu.

β. — D'autre part, des lésions infectieuses (sphacèle, suppuration) venaient encore rendre plus fragile le tissu cicatriciel ; une grossesse devait facilement, par la surdistension qu'elle imposait à l'utérus, devenir une cause de rupture.

Les opérations pratiquées avec une asepsie rigoureuse, celles dans lesquelles la plaie a été régulièrement suturée, ne devaient pas avoir ces conséquences éloignées (1).

Ce qui donne une cicatrice faible, c'est surtout l'infection qui, même minime, conduit à la séparation des lèvres de la plaie primitivement bien affrontée ; c'est ensuite l'application d'une suture qui n'embrasse pas une suffisante épaisseur de la paroi musculaire.

Dans la crainte de prendre dans l'anse de fil la muqueuse utérine, bien des opérateurs ne saisissent, en effet, que la moitié externe et quelquefois moins encore de la paroi musculaire. Dans toute la partie non saisie, une cicatrisation peut, à coup sûr, se produire ; mais elle sera bien moins régulière que si les lèvres de la plaie avaient été mises en contact par des fils enfoncés plus profondément.

La faiblesse des cicatrices est faite de tous ces facteurs.

Aussi, les chances d'amincissement de la paroi, et par suite de rupture pendant le travail, deviendront d'autant moins grandes que les sutures seront mieux faites.

Est-il nécessaire de revenir aux sutures en plusieurs étages ? La paroi utérine n'est pas assimilable à la paroi abdominale dont les feuillets séreux, aponévrotiques et cutané sont dissociés les uns des autres. Ici, une suture en masse, laissant échapper ou retenant mal quelqu'un d'entre eux, donne moins de solidité qu'une série de sutures étagées : sur la paroi utérine, des sutures en masse, suffisamment rapprochées et profondes, sont suffisantes. Si, cependant, l'expérience venait à démontrer qu'il n'en est pas ainsi, je n'hésiterais pas à recourir de nouveau aux sutures à plusieurs plans, qui, vous le savez, ne sont pas abandonnées par tous les opérateurs : OLSHAUSEN, par exemple, y a toujours recours.

Concluons donc, de ce qui précède, que, si régulière, si profonde que soit une suture utérine, elle n'en constitue pas moins une cause

---

(1) GUILLAUME (de Bruxelles) a pourtant observé la rupture de l'utérus après une suture sur plusieurs étages. — Voyez : Ruptura uteri im Laufe einer Schwangerschaft, welche 3 Jahre nach einem Kaiserschnitt auftritt. Laparo-Hysterektomie. Heilung. *Centralblatt für Gynäkologie*, t. XX, n° 50, p. 1286.

de faiblesse pour la paroi utérine ; — que la répétition, dans un espace de temps assez court, de la section sur une même région, peut finalement devenir une cause de résistance moindre de la paroi utérine.

Les cas de grossesse et d'accouchement succédant à des opérations césariennes, sont encore trop peu nombreux pour qu'il soit possible de fixer par un chiffre, le degré de fréquence avec laquelle on rencontre un amincissement marqué de la paroi utérine, et par suite, des risques de rupture. Si cette fréquence était plus grande que ne permettent de le penser les faits actuellement connus, les indications de la section césarienne se trouveraient naturellement plus limitées qu'elles ne paraissent devoir l'être.

Quelles sont les difficultés opératoires susceptibles d'être rencontrées au cours d'opérations césariennes répétées, et quels sont les dangers particuliers offerts par celle-ci?

Les difficultés peuvent tenir :

A. A l'*amincissement* de la paroi utérine ;

B. Aux *adhérences utéro-pariétales* qui sont le reliquat des opérations antérieures.

A. *L'amincissement* de la paroi utérine n'est guère une cause de sérieuses difficultés au cours d'une nouvelle opération, mais il peut conduire à apporter certaines modifications au manuel opératoire.

En effet, les contractions utérines étant une cause de rupture sur les régions amincies, l'intervention avant tout début de travail semblera plus particulièrement indiquée quand il s'agira de pratiquer, sur une femme, une seconde ou une troisième section césarienne.

Autrefois, MERREM (1) pensait que, dans le cas où on répétait l'opération césarienne chez une femme, il était avantageux d'inciser l'utérus sur le même point, la présence de cicatrices sur plusieurs régions augmentant les chances de rupture. Mais MERREM écrivait cela en 1828. Aujourd'hui, il semble qu'inciser, puis suturer dans la région amincie, c'est s'exposer à ne saisir qu'une partie de la paroi musculaire et agir un peu comme si on faisait une simple suture en masse, sur une paroi abdominale préalablement atteinte d'éventration.

Dans les opérations répétées, il y a donc avantage, pour peu

---

(1) MERREM. Gem. deutsche Zeitsch. für Geburtsh. III, p. 339, 1828.

que la paroi semble amincie au niveau de la première suture, à inciser en une autre région; à substituer, par exemple, l'incision transversale du fond, suivant la méthode de FRITSCH, à l'incision longitudinale de la face antérieure de l'utérus.

On pourrait même se trouver conduit à enlever l'utérus dans le cas où l'amincissement serait trop étendu, et où on penserait que les chances de rupture deviendraient trop grandes, au cours d'une nouvelle grossesse.

B. *Les adhérences utéro-pariétales* peuvent-elles devenir une cause de difficultés opératoires spéciales pendant les opérations répétées?

Plusieurs faits ont été publiés qui le donnent à penser.

Celui de VAN DE POLL (1) est, à cet égard, particulièrement intéressant. Une première section césarienne fut pratiquée par VAN DER MEIJ en février 1886.

La paroi abdominale, très mince, fut sectionnée sur la ligne blanche; l'utérus tiré hors de la cavité abdominale fut recouvert avec de la gaze iodoformée chaude, puis incisé sur la ligne médiane; le placenta, inséré sur la paroi antérieure de l'utérus, fut sectionné et extrait. La plaie utérine fut suturée avec des fils de soie, les uns profonds, comprenant la caduque, quelques autres superficiels, séromusculaires. Les suites de couches furent traversées par une péritonite légère; la température s'éleva à 39°2, le cinquième jour : la malade quitta le lit au bout de trois semaines.

La deuxième opération eut lieu le 25 septembre 1888; la partie la plus inférieure de la face antérieure de l'utérus adhérait fortement à la paroi abdominale; les adhérences solides contenaient des vaisseaux, et leur destruction prit un quart d'heure. L'opération fut ensuite poursuivie comme dans le premier cas : on remplit la cavité utérine de gaze iodoformée préalablement trempée dans une solution chaude de sublimé; la plaie fut suturée comme dans la première opération; on enleva la gaze iodoformée avant d'appliquer les dernières sutures. Les suites de couches furent encore traversées par des accidents infectieux; la malade eut, le troisième jour, 39° et le pouls à 152.

Elle redevint de nouveau enceinte; l'opération césarienne fut pratiquée au mois de février 1896. L'incision de la paroi abdominale fut faite à un centimètre à droite de l'ancienne cicatrice; la destruction des adhérences prit 12 minutes; on ouvrit l'utérus et l'enfant

---

(1) VAN DE POLL. Drei glückliche Kaiserschnitte bei einer und derselben Frau. *Centralblatt für Gynäkologie*, 1896, p. 554.

fut extrait. Devant la destruction partielle du tissu utérin, on se décida à faire l'ablation de la portion supra-vaginale de l'utérus.

Il y a lieu de tenir un pareil cas pour exceptionnel. On doit penser qu'avec les progrès de l'asepsie les chances de péritonite grave diminuant, de tels faits deviendront plus rares.

Du reste, en nous reportant aux statistiques que nous avons publiées, il ne semble pas que les opérateurs aient fréquemment rencontré, du chef des adhérences, des difficultés sérieuses ; ils signalent leur présence comme constituant un incident ennuyeux, mais non grave. Je n'ai, en somme, relevé parmi les faits récemment publiés, qu'un seul cas observé par JOHANNOVSKY (1) dans lequel l'opérateur fut très gêné, au cours d'une opération, par des adhérences étroites entre l'utérus et la paroi abdominale : il dut inciser l'utérus sur sa paroi postérieure.

Pour moi, je n'ai trouvé d'adhérences un peu étendues que dans un seul cas (n° 6) se rapportant à une malade qui avait déjà été opérée deux fois par mon maître TARNIER. Les lames de tissu fibreux masquaient complètement la paroi utérine. Mais elles étaient lâches ; elles furent vite déchirées, sectionnées et ce ne fut, à la vérité, qu'une complication sans importance. Dans le cas n° 8, des adhérences existaient, mais elles étaient très minimes et elles n'entraînèrent aucune difficulté.

Au surplus, que dit la statistique des opérations césariennes répétées, au point de vue du résultat obtenu pour les mères et les enfants ?

En nous tenant aux séries opératoires que je vous ai données plus haut, je vois dans la statistique de ZWEIFEL que :

a) Cinq femmes étaient opérées pour la deuxième fois ; les mères ont guéri et les enfants sont nés vivants.

b) Deux femmes étaient opérées pour la troisième fois ; les deux femmes ont guéri, mais un des enfants a succombé avec de la diarrhée.

Je vois, dans la statistique de LEOPOLD et HAAKE :

a) Qu'une femme a été opérée 4 fois ;

b) Une autre 3 fois ;

c) Onze, 2 fois. Ces opérations répétées n'ont été traversées par aucun accident. Toutes ces femmes ont guéri ; tous les enfants sont venus au monde vivants.

(1) JOHANNOVSKY. Ueber die verschiedenen Uterusschnittmethoden bei der konservativen Sectio cæsarea. *Monatschrift für Geburtshülfe und Gynækologie*, octobre 1897, p. 354.

Bar a opéré :

a) une femme pour la troisième fois : mère et enfant vivant ;

b) une même femme trois fois sans accidents pour la mère et l'enfant.

Enfin, dans la pratique d'Olshausen, toutes les femmes qui ont subi des opérations répétées ont guéri, les enfants sont nés vivants.

Les résultats des opérations répétées ne sont donc pas inférieurs à ceux de l'opération faite pour la première fois.

CONCLUSIONS

Quelles conclusions tirerons-nous de tout ce qui précède ?

I. Moment de l'opération. — L'opération césarienne conservatrice peut être pratiquée avant l'entrée de la femme en travail.

L'objection capitale qu'on adresse à cette pratique est tirée des risques d'hémorrhagie par atonie utérine qu'on observerait, quand l'intervention est faite avant que les contractions utérines ne soient régulières.

Étant donnés les avantages qu'il y a à ne pas opérer d'urgence, et la série de faits que je vous ai rapportés, dans lesquels l'intervention précoce n'a été traversée par aucun accident d'atonie, je crois que ce mode d'intervention doit être préconisé.

II. Technique opératoire. — Les points saillants de la technique que je vous conseille de suivre sont les suivants :

Dès le début de l'opération, on fera sous la peau une injection de 15 gouttes de la solution d'ergotinine de Tanret.

L'incision de la paroi abdominale sera élevée : la moitié au moins de l'incision étant située au-dessus de l'ombilic.

L'utérus ne sera pas attiré au dehors avant d'être sectionné.

L'application d'un lien élastique avant l'incision est plus nuisible qu'utile.

L'incision de l'utérus ne doit pas porter sur le segment inférieur ; elle sera longitudinale, aussi élevée que possible, atteignant, si cela est nécessaire, le fond de l'organe.

L'incision transversale du fond de l'utérus, récemment proposée par Fritsch, ne semble pas, sauf certaines circonstances particulières, devoir être substituée à l'incision longitudinale.

L'incision sera faite rapidement et en deux temps : 1° ponction de l'utérus ; 2° section de la paroi et du placenta sur le doigt introduit dans la cavité de l'œuf et servant de guide.

La présence du placenta sur le trajet de l'incision constitue un incident peu important.

L'extraction du fœtus sera faite rapidement, l'enfant étant saisi par les pieds.

La délivrance sera pratiquée vivement; puis, l'utérus, attiré au dehors, vidé des caillots qu'il contient, sera bourré de gaze iodoformée, en allant de bas en haut.

Il ne faudrait user de la constriction du col, avant de placer les sutures, que s'il y avait nécessité absolue. Mieux vaut arrêter le sang en faisant saisir et comprimer, par les doigts d'un aide, les ligaments larges.

L'hémorrhagie par atonie peut compromettre les jours de la femme, conduire à des interventions complémentaires telles que l'ablation du corps utérin par la méthode de PORRO. Le risque de cette atonie peut être chiffré actuellement, d'après la statistique de LEOPOLD et HAAKE, par la proportion de 6 p. 100.

Les sutures utérines seront rapidement placées. Le fil de soie est préférable. Les sutures en plusieurs étages sont inutiles. Les sutures seront profondes, saisissant toute l'épaisseur de la paroi musculaire ; dix sutures environ suffiront. On terminera en plaçant des sutures superficielles, s'il est nécessaire.

Pour le reste de l'opération, la section césarienne ne diffère pas des autres laparotomies.

L'opération terminée, on attire dans le vagin le chef de la bande de gaze iodoformée qui est resté dans l'utérus.

Cette bande est graduellement retirée dans les jours qui suivent.

L'opération doit être faite aussi rapidement que possible (danger de choc) avec une assistance — un seul aide — réduite au minimum (risques d'infection).

La section césarienne est une opération qui n'est pas difficile, mais qui nécessite une certaine habitude de la laparotomie.

III. CONSÉQUENCES IMMÉDIATES DE L'OPÉRATION. — Les *hémorrhagies secondaires* sont une conséquence très rare de la section césarienne.

Les phénomènes de *choc* sont assez communs. Je n'en ai pas observé de très graves, quand l'opération avait été rapidement faite.

Le risque des *complications septiques* constitue le grand danger de la section césarienne.

Les malades meurent, le plus souvent, par péritonite. On peut, dans quelques cas, observer des abcès et des fistules abdominales.

Dans un des faits que j'ai observés, on a constaté une phlébite tardive, au quarantième jour.

La plus petite faute contre l'antisepsie devenant souvent une cause de mort, la section césarienne est une opération dangereuse. Aussi ne doit-elle être pratiquée que dans un milieu aseptique, sur des femmes non infectées.

Le bilan de l'opération césarienne appuyé sur les statistiques qui représentent la pratique intégrale de certains opérateurs, donne les résultats suivants :

Mères   174 cas   Mères mortes 11   Mortalité 6,32 %

Enfants 165 cas   Enfants morts 9   —   5,45 %

Telle est la mortalité brute, sans aucune correction. On doit la considérer comme étant la mortalité maxima d'aujourd'hui, quand la section césarienne est faite dans des cliniques bien tenues et par des opérateurs exercés.

IV. Suites éloignées de l'opération. — Ce sont :

Les accidents douloureux résultant d'adhérences entre l'utérus et la paroi des viscères abdominaux. Ces risques déjà minimes, diminuent rapidement au fur et à mesure que l'asepsie est plus sévèrement appliquée.

Ce sont surtout les risques d'éventration, risques d'autant plus réels qu'en conservant l'utérus, on se propose de laisser à la femme la possibilité de redevenir enceinte.

Au point de vue des *grossesses ultérieures* et des *sections césariennes répétées*, nous sommes arrivés aux conclusions suivantes :

A. La cicatrice risque-t-elle de céder au cours d'une grossesse ou d'un accouchement ultérieurs ?

Cet accident a été surtout observé avant l'introduction de la méthode antiseptique et la réhabilitation des sutures.

Il est possible, ainsi qu'en témoignent les cas dans lesquels on a trouvé un amincissement très notable de la paroi utérine, qu'un pareil accident se produise. Les faits de grossesse succédant à des opérations césariennes sont encore trop peu nombreux pour qu'on puisse fixer le pourcentage de ce risque. On peut cependant le tenir pour minime et devant s'amoindrir encore avec les progrès de l'asepsie et l'application plus rigoureuse d'une bonne suture utérine.

B. L'amincissement de la paroi utérine après une première opération césarienne peut conduire à l'adoption d'une technique opératoire modifiée, lors d'une nouvelle intervention : *(a)* indication plus pressante d'opérer avant le début du travail; *(b)* varier le lieu de l'incision.

C. Les adhérences de l'utérus avec la paroi abdominale et les viscères peuvent devenir une gêne dans l'exécution d'une nouvelle opération. Les progrès de l'asepsie atténueront le risque provenant de ces adhérences, en diminuant le nombre de celles-ci. Dans l'état actuel de la science, ce risque peut être tenu pour minime.

Enfin, les risques provenant des opérations répétées peuvent être appréciés dans les statistiques citées plus haut, si on range à part ces opérations. Si on en chiffre le résultat au point de vue des mères et des enfants, on trouve alors :

Bar

	Mères mortes	Enfants morts
2 femmes opérées 3 fois. . . .	0	0

Zweifel

5 femmes opérées 2 fois. . . .	0	0
2 femmes opérées 3 fois. . . .	0	1 enfant mort.

Leopold

1 femme opérée 4 fois.	0	0
1 femme opérée 3 fois.	0	0
11 femmes opérées 2 fois. . . .	0	0

Olshausen

1 femme opérée 3 fois.	0	0
3 femmes opérées 2 fois. . . .	0	0

Nous voici arrivés au terme de cette étude. — Une conclusion générale me paraît se dégager nettement de tous les faits qui précèdent.

Laissant de côté les cas dans lesquels l'opération de Porro ou l'hystérectomie totale sont indiquées pour des raisons spéciales, la section césarienne conservatrice ne présente pas — de par sa technique — de par ses suites immédiates — des inconvénients assez marqués pour la faire abandonner au profit des deux premières méthodes opératoires. — Elle laisse à la femme la possibilité de devenir à nouveau enceinte.

Une nouvelle grossesse fait courir à la femme quelques risques. Une opération récidivée peut être plus difficultueuse. Mais les statistiques prouvent que les risques ainsi courus sont minimes. La crainte de les voir se produire ne doit pas nous autoriser à abandonner la section césarienne conservatrice au profit des opérations mutilatrices.

Il me resterait à fixer dans quelles limites la section césarienne devra être faite. — Je ne le pourrai qu'après avoir étudié les résultats des opérations qui peuvent être mises en balance avec elle. — Ce sera l'objet de mes prochaines leçons.

Statistique de 14 opérations césariennes conservatrices.

N°. — NOM DE L'OPÉRATEUR	DATE	ANTÉCÉDENTS	INDICATIONS	PARTICULARITÉS OPÉRATOIRES	SUITES IMMÉDIATES	SUITES ÉLOIGNÉES	ENFANT
1 BAR	4 juillet 1886	5 grossesses antérieures.	Énorme enchodrome comblant toute l'excavation.	Opérée avant le début du travail. Durée de l'opération 1ʰ,10, incision de la paroi abdominale sur la ligne blanche, 8ᶜᵐ au-dessus et au-dessous de l'ombilic. Injection sous-cutanée d'ergotinine. Ponction et incision de la paroi antérieure du corps utérin. Injection de sublimé dans l'utérus. Gros drain dans le col. 15 sutures du corps, à la soie.	Températ. maxima 38° le 4° jour. Injections intra-utérines par le drain. Lever. 25° jour.	Meurt 3 mois après avec généralisation cancéreuse.	2.770 gr. à la naissance. Sorti en bon état.
2 BAR	3 février 1888	Un avortement de 3 mois.	Bassin rachitique. Diamètre promoto-sous-pubien := 6 cm. 5.	Opération avant tout début du travail. Incision de la ligne blanche (2/3 au-dessus, 1/3 au-dessous). Ponction et incision de l'utérus. Agrandissement de la plaie utérine vers le fond de l'organe. Légère atonie de l'utérus. Injection sous-cutanée d'ergotinine. 11 sutures utérines après injection de sublimé et gros drain dans le col. Ablation des 2 ovaires. Durée de l'opération 50 minutes.	Mort le 14° jour, par péritonite.		Vivant, sorti en bon état.
3 BAR	21 déc. 1890	Primipare.	Tumeur de l'excavation pelvienne.	Opération avant tout travail. Durée de l'opération 33 minutes. Incision de la ligne blanche (1/2 au-dessus, 1/2 au-dessous de l'ombilic). Ergotinine. Ponction et incision de l'utérus. Section du bord placentaire. 8 sutures utérines.	Températ. maxima le quatrième jour, 37°,8.	Une 2° grossesse suivie d'avortement à 3 mois ; opérée de sa tumeur pelvienne par Marchand. 2 grossesses ultérieures terminées spontanément à terme.	Enfant sorti en bon état. A vécu.
4 BAR	2 mai 1895	Primipare.	Bassin rachitique pseudo-ostéomalacique.	Opération avant tout début de travail. Incision sur la ligne blanche. Injection d'ergotinine. Ponction et incision de l'utérus.	Suites régulières.	Aucune complication.	2.300 gr. A vécu.
5 BAR	15 juin 1896	Voyez n° 4.	Voyez n° 4.	Opération avant tout début de travail. Durée 30 minutes. Incision de la ligne blanche. Injection d'ergotinine. Destruction avec le doigt de quelques adhérences lâches. Ponction et incision de la paroi utérine à côté de la cicatrice. Tamponnement de l'utérus avec de la gaze iodoformée. Sutures avec la soie.	Tempéra. maxima le lendemain 38°,8. Le tampon utérin est retiré au bout de 24 h. Menace d'eschare sacrée le 4° jour. Malade sortie le 35° jour bien portante.	Aucune complication.	2.080 gr. Parti en bon état, en nourrice.
6 BAR	23 juin 1896	2 opérations césariennes ant. par Tarnier.	Diamètre P. S. P. = 9 cm. 5. Rachitique pseudo-ostéomalacique.	Opération avant tout début de travail. Durée de l'opération 30 minutes, sur la ligne blanche (1/3 au-dessus de l'ombilic). Destruction facile de nombreuses adhérences. Ergotinine. Ponction et incision de l'utérus à côté des cicatrices. Tamponnement avec de la gaze iodoformée. Sutures de la paroi avec la soie.	Tampon utérin retiré le 3° jour. Température maxima 38°,9 le 3° jour. Sortie guérie le 15° jour.	Aucune complication.	2.400 gr. Bien payant.
7 BAR	26 août 1896	Primipare.	Achondroplasie. Diamètre P. S. P. = 6 cm. 5.	Opération avant tout début de travail. Durée de l'opération = 40 min., Incision de la paroi abdominale (les 2/3 au-dessus de l'ombilic). Injection d'ergotinine. Ponction et incision du corps utérin. Section du bord placentaire. Légère hémorragie. Tamponnement de la cavité utérine. Sutures avec la soie.	Gaze retirée le lendemain. Température maxima le lendemain 38°6 (vaginale).	Aucune complication.	2.300 gr. Sorti en bon état.
8 TISSIER	14 juillet 1897	Voyez n° 4 et 5.	Voyez n° 4 et 5.	Opération avant tout début de travail. Incision de la paroi abdominale. Extrême minceur de la paroi utérine. Ergotinine. Ponction et incision assez loin de la partie amincie qui fait saillie.	Tempéra. maxima 38°,4 le 1° jour. Vomissements verdâtres.	Aucune complication.	2.000 gr. S'est bien élevé.
9 TISSIER	9 oct. 1897	Une grossesse ant. terminée par forceps. Enfant de 1.900 gr., mort à 6 mois.	Bassin rétréci. Diamètre P. S. P. = 9 cm. 5. Asystolie.	Aucune particularité opératoire. Opération immédiatement après le début du travail.	Suites de couches régulières.	Phlébite légère 40 jours après l'opération.	3.650 gr. A vécu.
10 BAR	17 mars 1899	Un accouchement à terme, version, enfant mort-né. Un accouchement provoqué, enfant mort.	Diamètre P. S. P. = 9 cm. 5.	Opération avant tout début de travail. Durée de l'opération = 30 min. Ergotinine. Incision 6ᶜᵐ au-dessus de l'ombilic. Ponction et incision de l'utérus. Section du placenta. Tamponnement de l'utérus avec la gaze iodoformée. 12 points de suture utérine à la soie.	Températ. maxima 37°,3 le 2° jour. Extraction graduelle du tamponnement à la gaze iodoformée.		3.000 gr. Sorti en bon état. Nourri par sa mère.

Statistique de 14 opérations césariennes conservatrices (Suite).

N°	DATE — NOM DE L'OPÉRATEUR	ANTÉCÉDENTS	INDICATIONS	PARTICULARITÉS OPÉRATOIRES	SUITES IMMÉDIATES	SUITES ÉLOIGNÉES	ENFANT
11	9 déc. 1899 BAR	Primipare.	Bassin rachitique. D.P.S.P: 8 cm. 5.	Opération après le début du travail, après injection d'ergotinine. Incision abdominale, 16 cent. Ponction de l'utérus. Incision longitudinale s'élevant jusqu'au fond. Section du placenta. Liquide teinté de méconium. 10 points de suture sur l'utérus. Hémorrhagie modérée. Durée de l'opération, 35 minutes.	Normales. Température maxima 38°, le 8e jour.		2.900 gr. Né en état de mort apparente; vite ranimé. Parti en bon état, 3.300 gr., le 20e j. Nourri par la mère.
12	19 déc. 1899 BUFNOIR	1er accouchement 1896. Version. Enfant mort. 2e accouchement 1897. Forceps, puis version. Enfant mort.	Bassin rachitique. D.P.S.P: 9 cm. 9.	Opération après le début du travail. Injection d'ergotinine. Incision longitudinale s'élevant jusqu'au fond de l'utérus. Section du placenta. Pas d'hémorrhagie. Durée de l'opération, 30 minutes.	Atteinte d'influenza. Température maxima 39°.		3.470 gr. Né en état de mort apparente; vite ranimé. Sorti en bon état le 25e jour. Nourri par sa mère. 3.750 g.
13	19 février 1900 TISSIER	Primipare.	Bassin coxalgique très aplati dans toute sa hauteur à gauche.	Opération dès les premières contractions. Incision longitudinale allant jusqu'au fond. Hémorrhagie presque nulle.	Températ. maxima 37°8.		Enfant né en bon état, 3.250 gr. Part en nourrice le 3e jour.
14	18 mars 1900 BAR	1er accouchement 1884. Enfant vivant. 2e accouchement à terme 1885. Basiotripsie. 3e accouchement 1886. Accouchement provoqué, enfant mort. 4e accouchement 1889. Accouchement provoqué, enfant mort. 5e accouchement 1893. Basiotripsie. 6e accouchement 189...	Bassin rachitique. D.P.S.P: 9 cm. 2.	Opération dès les premières douleurs. Incision longitudinale allant jusqu'au fond de l'utérus. Incision du placenta. Hémorrhagie très faible. Dix sutures.	Un fil de la paroi abdominale a suppuré. Température maxima 38°.		3.900 gr. Né en bon état. Nourri par sa mère. Part en bon état.

TROISIÈME LEÇON

LA SYMPHYSÉOTOMIE; SA TECHNIQUE;
SES RÉSULTATS IMMÉDIATS ET ÉLOIGNÉS. — SES INDICATIONS
RELATIVES PAR RAPPORT A LA SECTION CÉSARIENNE (1).

Je vous ai entretenus, dans ma dernière leçon, des suites immédiates et éloignées de l'opération césarienne, telle qu'on la pratique aujourd'hui.

Procédons à la même enquête pour la symphyséotomie.

J'ai à ma disposition 23 observations de symphyséotomies, qui ont été faites, soit par moi-même, soit par mes collaborateurs, dans les services dont j'ai eu la direction (2).

Ce nombre de 23 observations est assurément trop faible pour donner une expérience suffisante et permettre de porter un jugement définitif sur la valeur de la symphyséotomie : mais ces observations représentent toutes les interventions faites par les mêmes mains, dans des services dirigés de la même façon, pendant un laps de temps assez court. A cet égard, leur ensemble constitue un document qui, rapproché des faits publiés, peut servir de base à une étude critique de la symphyséotomie, telle qu'on la pratique aujourd'hui, — de ses résultats immédiats et éloignés.

C'est cette étude critique que nous allons aborder et poursuivre ensemble. Mais qu'il soit d'abord bien entendu que, n'ayant pratiqué jusqu'ici la symphyséotomie que dans des cas où il y avait rétrécissement pelvien d'origine rachitique, je ferai allusion à cette seule indication dans ce qui va suivre.

---

(1) Voyez *L'Obstétrique.* Juillet 1899.
(2) J'ai cru ne pas devoir comprendre dans ces observations, deux symphyséotomies faites l'une par mon collègue M. Auvard, l'autre par mon collègue Bonnaire, qui me remplaçaient au cours de mes vacances, sur une femme Hart. (n° 16 de la statistique). Je m'étais décidé à faire, chez cette femme, la symphyséotomie, mais le travail ne se déclara pas avant mon départ. C'est ainsi que mes deux collègues eurent à intervenir. Dans ces deux cas, l'enfant naquit vivant.

PREMIÈRE PARTIE

TECHNIQUE OPÉRATOIRE

Laissez-moi, tout d'abord, vous dire quelle technique nous avons suivie, mes collaborateurs et moi, dans les opérations que nous avons pratiquées.

Si on veut juger, en connaissance de cause, de la valeur de la symphyséotomie, il ne faut pas se contenter de savoir comment on a sectionné la symphyse, les particularités qui ont marqué cette section et le degré d'écartement des os iliaques.

En réalité, la section de la symphyse n'est qu'un incident, un temps, si vous voulez, dans tout un ensemble opératoire dont le but final est le passage d'un enfant à travers une filière pelvienne agrandie — passage qui doit se faire dans les conditions les plus favorables pour la mère et pour l'enfant.

Le problème étant ainsi posé, vous comprenez de suite que les conditions capables de modifier les résultats opératoires sont autrement plus complexes dans la symphyséotomie que dans la section césarienne.

En effet, se propose-t-on de recourir à celle-ci, l'intervention sera pratiquée avant tout début de travail, et l'enfant n'aura encore couru aucun risque. Si on est conduit, soit par nécessité, soit par calcul, à opérer alors que les contractions utérines se poursuivent, on ne demandera à l'utérus que de se bien contracter après la délivrance. Les contractions utérines n'aideront, en aucune façon, à l'accouchement césarien et les manœuvres d'extraction ne devront faire courir aucun risque à l'enfant.

L'opération césarienne doit toujours donner un enfant vivant.

Tout autrement agit le symphyséotomiste. Il se condamne, sous certaines réserves que je dirai plus loin, à n'intervenir que lorsque la dilatation du col sera complète ou, tout au moins, lorsque le travail sera assez avancé pour que, la section de la symphyse aidant, on puisse terminer l'extraction du fœtus dans un laps de temps rapproché. L'opérateur devra donc veiller à ce que cette besogne préliminaire de l'utérus, parfois si longue et traversée, chez les femmes qui ont le bassin rétréci, de tant d'incidents fâcheux (procidences, rupture prématurée des membranes, etc.), se poursuive dans des conditions favorables.

Supposons que ce résultat ait été atteint, sans qu'aucun accident grave capable de compromettre la vitalité de l'enfant se soit produit : l'accoucheur procédera à la section de la symphyse et à l'écartement des os iliaques ; mais, dès que la section pubienne sera terminée, la partie chirurgicale de la méthode sera suspendue ; l'accoucheur reparaîtra et procédera à l'extraction de l'enfant. Point n'est besoin de vous faire remarquer que les manœuvres d'extraction qui seront choisies feront, par leur nature même, par la façon dont elles seront conduites, par les conditions, favorables ou non, dans lesquelles elles seront pratiquées, courir des risques particuliers à la mère et à l'enfant.

L'extraction de l'enfant achevée, le chirurgien reviendra à la charge ; il réparera non seulement la brèche faite par le bistouri, mais encore les dommages qu'aura pu entraîner l'accouchement proprement dit.

En somme, dans la symphyséotomie, il faut tenir compte : de la marche du travail avant l'intervention ; — des incidents qui marquent la section pubienne et l'écartement des pubis ; — de l'extraction de l'enfant par les voies naturelles, extraction qui, par elle-même, est une source de dangers pour l'enfant et de délabrements pour la mère, et qui, par ce seul fait qu'elle est pratiquée au cours d'une opération chirurgicale, crée de nouvelles chances d'infection.

Il importe donc que nous analysions ces actes opératoires, obstétricaux et chirurgicaux, qui s'entremêlent dans la symphyséotomie, et que nous précisions ce qui, dans chacun d'eux, est capable d'influencer malheureusement la marche de l'intervention ou d'aider à son succès. Alors seulement, nous pourrons juger, en connaissance de cause, des résultats immédiats et éloignés de cette méthode opératoire.

L'exposé de la technique que nous avons suivie comprendra naturellement quatre parties :

I. La DIRECTION DU TRAVAIL DE L'ACCOUCHEMENT JUSQU'A LA SECTION DE LA SYMPHYSE ;

II. La SECTION DE LA SYMPHYSE ET L'AGRANDISSEMENT DU BASSIN ;

III. L'EXTRACTION DE L'ENFANT ;

IV. La SUTURE DE LA PLAIE SYMPHYSAIRE, ETC. ; ET LES SOINS CONSÉCUTIFS QUE NOUS DONNONS AUX OPÉRÉES.

I. De la direction du travail de l'accouchement
jusqu'à la section de la symphyse.

1° **Accidents du travail avant la section de la symphyse.** — Avant
tout, on doit redouter :

A. *Une lenteur excessive du travail, surtout s'il y a une rupture pré-*
maturée des membranes;

B. *La procidence du cordon;*

Ces accidents faisant courir de sérieux risques à l'enfant, on s'est
attaché à les éviter ou à atténuer leur gravité. Comment et dans
quelle mesure y parvient-on ?

(A) Lenteur excessive du travail.

C'est avec juste raison qu'on a donné le conseil de hâter la marche
du travail dans tous les cas où il semblait devoir se prolonger outre
mesure. Les heureuses chances, tant pour l'enfant que pour la mère,
semblent, en effet, être à leur maximum quand la dilatation du col
est devenue rapidement complète.

Nous avons adopté cette manière de faire, et, dans 11 cas sur 23
(nᵒˢ 2, 3, 4, 5, 6, 7, 9, 15, 17, 18, 23), nous sommes intervenus pour
activer la dilatation du col.

Nous avons, mes collaborateurs et moi, été très éclectiques dans
le choix des moyens auxquels nous avons eu recours. C'est ainsi
que, dans un cas (n° 3), j'ai usé de la dilatation manuelle du col. Mais
il s'agissait d'une secondipare dont le col très mou paraissait fort
aisément dilatable, et chez qui, du reste, la dilatation était déjà
assez avancée quand je pris le parti de la compléter.

Dans un autre cas (n° 9), on eut recours à l'écarteur Tarnier. La
femme était une primipare chez qui le col, au tissu résistant, était
étroitement appliqué sur la tête fœtale; la dilatation digitale eût été
impuissante; l'introduction d'un ballon semblait présenter des inconvénients. L'écarteur Tarnier, bien que douloureusement supporté,
rendit service.

Le plus souvent (dans 9 cas), nous avons eu recours à l'emploi
de ballons placés au-dessus de l'orifice interne, et nous avons
choisi, huit fois, le ballon que M. Champetier de Ribes a fait construire.

Par l'emploi de ballons introduits au-dessus du col on cherche, vous le savez, à activer les contractions utérines. On leur demande aussi, surtout si on emploie de gros ballons, de hâter et de parachever mécaniquement une dilatation qui serait lente à se poursuivre ou qui, même, ne se compléterait pas.

Le procédé est-il bon? permet-il d'atteindre sûrement le résultat cherché?

Qu'un ballon placé au-dessus de l'orifice interne soit un excellent excitateur de l'utérus, nul n'y peut contredire; mais est-il capable de dilater le col aussi bien que le ferait une poche des eaux normale? Doit-on admettre que, le ballon étant tombé dans le vagin, la dilatation du col est vraiment complète si on a choisi un ballon dont la circonférence égale celle de la tête fœtale, et qu'alors l'extraction de l'enfant se fait, sans qu'on ait à compter avec la résistance des parois cervicales?

Il en est le plus souvent ainsi chez les multipares. Chez elles, la dilatation peut n'être pas tout à fait complète au moment où le ballon est expulsé, et les lèvres du col peuvent alors revenir sur elles-mêmes. Mais les parois musculaires sont si souples qu'elles se laisseront de nouveau écarter au plus petit effort. On n'éprouvera pas de difficultés de ce côté.

Mais les conjonctures ne sont pas toujours aussi favorables, même chez les multipares.

C'est ainsi que, sur les cas dans lesquels j'ai précipité le travail par l'emploi de gros ballons, j'ai rencontré deux fois de sérieuses difficultés pendant l'extraction, par suite de la résistance du col. Or, ces deux femmes étaient des multipares (une d'elles était enceinte pour la septième fois, n° 18).

S'il s'agit de primipares, au bassin généralement rétréci, au segment inférieur fréquemment rigide, les risques sont certainement bien plus grands.

Chez elles, la dilatation obtenue avec le ballon, surtout si on l'a activée par des tractions exercées sur la tige de l'appareil, n'est pas comparable à une dilatation qui se serait régulièrement complétée sous la seule influence des contractions utérines.

Il est commun de voir, chez ces femmes, le ballon distendre, autant par éraillures que par dilatation vraie, la partie inférieure du col, alors que la plus grande partie du segment inférieur et l'anneau de Bandl restent rigides. L'extraction du fœtus, faite après l'expulsion du ballon, peut alors être difficile et dangereuse — pour l'enfant, par suite de la résistance de l'anneau de Bandl, — pour la mère, par suite des chances de déchirures de la partie supérieure du segment inférieur et des risques d'hémorrhagie qui en résultent.

Je reviendrai sur ce point, quand j'étudierai avec vous l'extraction de l'enfant.

(B) Procidence du cordon.

La procidence du cordon se voit assurément moins souvent, quand le travail se poursuit rapidement, que dans les cas où la dilatation se fait lentement, surtout s'il y a rigidité du col.

Cependant, même dans l'accouchement rapide, ce risque subsiste; j'ajouterai que la précipitation du travail, par l'emploi des ballons, est loin de le faire disparaître. La mise en place de celui-ci agit parfois comme le fait toute manœuvre déplaçant la partie fœtale, et peut ainsi devenir une cause de procidence.

Qu'il y ait eu rigidité du col ou procidence du cordon, l'issue a été bonne (pour la mère et l'enfant) dans les cas où j'ai pratiqué la symphyséotomie : mais c'est là une série heureuse. Gardez-vous de tenir ces complications pour dangereuses dans les seuls cas où le travail n'est pas bien surveillé. Si en éveil que soit la vigilance de l'opérateur, la procidence du cordon et la rigidité du col peuvent devenir rapidement mortelles pour l'enfant. En voulez-vous la preuve ?

Pour m'en tenir à ma pratique personnelle, je vous citerai trois cas dans lesquels les incidents survenus au cours du travail m'ont paru si sérieux que j'ai cru devoir renoncer à faire la symphyséotomie, d'abord décidée.

Dans le premier cas, il s'agissait d'une primipare: elle était entrée à la Clinique et était presque au terme de sa grossesse. Le travail se déclara, et, immédiatement, les membranes se rompirent. On introduisit, au-dessus de l'orifice interne un petit ballon, puis un plus grand; mais il y avait de la rigidité du col, l'enfant rendait du méconium, et, quand, au bout de 24 heures, la dilatation du col fut presque complète, les battements du cœur fœtal étaient si lents, il y avait, depuis si longtemps, écoulement de méconium, le col semblait si rigide, que nous renonçâmes à l'idée de faire une symphyséotomie. On tenta une application de forceps qui fut inutile, et je fis, sur l'avis de M. TARNIER, une basiotripsie. Cette femme redevint enceinte, et je fis une symphyséotomie après un travail de durée normale (voyez cas n° 6, page 126).

Dans les deux autres cas, il y eut une procidence du cordon que je ne pus réduire. Dans un de ces cas, j'avais placé un gros ballon au-dessus du col. Les battements funiculaires avaient cessé, lorsque l'état du col permit l'extraction de l'enfant. Dans le second cas, les membranes se rompirent dès le début du travail, et une anse de cordon fit procidence. On tenta, en vain, de la repousser au-dessus de l'anneau de Bandl : elle resta pincée entre cet anneau et la tète; l'enfant était mort quand la dilatation, activée par les ballons, fut complétée. Je n'ai pas, malgré mon intention première, terminé l'accouchement en m'aidant de l'agrandissement momentané du bassin, et j'ai eu recours à la basiotripsie.

De pareils faits ne sont pas rares. Ils ne chargent pas notre statistique; ils existent cependant, et ne doivent pas être oubliés, car ils représentent les risques de l'enfant par les seules circonstances du travail, avant toute tentative d'extraction. Ils nous sont une preuve qu'avant la section de la symphyse l'enfant court des risques bien réels, alors même que le travail est le mieux surveillé.

Voulons-nous fixer ces risques par un chiffre? Ajoutons ces trois faits aux 23 cas dans lesquels j'ai terminé l'accouchement par la symphyséotomie : nous aurons une proportion de 3 enfants morts ou très compromis sur 26, soit 11 p. 100 environ, ou, si vous voulez, de 10 p. 100, proportion qu'il serait intéressant de contrôler par les faits tirés de la pratique d'autres opérateurs. J'ai une tendance à ne pas la croire exagérée, car je n'ai pas eu, dans les faits que j'ai observés, à tenir compte de certains facteurs qui peuvent être tenus pour fâcheux, tels que les présentations vicieuses, etc.

2° De la dilatation préalable du vagin.

Tous les opérateurs se sont préoccupés d'amoindrir la résistance que la paroi du vagin est capable d'opposer à l'extraction du fœtus.

Cette résistance est généralement insignifiante quand il s'agit d'une femme multipare, chez qui la paroi vaginale a été brisée lors d'accouchements antérieurs, et dont le périnée n'offre plus une bien grande solidité. Vous savez qu'il n'en est pas de même chez les femmes primipares, surtout chez celles qui ont un bassin généralement rétréci. Chez ces dernières, le vagin est particulièrement court et étroit. Cette disposition anatomique est, pendant l'extraction de l'enfant, une cause de sérieuses difficultés avec lesquelles il faut déjà compter quand on applique le forceps, mais qui deviennent une cause de graves dangers pour l'enfant quand on a recours à la version.

Quelle que soit l'intervention choisie, elle ne peut être terminée qu'au prix de délabrements graves pour la mère, surtout s'ils portent sur la paroi antérieure du vagin.

On a cherché à faire disparaître cette cause d'insuccès, et on a pensé que l'introduction d'un gros ballon dans le vagin pourrait le distendre suffisamment pour qu'au moment de l'extraction de l'enfant, la résistance de la paroi vaginale devînt négligeable. On a, de plus, donné le conseil de forcer, par des tractions exercées sur la tige du ballon, la résistance vulvaire et celle du releveur anal. Cette méthode est excellente, et, pour ma part, j'y ai eu très souvent recours chez les primipares au vagin étroit, à la vulve et au périnée très résistants : je m'en suis bien trouvé.

Cependant il ne faudrait pas croire que cette intervention préliminaire mette à l'abri de toutes les difficultés provenant des parties molles. La dilatation de la vulve par le ballon n'est pas toujours suffisante. Enfin, pour être moins brutale que lorsqu'elle se fait au moment de l'extraction du fœtus, elle ne s'obtient pas sans causer des éraillures vaginales et vulvaires, insignifiantes au premier abord, mais capables de devenir le point de départ de déchirures étendues et profondes, au moment du passage de l'enfant.

3° Des tentatives d'extraction de l'enfant avant la section de la symphyse.

Nous voici arrivés au moment où, le col étant largement ouvert, on va procéder à l'extraction de l'enfant.

Doit-on essayer d'extraire l'enfant avant de pratiquer la symphyséotomie ?

Il va de soi que l'application de forceps est la seule opération à laquelle on doive alors recourir.

Le seul fait de choisir la version par manœuvres internes impliquerait l'abandon de la symphyséotomie, en cas d'échec. Cette manœuvre ne devrait, en effet, être tentée que dans le cas où on se proposerait de faire la version dite séparée, c'est-à-dire d'amener le siège au détroit supérieur, quitte à l'extraire une fois la symphyséotomie faite. La version séparée est une cause si fréquente de procidence du cordon, qu'elle n'est indiquée que dans quelques cas spéciaux (*placenta prævia* par exemple). Il ne doit pas en être question ici.

Je vois, dans mes notes, que dans un cas (n° 13) j'ai fait, avant la section de la symphyse, une version par manœuvres externes et ai amené ainsi un siège au détroit supérieur. C'est là une petite manœuvre qui n'a aucun des inconvénients de la version dite séparée. Elle m'a été utile parce que, la symphyséotomie terminée, je n'ai pas eu à faire la version, et l'expulsion de l'enfant par le siège a été des plus simples.

Cette pratique pourra être suivie. Mais il s'agit là d'une manœuvre, en quelque sorte, préparatoire et non d'une opération d'extraction.

Si vous voulez, avant la section pubienne, tenter l'extraction de l'enfant, c'est donc à une application de forceps qu'il vous faudrait recourir. Mais devrez-vous intervenir ?

Sur ce point, je me rapproche de plus en plus de la conduite adoptée par M. PINARD et ses élèves, sans toutefois condamner aussi exclusivement qu'ils le font l'application du forceps sur la tête retenue au-dessus du détroit supérieur.

Si vous vous reportez au tableau (page 126) dans lequel se trouvent relatées les 23 symphyséotomies qui font la base de cette leçon, vous constaterez que 4 fois seulement (nos 2, 3, 12 et 14) une application de forceps a été faite avant qu'on pratiquât la séparation des pubis (1) ; 17 fois la symphyséotomie a été faite d'emblée, sans intervention préliminaire. Si vous voulez bien considérer les cas dans lesquels l'application de forceps a été pratiquée, vous noterez que, sauf le fait (nº 2) dans lequel le diamètre promonto-sous-pubien mesurait 9 cm. 8 (nº 3), et où on avait provoqué l'accouchement, une application de forceps n'a été tentée que dans des cas où le bassin mesurait, dans son diamètre promonto-sous-pubien, 10 cm. 4 (nº 3), et 10 centimètres (nº 12) ; dans le cas nº 14, la femme avait un bassin de 10 cm. 4, et, deux fois déjà, elle avait eu des enfants vivants. Dans tous ces cas, il avait semblé que l'application de forceps pourrait permettre l'extraction de l'enfant. Son échec a seul indiqué la symphyséotomie.

Aujourd'hui, j'ai donc une tendance à limiter de plus en plus ces tentatives d'extraction par le forceps avant de tenter la symphyséotomie, et je ne vous en donnerai pour preuves que les 3 cas (nos 17, 18, 20) dans lesquels, le bassin mesurant 10 cm. 1, 10 cm. 2, 10 cm. 5 dans son diamètre promonto-sous-pubien, j'ai pourtant fait d'emblée la symphyséotomie.

J'ai agi ainsi pour plusieurs raisons :

1º Parce que je tiens pour difficile, souvent dangereuse pour le fœtus, et — par les froissements, les déchirures qu'elle cause —

_____

(1) En plus de ces cas, il en est deux dans lesquels des tentatives d'extraction par le forceps avaient été inutilement faites en ville. Elles ne furent pas répétées à la Maternité (cas nos 11 et 22).

pour la mère, une application de forceps pratiquée sur une tête retenue au-dessus du détroit supérieur.

Il me semble, par suite, inutile de faire courir, à une femme et à un enfant, les risques d'une opération que je pressens devoir être inutile et de diminuer, en la faisant, les chances de succès de la section pubienne.

2° Parce que je tiens la version pour l'opération de choix après la symphyséotomie, au moins dans la majorité des cas. Des tentatives d'application de forceps, faites avant la symphyséotomie, ne peuvent que restreindre les chances de réussite de cette dernière opération.

Je réserve donc les essais d'applications de forceps aux cas dans lesquels, le bassin étant peu rétréci, les membranes étant rompues depuis assez longtemps, la tête étant fixée au détroit supérieur, j'estime qu'une symphyséotomie pourra être évitée. J'y ai surtout recours si la femme est une primipare, et si la version me paraît devoir, après l'écartement des pubis, être difficile et ne pas constituer une opération de choix.

Ces cas mis à part, j'estime, si une symphyséotomie semble vraisemblable, qu'une tentative d'application de forceps constitue une condition défavorable, et qu'il vaut mieux recourir d'emblée à la section de la symphyse.

II. De la section de la symphyse et de l'agrandissement du bassin.

La technique en a été fixée par les travaux successifs de Morisani, de Farabeuf, de Pinard. C'est elle que j'ai suivie dans ses grandes lignes.

Sans vous la décrire, je me bornerai à vous indiquer les remarques que j'ai faites au cours des diverses opérations que j'ai pratiquées.

Je ne m'occuperai tout d'abord que des cas dans lesquels la symphyséotomie était faite pour la première fois; ceux, dans lesquels cette opération était répétée, seront étudiés dans un paragraphe spécial.

Section des téguments. — Je vous parlerai peu de l'incision des téguments. J'ai toujours pratiqué l'incision longitudinale; il me semble bien inutile, dans la plupart des cas, de faire l'incision transversale, préconisée par Zweifel. Dans aucun fait, la section des téguments et des tissus présymphysaires n'a donné lieu à des difficultés spéciales.

On a pensé que, dans les cas où l'abdomen était *pendulum*, dans ceux où il y avait un œdème considérable, l'arrivée sur la symphyse ne pouvait se faire qu'après une recherche parfois longue et difficile (1). Dans les cas où le ventre était *pendulum*, il m'a suffi de le faire soulever par des aides pour que l'incision pût être pratiquée sans difficulté. Cette disposition n'était qu'un incident insignifiant.

Je trouve aussi mentionné, dans la statistique publiée par Rubin-rot (2), que Champetier de Ribes (3) a rencontré des difficultés par suite de la surcharge adipeuse. Je n'ai observé aucun fait semblable.

L'écoulement sanguin est généralement peu abondant pendant ce temps de l'opération. Dans deux cas seulement, nous avons noté une hémorrhagie assez sérieuse. Dans le premier cas (n° 14), la femme était enceinte pour la troisième fois. Elle avait de nombreuses varices des membres inférieurs. En outre, les téguments des grandes lèvres, ceux de la région paraclitoridienne étaient soulevés par de gros paquets variqueux. Il en était de même sur le mont de Vénus.

Je me décidai, malgré cette disposition anormale, à pratiquer la symphyséotomie. J'incisai rapidement les téguments jusqu'à la symphyse. Immédiatement, la peau fut inondée de sang. Celui-ci s'écoulait en nappe, et, en certains points, de gros jets de sang partaient des vaisseaux veineux. Je priai mon interne, M. Mercier, d'appuyer sur les téguments, immédiatement en dehors de la plaie, de manière à les comprimer contre le pubis. Cette petite manœuvre, rapidement exécutée, arrêta vite l'hémorrhagie, et je pus procéder, sans aucune gène, à la section de la symphyse. Celle-ci faite, il suffit, pour arrêter l'hémorrhagie, de bourrer la plaie avec de la gaze iodoformée, de disposer le tampon de telle sorte qu'il débordât la plaie en avant, et de placer ensuite sur les téguments une épaisse compresse de gaze stérilisée sur laquelle on exerça une compression continue. L'opération terminée, et le sang ne coulant plus, on put suturer sans difficulté.

---

(1) Audebert. Parallèle entre l'accouchement prématuré et la symphyséotomie. *Gaz. hebd. des sciences médicales.* Bordeaux, 1897, p. 112.

(2) Rubinrot. Contribution à l'étude de la symphyséotomie. Difficultés opératoires, accidents et complications, Paris, 1899.

(3) Champetier de Ribes. Observation 42 de la statistique insérée dans la thèse de Rubinrot.

En somme, cette hémorrhagie, qui nous avait, au début, vivement émus, s'était arrêtée très vite.

J'ai une tendance à croire que la compression doit avoir facilement raison de l'hémorrhagie due aux ectasies variqueuses des vaisseaux veineux prépubiens. Celles-ci ne me paraissent devoir être considérées que comme une contre-indication toute relative de la symphyséotomie.

Dans le second cas (n° 10), M. Dubrisay, chef de clinique, opérait devant moi à la Clinique d'accouchements que je dirigeais en 1895-1896, en l'absence de M. Tarnier. La section des téguments se fit sans difficulté, mais quand le bistouri arriva vers la partie inférieure de la symphyse, le sang s'écoula en très grande quantité. Il me suffit de presser sur les téguments, en dehors de la plaie, pour que le sang s'arrêtât immédiatement.

Tels sont les deux seuls faits où j'aie noté quelque incident, au cours de la section des téguments.

Section de la symphyse. — Pour sectionner la symphyse, je me sers du bistouri de Farabeuf, qui est très commode. J'ai toujours incisé la symphyse en l'attaquant d'avant en arrière, après m'être créé, par en haut, un passage permettant à l'index gauche de se glisser derrière la symphyse. Ce doigt effondre le tissu cellulaire lâche qui sépare le pubis des viscères rétropubiens, — sent la saillie que forme, en arrière, l'articulation, — indique nettement la place, la direction de celle-ci, — et protège les viscères rétropubiens pendant la section de la symphyse. Je n'ai jamais rencontré de difficultés dans l'exécution de ces petites manœuvres préliminaires à la section pubienne.

Dans quelques cas, la tête appuyait assez fortement sur le bord supérieur de la symphyse. On souleva la tête et le doigt put passer. Ce fut un incident sans importance.

J'ai, dans tous les cas, libéré préalablement l'*arcuatum* avec le gorgeret de Farabeuf, qui est très commode à ce point de vue. Pendant ce temps opératoire, je n'ai observé ni hémorrhagie vulvaire, ni lésions de l'urèthre.

La section de la symphyse m'a toujours paru aisée. Pourtant les difficultés de la section de la symphyse sont de celles qui semblent avoir le plus frappé les premiers opérateurs. Gouge et maillet, ciseau, ciseaux spéciaux à gorgeret, scie à chaîne, sont devenus des instruments que le symphyséotomiste devrait toujours avoir sous la main, quand il commence une symphyséotomie. De fait, un certain nombre d'observations semblent démontrer que des opérateurs ont éprouvé de sérieuses difficultés au moment de la section de la symphyse. Je puis, en prenant un peu au hasard parmi les observations publiées, vous citer, par exemple : un cas de Rochet (1), qui, trouvant une symphyse partiellement ossifiée, dut compléter la section avec le ciseau ; un fait rapporté par Davis, dans lequel on dut scier la symphyse (2) ; un fait d'Henricius (3), et, enfin, un cas de M. Pinard (4). Ici l'opérateur avait introduit le doigt derrière la symphyse, recherché puis attaqué cette symphyse ; « après échec de cette recherche, et sans croire à une ankylose, M. Varnier se décide à pratiquer la pubiotomie avec ciseau et marteau de Mac Even, qu'il avait fait préparer d'avance, la disposition de la symphyse ayant inspiré des craintes à M. Pinard et à lui, lors de l'examen pratiqué à l'entrée et pendant le travail. En effet, la région clitoridienne était le siège de varices très développées, et la commissure antérieure de la vulve était à ce point prépubienne, qu'on avait résolu d'attaquer, exceptionnellement, d'arrière en avant, si possible ».

Cette ankylose tant redoutée de la symphyse pubienne, je ne l'ai rencontrée dans aucune de mes observations. Zweifel ne fait pas mention de l'avoir observée dans la série de ses 31 symphyséotomies. Morisani ne l'a pas vue. Enfin, M. Pinard n'y croit guère. Je suis assez de son avis.

Sans nier qu'elle puisse exister chez une femme jeune, qui n'a pas subi de lésions du côté des pubis, je la considère, d'après le grand nombre d'examens de femmes enceintes que j'ai pratiqués, comme devant être si exceptionnelle qu'il n'y a pas lieu de lui laisser l'importance qui lui est attribuée par certains opérateurs. Tenons donc la section symphysaire pour un des temps *les plus simples* et les *moins dangereux* de l'opération.

Elle est simple. — Si nous avons eu quelques tâtonnements au cours de nos opérations, ils étaient dus à une mauvaise appréciation de la situation de la symphyse. Nous les avons vus vite cesser, mes collaborateurs et moi, dès que nous avons été plus maîtres de notre technique. J'ai une grande tendance à penser que la plupart des difficultés rencontrées par les opérateurs n'ont pas d'autre origine, et je n'en veux pour preuves que la sobriété excessive ou l'obscurité des renseignements donnés par eux, pour expliquer les ennuis qu'ils ont éprouvés.

---

(1) Rochet. *Annales de la Société de médecine d'Anvers*, 1897, p. 69.
(2) Davis. *Americ. journal of obst.*, 1898.
(3) Henricius. Monatschrift für Geburtshülfe, t. III, p. 275.
(4) XXIIIᵉ Symphyséotomie. *Clinique obstetricale*, 1899, p. 357.

Elle est peu dangereuse. — Grâce au doigt protecteur qui est en arrière, je ne crois pas qu'on risque sérieusement de blesser la vessie pendant la section. De même, pour peu qu'on ne soit pas inhabile, je pense qu'on évitera aisément de léser le canal de l'urèthre en sectionnant le ligament triangulaire. J'ajoute, enfin, que la section de la symphyse s'est toujours terminée, dans les faits que j'ai observés, sans hémorrhagie. Si du sang s'écoulait au moment où l'on coupait les dernières fibres de l'*arcuatum*, cette hémorrhagie était peu abondante.

Écartement des pubis après la section symphysaire. — Dès que les dernières fibres de l'*arcuatum* ont été sectionnées, les deux os iliaques s'écartent brusquement l'un de l'autre ; le but de l'opération va être de donner à cet écartement les dimensions nécessaires. Je me suis contenté pour arriver à ce résultat de faire porter les membres inférieurs dans l'abduction ; si j'ai eu recours, dans quelques cas, au divulseur interpubien de Farabeuf, ce fut dans un but d'expérimentation.

Ce temps peut-il, quelquefois, présenter *des difficultés* ou *des dangers ?*

Il peut être difficile parce qu'il y a synostose d'une ou des deux symphyses sacro-iliaques, ou solidité excessive de leurs ligaments.

CADÈNE (1), par exemple, a observé, à la Maternité de Toulouse, au mois de septembre 1896, un cas dans lequel, malgré l'emploi du disjoncteur, on ne put réussir à écarter les pubis de plus de 4 centimètres. M. PINARD a également rapporté un fait dans lequel l'écartement des pubis se fit difficilement ; seul, l'os iliaque du côté gauche se laissait écarter, le pubis du côté droit était presque immobile.

Il s'agissait d'une primipare, opérée à la Clinique Baudelocque, le 15 novembre 1893 (2). Elle avait marché à l'âge de 2 ans. Âgée de 4 ans, elle fit une chute d'un troisième étage et cette chute détermina des lésions qui imposèrent le séjour au lit pendant 2 ans. Pendant ce temps, il se produisit des abcès multiples au niveau de la hanche droite. Depuis lors, il y eut ankylose de la hanche et claudication.

L'examen montre (3) : « Arrêt de développement très marqué du

---

(1) Voyez le cas n° 56 de la statistique annexée à la thèse de M. RUBINROT : Étude de la symphyséotomie, Paris, 1899.

(2) PINARD. *Clinique obstétricale*, 1899, p. 360.

(3) Observation XXVI de la statistique de PINARD, p. 360.

« membre inférieur droit. Nombreuses cicatrices dans toute la por-
« tion droite du bassin, aussi bien au niveau de l'articulation coxo-
« fémorale qu'au niveau de la symphyse sacro-iliaque. Ankylose du
« fémur sur le bassin, empêchant tout mouvement d'abduction.
« Soumise à l'anesthésie le 30 octobre, on constate que le diamètre
« promonto-sous-pubien mesure 103, et qu'il y a une projection de
« la tubérosité ischiatique droite. Le bassin est asymétrique ; l'arcade
« du pubis est rétrécie par le redressement du côté droit. Il est im-
« possible de percevoir un mouvement au niveau de l'articulation
« sacro-iliaque. »

Le travail débuta le 15 novembre, à minuit. La dilatation fut
complète, le 15 novembre, à 11^h5 du matin. On pratiqua la rupture
artificielle des membranes. A 11^h8, anesthésie, et on fit la symphyséotomie, qui fut rendue difficile par le défaut d'abduction du
membre inférieur droit. — On incisa la peau à 11^h9 ; on sectionna
le pubis à 11^h16. — L'écartement spontané fut de 1 centimètre, et l'é-
cartement provoqué, après l'abduction des cuisses, fut porté à 4 centimètres.

A ce moment, on reconnut que le bassin s'ouvrait surtout du
côté gauche. Le pubis du côté droit, beaucoup plus petit et très an-
guleux, était très peu mobile.

Le forceps fut appliqué à 11^h19 ; mais l'écarteur interpubien ne
put se maintenir, en raison de l'asymétrie des deux surfaces pubiennes. Pendant l'engagement, l'écartement fut de 6 cm. 5 ; au moment de la rotation, l'écartement, mesuré avec les doigts, fut de
6 centimètres.

Pendant l'extraction, il se produisit une déchirure de la paroi
antérieure du vagin communiquant avec la plaie opératoire. (Le bassin
n'avait pas été refermé après l'engagement de la tête.)

Il y eut, en outre, lésion du réservoir urinaire au niveau du col
vésical, et finalement fistule vésico-vaginale.

Et parlant de ce cas, M. PINARD dit (1) : « Cela ne m'a point
« étonné, car cette symphyséotomie a été une des plus osées qu'on
« puisse faire. En raison de la viciation pelvienne et de l'ankylose
« du membre inférieur droit, empêchant tout mouvement d'abduc-
« tion, je ne pouvais, chez cette femme, songer à pratiquer l'ischio-
« pubiotomie. J'étais forcé de choisir entre l'opération césarienne,
« et l'agrandissement du bassin, par simple symphyséotomie. Mes
« mensurations m'ayant démontré que cette dernière opération per-

---

(1) PINARD. *Clinique obstétricale*, Paris, 1899, p. 362.

« mettrait le passage de la tête, je lui donnai la préférence, bien
« que redoutant le défaut de mobilité du côté droit du bassin, après
« la section du pubis, mais certain que, si un accident se produisait,
« il ne pourrait compromettre la vie de cette femme.

    « Effectivement, après la section de la symphyse, en provoquant
« moi-même l'agrandissement du bassin, je constatai que l'écarte-
« ment des pubis ne se produisait pas d'une façon symétrique. La
« moitié gauche s'écartait librement, tandis que la moitié droite res-
« tait plus ou moins immobile, et il en résulta, d'une part, que les
« deux surfaces de section ne furent bientôt plus dans le même plan,
« et que, d'autre part, tandis que l'une, la gauche, était éloignée
« de la ligne médiane, la droite, très petite, de par l'arrêt de déve-
« loppement, s'écartait peu du plan médian. Or, c'est contre cet
« obstacle, immuable ou à peu près, que la vessie, pressée par la
« tête entraînée par le forceps, fut lésée, et c'est ainsi que se pro-
« duisit la fistule vésico-vaginale. »

    De telles difficultés sont d'autant plus rares, qu'avec un pareil
bassin, l'opération césarienne doit presque toujours être préférée,
en principe, à la symphyséotomie.

    Je n'ai vu qu'un seul cas, où l'écartement des pubis se soit
effectué de manière anormale. Il s'agissait (cas nᵒ 23) d'une femme
secondipare, au bassin rachitique peu vicié (diam. prom.-sous-
pub. : 10 cm. 3) qui était accouchée une première fois spontanément
d'un enfant vivant. Chez elle, la symphyse était réclinée à gauche;
l'os iliaque droit s'écarta seul. Un écartement minime fut suffisant
et l'enfant fut extrait facilement avec le forceps.

    En somme, dans les faits que j'ai observés, j'ai toujours obtenu
aisément l'écartement des pubis que je désirais. D'autre part, ZWEI-
FEL(1), MORISANI(2) ne mentionnent pas avoir rencontré de sérieuses
difficultés dans ce temps de l'opération. Il semble donc légitime
de les tenir pour exceptionnelles, au moins dans les cas où il s'agit
de bassins rachitiques.

    *L'écartement des pubis avant l'expulsion ou l'extraction de l'enfant
peut-il être dangereux?* Si l'écartement des pubis est facile, dans la
grande majorité des cas, il ne laisse pas que d'exposer à des complications.

    Ce sont :

    1º Les déchirures vaginales et vulvaires ;

---

(1) ZWEIFEL. Congrès de Moscou. *Ann. de Gyn.*, 1897, p. 273.
(2) MORISANI. Congrès de Rome. *Ann. de Gyn.*. 1894, p. 281.

2° La distension de la vessie et son effraction ; la dislocation et les blessures de l'urèthre ;

3° La section ou la déchirure de vaisseaux importants et par suite des hémorrhagies ;

4° La diastase des symphyses sacro-iliaques.

Si ces complications peuvent s'observer, dès l'écartement des pubis, avant qu'on ait fait aucune tentative d'extraction de l'enfant, vous concevez aisément qu'elles se produiront surtout quand, par le fait du passage du fœtus à travers le bassin agrandi, et des manœuvres qui sont alors rendues nécessaires, l'écartement des pubis et la tension des parties molles seront portés à leur maximum. J'étudierai avec détails, ces différents accidents, quand je vous aurai parlé de l'extraction du fœtus, but final de l'opération.

Je vous dirai, à ce moment, la part qui, dans leur genèse, est due à l'écartement des os, au passage du fœtus, aux manœuvres d'extrac-tion, etc.

La section terminée, la plaie symphysaire est bourrée de gaze, et la troisième partie de l'opération (expulsion ou extraction de l'enfant) va commencer.

III. Expulsion ou extraction du fœtus après l'agrandissement du bassin.

Le bassin étant élargi suffisamment, on peut hésiter entre deux manières de faire :

Laisser la malade se réveiller et attendre délibérément pendant quelques heures, s'il le faut, l'accouchement spontané. On intervien-drait sans tarder, si le travail semblait devoir se prolonger outre mesure, ou si quelque incident y obligeait.

Extraire artificiellement et de suite l'enfant. Les deux seules interventions, auxquelles on doive recourir, sont alors : l'application du forceps et la version.

De l'accouchement spontané après la symphyséotomie. — Cette méthode a eu ses partisans. « Si l'on ne pratique la symphyséotomie, dit Morisani, que lorsqu'elle est indiquée, la proportion entre la tête du fœtus et le bassin se rétablit très bien, et l'on peut alors penser que l'expulsion de l'enfant se fera par l'œuvre seule de la nature, pourvu que les contractions utérines conservent leur régu-larité et leur énergie. Quand cela arrive, nous conseillons de laisser l'accouchement se terminer seul. Telle était la méthode de GALBIATI au commencement du siècle.

« Mais, très souvent, les choses ne se passent pas comme cela. Soit qu'un long travail ait fatigué l'utérus, soit que, sous l'influence du sommeil chloroformique, l'énergie contractile de l'organe diminue et s'engourdisse, le fait est que les contractions deviennent plus lentes, moins fortes et plus éloignées les unes des autres. Alors, plutôt que de laisser la femme longuement sur le lit de souffrance, et la plaie articulaire dans des conditions peu favorables, je préfère terminer l'accouchement par un acte opératoire qui, prudent et régulier, n'aggrave pas sensiblement les conditions de la mère ni celles du fœtus (1). »

ZWEIFEL, qui laisse volontiers la femme accoucher sans intervention après l'incision de la symphyse, décrit ainsi la conduite qu'il a adoptée. Dès que la section pubienne est faite, « les jambes de la femme étant pendantes, les pubis s'écartent de 2 à 4 centimètres. Immédiatement, on tamponne la plaie qui bâille avec de la gaze stérilisée, et, quand la chose est possible, on termine l'accouchement, après avoir eu soin de relever les cuisses et de soutenir modérément les os iliaques. Lorsque l'accouchement immédiat n'est pas possible, on applique autour du bassin un large bandage en flanelle ou en caoutchouc, et l'on attend, la femme étant dans le lit habituel, la sortie de la tête qui, d'ordinaire, s'effectue en une heure.

« Au moment où la tête passe, les pubis s'écartent de 6 à 7 centimètres, il se produit une hémorrhagie abondante de courte durée. Très fréquemment, la tête fœtale, dans l'expulsion spontanée, arrive jusque sur le plancher pelvien, la suture sagittale restant suivant le diamètre transverse, et souvent l'on est forcé de recourir au forceps pour hâter la rotation (2). »

L'accouchement spontané est assurément une solution très désirable après la symphyséotomie. Une tête fœtale, poussée par les contractions de l'utérus et les efforts de la femme, s'engagera toujours dans le bassin, suivant une direction plus favorable, partant moins dangereuse pour les parties molles, que si elle était extraite par les mains les plus habiles. Le résultat peut n'être que meilleur pour la mère et pour l'enfant.

---

(1) MORISANI. XIᵉ Congrès des sciences médicales de Rome. *Ann. de Gynéc.*, 1894, t. XLI, p. 294.
(2) ZWEIFEL. XIIᵉ Congrès des sciences médicales de Moscou. *Ann. de Gynéc.*, 1897, t. XLVIII, p. 279.

Nous avons, dans 3 cas, laissé la malade accoucher seule (1).

Dans les deux premiers cas (2), l'enfant se présentait par le sommet, les contractions étaient très fortes avant l'intervention ; la dilatation s'était poursuivie rapidement, bien qu'une des femmes fût une primipare. L'incision de la symphyse faite, les os écartés, l'espace intersymphysien bourré de gaze iodoformée, nous avons laissé la femme se réveiller un peu. Ses efforts ont fait engager la tête et l'expulsion s'est terminée rapidement.

Cependant les bassins étaient, dans ces deux cas, assez rétrécis et les enfants volumineux. Dans le premier cas (3), l'enfant pesait, en effet, 3.150 grammes, et il passa facilement après un écartement des pubis de 5 centimètres, dans un bassin dont le diamètre promonto-sous-pubien était de 9 cm. 2. Dans le second cas (4) l'enfant du poids de 2.950 grammes traversa spontanément, après écartement des pubis de 5 centimètres, le bassin dont le diamètre promonto-sous-pubien était de 9 cm. 7.

Enfin, dans le troisième cas (5), le bassin n'était pas très rétréci (diamètre promonto-sous-pubien : 10 cm. 1) ; un premier enfant était né spontanément, en se présentant par le siège ; un second avait été extrait par la version (il se présentait par l'épaule). Ces deux enfants étaient mort-nés. Je me décidai, la troisième fois, à faire la symphyséotomie et, à la suite de celle-ci, à pratiquer une version podalique. Comme l'enfant était mobile, je pris le parti de faire la version pelvienne par manœuvres externes, avant d'inciser la symphyse. L'incision pubienne terminée, les pubis écartés, je laissai la femme se réveiller. Je vis dès lors, le siège s'engager, et je n'eus qu'à aider à son expulsion.

Dans ces différents cas, l'accouchement a suivi de très près la section symphysaire. S'il avait dû tarder, aurais-je attendu autant que le font certains auteurs, ZWEIFEL par exemple ? Je ne le crois pas.

Je pense, en effet, que l'opérateur ne doit, après la symphyséotomie, rechercher un accouchement spontané, malgré tous les avantages de ce dernier, que dans les cas où celui-ci paraîtra devoir suivre la section symphysaire dans un délai très court.

Or, ces conditions favorables ne se trouvent que rarement réalisées. D'une part, les incidents qui ont pu se produire avant ou pendant la section de la symphyse, le suintement sanguin dû aux

_____

(1) Nᵒˢ 1, 10 et 13.
(2) Nᵒˢ 1 et 10.
(3) Nᵒ 1.
(4) Nᵒ 10.
(5) Nᵒ 13.

éraillures qu'a provoquées l'écartement des pubis inciteront à terminer rapidement l'intervention. D'autre part, la tête fœtale ne s'engage pas toujours rapidement dans le bassin, une fois la symphyséotomie faite, surtout si la dilatation a été obtenue artificiellement par l'emploi de ballons. Enfin, les difficultés provenant de l'étroitesse du vagin, de la résistance du périnée, peuvent prolonger, outre mesure, l'expulsion.

On est donc obligé finalement d'intervenir; c'est ce que nous avons fait dans 20 cas.

De l'accouchement artificiel après la symphyséotomie.

Forceps? version? quel procédé choisira-t-on?

La lecture de nos observations montre que nous sommes volontiers éclectiques, car pour l'ensemble de nos 23 symphyséotomies, je compte :

10 fois l'extraction par le forceps;

9 fois l'extraction par la version; dont 1 fois après échec du levier préhenseur;

1 fois par le levier préhenseur.

Telles furent, avec les 3 accouchements spontanés, dont je viens de vous parler les solutions auxquelles nous avons eu recours dans nos 23 symphyséotomies.

A. *Avantages et inconvénients de la version et de l'application de forceps après la symphyséotomie.* — Existe-t-il des règles qui doivent dicter le choix entre ces deux modes d'intervention : tractions sur la tête avec forceps ou levier préhenseur, et version podalique?

Il est définitivement acquis aujourd'hui que la tête fœtale arrivant dernière, poussée à souhait et tirée comme il convient par une main suffisamment exercée, franchit le détroit supérieur plus aisément que la tête venant première avec l'aide du forceps. Dans ce dernier cas, en effet, la tête est transformée en un bloc presque incompressible et tirée dans une direction qui est toujours arbitraire : les chances de contusions du fœtus et des parties molles de la mère se trouvent donc manifestement accrues. S'il en est ainsi pour le bassin dont les os iliaques ne se laissent pas écarter l'un de l'autre, il en est de même après la symphyséotomie. La tête dernière passera, ici, plus facilement que venant première. Les tractions défectueuses exercées sur le forceps et, par lui, sur la tête fœtale, contusionneront et déchireront d'autant plus facilement les parties molles que celles-ci ont perdu leur soutien antérieur. Il semblerait donc que la version dût toujours être préférée au forceps. Il sera facile, en compulsant le tableau des symphyséotomies que mes collaborateurs et moi avons faites, de constater que j'y ai eu très volontiers recours lorsque j'ai opéré moi-même.

Cependant le forceps n'a pas que des inconvénients et la version que des avantages.

Une application de forceps, si les tractions sont faites avec modération, peut échouer; dans ce cas, la vie de l'enfant n'est pas compromise. Il n'en est pas de même de la version : commencée, elle doit être terminée dans le plus bref délai; la plus petite hésitation, le plus léger retard dans l'extraction compromettent les jours de l'enfant.

On peut, de ce chef, être conduit, pour terminer rapidement une extraction plus difficile qu'on ne le prévoyait, à recourir à des manœuvres qui ne laissent pas d'être dangereuses pour l'enfant, et de traumatiser gravement les tissus maternels.

Ces deux méthodes d'extraction présentent donc leurs dangers, et l'on doit s'appliquer à choisir, dans chaque cas particulier, celle qui devra donner les meilleurs résultats. Les règles qui doivent diriger notre choix sont identiquement, après la symphyséotomie, celles que nous suivons quand le bassin n'a pas été agrandi.

Dans ce cas : « S'il s'agit d'une de ces primipares aux tissus rigides, — disions-nous en 1893, — au vagin étroit comme il arrive souvent quand le bassin est généralement rétréci, chez qui la poche des eaux s'est rompue prématurément; s'il s'agit d'une de ces femmes chez qui le col ne se dilate que lentement, laissant toujours au-dessous de la tête un bourrelet plus ou moins épais; si la tête fœtale est étroitement appliquée contre le détroit supérieur ou paraît s'y encastrer, grâce à une bosse séro-sanguine volumineuse : c'est bien le forceps que nous choisirons. En effet, pour juger de la valeur de la version, il ne suffit pas de dire que la tête venant dernière, passera plus facilement que venant première et saisie par le forceps; il faut évidemment tenir compte de la difficulté que, dans un cas donné, on éprouvera pour atteindre les pieds, pour déplacer la tête, pour faire évoluer le fœtus, pour l'extraire, non pas seulement à travers un bassin rétréci, mais encore à travers ses parties molles, plus ou moins étroites ou rigides. Nous savons qu'en pareil cas, les manœuvres nécessaires pour faire passer la tête à travers le détroit rétréci seront plus difficiles, et que le fœtus aura plus de chances de succomber. Mais, s'il s'agit d'une multipare aux tissus souples et incapables par eux-mêmes de créer le moindre obstacle, chez qui la tête est bien mobile au-dessus du détroit supérieur et dans un œuf intact; alors la version devient une bonne et excellente opération qui permet d'extraire le fœtus sans grands dangers et avec une facilité qui parfois m'a bien étonné (1). »

Agissons de même après la symphyséotomie. Si les parties molles sont suffisamment souples, comme cela existe chez la plupart des multipares, si la dilatation du col est franchement complète, si les membranes sont intactes, ayons recours à la version et ne suivons pas le conseil de KUSTNER (2) qui fait une application de forceps, alors même que la tête, éloignée du détroit supérieur, doit y être ramenée pour que l'instrument puisse être mis en place.

Mais les conditions favorables à l'exécution de la version ne se trouvent pas toujours réalisées, faisons alors une application de forceps.

Il est facile, en considérant les faits compris dans notre statistique, de fixer les résultats que donnent les diverses interventions auxquelles nous avons eu recours.

B. *Résultats donnés par les diverses opérations employées pour extraire le fœtus.*

Cas où on a extrait l'enfant avec le levier de Farabeuf. — Dans deux cas, nous avons eu recours au levier préhenseur de Farabeuf. Laissez-moi vous dire rapidement ce que nous avons observé.

Dans le premier cas, il s'agissait d'une primipare (3) rachitique, dont le bassin, généralement rétréci, mesurait 9 cm. 3 dans son diamètre promonto-sous-pubien. La dilatation du col s'était poursuivie rapidement et avait été activée par l'emploi de ballons introduits au-dessus du col. Le vagin étant étroit, on l'avait distendu par l'introduction du gros ballon de Champetier, que la malade avait expulsé. Les conditions étaient donc favorables, quand on pratiqua la symphyséotomie. La section de la symphyse fut faite sans incident fâcheux. J'appliquai le levier préhenseur de Farabeuf sur la tête fœtale qui se présentait en OIDT, l'engagement fut facile ; la rotation n'entraîna pas de déchirure, et l'extraction fut achevée, sans qu'il y eût autre chose que des éraillures vagino-vulvaires insignifiantes.

Je ne veux citer que pour mémoire le second cas (4) : la femme avait déjà subi une symphyséotomie et j'avais dû me montrer très prudent dans la section de la bride interpubienne, tant était intime

---

(1) BAR. *Comptes rendus de la Société obstétricale de France*, session de 1893, p. 387.
(2) KUSTNER. XII° Congrès international des sciences médicales à Moscou. *Ann. de Gynéc.*, 1897, t. XLVIII, p. 235.
(3) N° 4, page 126.
(4) N° 7, page 128.

l'union de la bride cicatricielle avec la vessie. L'écartement des pubis se trouvait ainsi limité. L'application du levier préhenseur fut facile, mais les tractions exercées sur l'instrument ne donnèrent aucun résultat; on le retira, et on fit une version qui permit d'extraire facilement l'enfant.

Cas où on a extrait l'enfant par le forceps. — Qu'avons-nous observé au cours de nos applications de forceps ?

Dans les 10 applications de forceps que nous avons pratiquées, nous n'avons jamais rencontré de difficultés dues au bassin (voyez le tableau, page 126.) L'écartement des pubis a toujours, sans qu'il fût besoin de l'exagérer, permis le passage facile de fœtus pourtant volumineux à travers des bassins, dont quelques-uns étaient très rétrécis. A cet égard, la symphyséotomie a répondu à notre attente.

FORCEPS APRÈS SYMPHYSÉOTOMIE

NUMÉRO DU TABLEAU	DIAMÈTRE PROMONTO-SOUS-PUBIEN	D'AMÈTRE PROMONTO-PUBIEN MINIMUM	POIDS DE L'ENFANT	ÉTAT DE CELUI-CI A LA SORTIE DE LA MATERNITÉ
21	90 millim.	75 millim.	2.950 gramm.	Bon
9	92 —	77 —	3.150 —	Bon
2	98 —	83 —	3.130 —	Bon
11	99 —	84 —	3.050 —	Bon
12	100 —	85 —	2.850 —	Bon
22	103 —	88 —	3.800 —	Bon
23	103 —	88 —	3.200 —	Bon
3	104 —	89 —	3.150 —	Bon
14	104 —	89 —	3.300 —	Bon
20	105 —	90 —	3.000 —	Bon

Mais si les difficultés, nées de l'étroitesse pelvienne, se sont trouvées écartées par la section de la symphyse et l'agrandissement du bassin, nous avons eu, dans quelques cas, à compter avec la rigidité des parties molles.

C'est ainsi que, deux fois, nous avons vu le col insuffisamment dilaté, être fortement abaissé avec la tête et se déchirer au moment de l'extraction (1). Les lésions furent heureusement peu graves.

Dans aucun fait, nous n'avons observé ces grands délabrements vaginaux qu'on observe quelquefois, alors même que le bassin est normal, quand on fait, chez des primipares, la rotation de la tête placée en OIP. Dans deux cas (2) seulement, nous avons noté une

(1) Cas nos 11 et 21, page 128.
(2) Cas nos 11 et 21, page 128.

déchirure vaginale assez profonde : dans le premier cas, n° 11, elle siégeait sur la partie latérale du vagin ; dans le second cas, n° 21, elle portait sur sa paroi antérieure. Dans aucun de ces deux cas, la plaie vaginale ne communiquait avec la plaie symphysaire.

Je dois vous dire que les choses ne se passent pas toujours aussi simplement. On peut voir le col former une bride très solide qui, se déchirant largement, conduit à une véritable rupture utérine.

La paroi vaginale peut être, elle aussi, déchirée sur une grande longueur et la vessie, en partie, détruite : le cas suivant, rapporté par M. VARNIER au Congrès de Moscou, est un exemple de ce qu'on peut alors observer.

Un ballon avait été placé dans le col et avait été expulsé avant la dilatation complète. On introduit alors un ballon de Champetier dans le vagin. On fait ensuite la symphyséotomie. Celle-ci pratiquée, « M. WALLICH fait sur la tête, qui reste très élevée, une application « de forceps promonto-pubienne ; il éprouve quelque difficulté à « introduire et à placer la cuillère antérieure. Les tractions d'enga-« gement commencent à minuit 47, et ce n'est qu'à 1 heure du matin « (soit après 13 minutes) que l'extraction peut être terminée. La « tête, qui s'est engagée facilement aux premières tractions, en pous-« sant l'écartement pubien à 60 millimètres, est *retenue par l'orifice* « *incomplètement dilaté*, retenue à ce point que M. WALLICH y épuise « ses forces et qu'il est obligé d'abandonner à Mlle ROZE le soin de « terminer cette extraction forcée... En pratiquant l'examen du vagin « aussitôt après l'extraction, on constate que son plafond est effon-« dré ; on sent à nu les deux corps caverneux du clitoris et, entre « eux, la vessie. Il est impossible de pratiquer le cathétérisme de « l'urèthre qu'on ne retrouve pas. »

Quatre mois après, l'état de la malade était le suivant : « La vessie « est réduite à son bas-fond, sa paroi postérieure, une partie du « sommet et des parois latérales ; il n'existe plus de paroi antérieure « ni d'urèthre. Cette calotte vésicale adhère en haut au 1/3 supérieur « de la face postérieure de la symphyse et sur les côtés à la face « postérieure des branches descendantes des pubis. La muqueuse « fait hernie à travers une brèche mesurant toute l'étendue comprise « entre le col utérin et l'ogive pubienne. A gauche, il existe un cor-« don fibreux du volume du petit doigt, vestige probable de l'urèthre « détruit (1). »

De telles lésions ne sont assurément pas communes, mais ce cas

---

(1) Voyez Congrès de Moscou. *Ann. de Gynéc.*, t. XLVIII, p. 290.

n'est pas unique et il me serait facile de vous en rapporter d'analogues. Je me réserve, du reste, de revenir plus loin sur ce point.

Cas où on a extrait le fœtus à l'aide de la version. — La version met-elle à l'abri de pareils accidents? Je me suis attaché à ne la pratiquer que dans les cas où le col me semblait bien dilaté et ne devoir opposer aucune résistance; où le fœtus était très mobile et où, par suite, cette manœuvre paraissait facile; enfin, dans les cas où la paroi vaginale était souple, et ne paraissait pas devoir créer de difficulté pendant l'extraction du fœtus.

J'ai donc fait la version dans 9 cas que j'ai réunis dans le tableau suivant.

VERSION APRÈS SYMPHYSÉOTOMIE

NUMÉRO DU TABLEAU	DIAMÈTRE PROMONTO-SOUS-PUBIEN	DIAMÈTRE PROMONTO-PUBIEN MINIMUM	POIDS DE L'ENFANT	ÉTAT A LA SORTIE DE L'HOPITAL
5	92 millim.	77 millim.	3.110 gramm.	Bon
19	92 —	77 —	2.620 —	Bon
15	92 —	77 —	3.670 —	Bon
6	93 —	78 —	3.150 —	Bon
8	93 —	78 —	3.700 —	Bon
16	95 —	80 —	3.370 —	Bon
7	95 —	80 —	3.900 —	Bon
17	101 —	86 —	2.750 —	Bon
18	102 —	87 —	3.380 —	Bon

Dans aucun cas, je n'ai observé de difficultés pour faire passer la tête à travers le détroit supérieur, bien que certains fœtus fussent volumineux et le bassin assez étroit.

Voyez, par exemple, le tableau dans lequel j'ai réuni les faits où l'accouchement a été terminé par la version. Vous remarquerez qu'un enfant de 3 900 grammes put passer dans un bassin dont le diamètre promonto-sous-pubien mesurait 95 millimètres; un autre, de 3 700 grammes, traversa aisément un bassin dont le diamètre promonto-sous-pubien mesurait seulement 93 millimètres; enfin un enfant de 3 670 grammes fut extrait à travers un bassin ayant 77 millimètres dans son diamètre minimum.

Si vous comparez les poids des fœtus extraits par la version à ceux des enfants qui sont nés après une application de forceps, vous noterez que l'ensemble des poids des premiers est plus considérable que celui des seconds. J'ai, pour mon compte, l'impression que si j'avais eu recours au forceps, je n'eusse pas pu avoir, sans de grands délabrements, ces fœtus de 3670 gr., 3370 gr., 3700 gr. qui ont traversé facilement, sans que nous ayons eu à écarter les pubis de plus de 5 centimètres, des bassins qui mesuraient, avant la section symphysaire, moins de 80 millimètres dans leur diamètre minimum.

Il ne faudrait pourtant pas croire que, dans la version, on ne puisse rencontrer de sérieuses difficultés.

Pour ne vous parler que de celles que mes collaborateurs et moi avons observées, je vous citerai tout d'abord :

Les difficultés provenant de la dilatation insuffisante du col. — Nous avons eu à compter avec elles dans deux cas. Dans le premier cas (n° 16), la femme était enceinte pour la septième fois et avait déjà subi 2 symphyséotomies. Elle se présenta à la Maternité de l'hôpital Saint-Antoine, le 13 novembre 1897 ; elle était en travail, la dilatation du col était presque complète, les membranes intactes. Je fis la symphyséotomie, et, une fois la plaie bourrée de gaze iodoformée, il me sembla que la dilatation du col était achevée. Je rompis les membranes, et fis la version sans difficulté ; le siège et les bras furent extraits, non sans attirer le col à l'orifice vulvaire. Au moment d'extraire la tête, le col resta rétracté autour du cou ; la résistance était si vive que mes tractions sur le menton ne faisaient qu'attirer le col hors de la vulve, sans dégager la tête ; je dus inciser les lèvres du col. Cette incision, qui me permit d'extraire la tête, s'agrandit vite, mais, fort heureusement, ne donna lieu à aucune hémorrhagie et ne devint, par la suite, la cause d'aucune complication.

Le second fait est analogue.

Une femme Al... (1), secondipare, dont le bassin mesurait 102 millimètres dans son diamètre promonto-sous-pubien, entre en travail le 3 janvier 1898. Elle a des contractions utérines pendant toute la nuit.

Je la vois, le 4, au matin : le col est mou, effacé ; les contractions utérines sont fortes, mais leur action sur le col est médiocre ; je donne le conseil de placer un ballon de la contenance de 600 grammes.

Cinq heures après, le ballon tombe dans le vagin ; on examine la malade : le col est si largement ouvert, ses parois sont si souples, qu'un nouveau ballon ne peut y être maintenu ; on me fait prévenir. Je constate de vives contractions utérines ; les membranes

---

(1) N° 18.

sont rompues, — le col est très souple ; — il y a une procidence
du cordon ; — les battements du cœur fœtal commencent à se ralen-
tir ; du méconium s'écoule.

Que faire ? attendre ? le fœtus succombera très probablement.
Intervenir ? mais le col, si souple qu'il paraisse, créera peut-être de
grandes difficultés. J'opte pour l'intervention ; la symphyséotomie
est faite ; j'examine encore la malade ; la tête fœtale est si élevée,
si mobile, qu'une application de forceps sera trop laborieuse ; je
choisis la version.

Le bassin n'oppose aucune résistance ; le siège et les bras se
dégagent aisément, mais il n'en est pas de même de la tête. Le col
est attiré à la vulve. J'exerce des tractions sur le menton pendant
qu'un aide retient le col ; celui-ci ne cède qu'en se déchirant.
L'enfant naît en état de mort apparente, mais il est facilement
ranimé.

Ici encore, la déchirure du col n'a eu aucune conséquence grave,
ni par hémorrhagie, ni par infection. Sachez cependant qu'il n'en est
pas toujours ainsi.

Les difficultés provenant de la résistance de la paroi vaginale. —
A côté de ces cas, dans lesquels les difficultés étaient attribuables à
l'insuffisante dilatation et à la rétraction du col, j'en ai observé
d'autres où ces facteurs étaient hors de cause, et où l'extraction a
été entravée par la résistance de la paroi du vagin. Des déchirures
graves se sont alors produites.

Voici, par exemple, le cas d'une femme Ch... (1), secondipare, dont
le bassin mesurait 93 millimètres dans son diamètre promonto-sous-
pubien. Le premier accouchement avait été terminé par une basiotripsie extrêmement pénible. Je fis, lors du second accouchement,
la symphyséotomie suivie de l'extraction de l'enfant par la version
podalique.

Le dégagement du siège fut aisé. Mais les bras s'étant relevés,
on dut introduire la main pour les abaisser ; enfin, l'extraction de la
tête fut laborieuse, par suite de l'étroitesse du vagin. Pendant ces
différentes manœuvres, les aides qui tenaient les membres inférieurs commirent la faute de ne pas appuyer sur les trochanters, au
moment du dégagement de la tête. Les ordres que je donnai, à ce
moment, ne furent pas assez rapidement exécutés, et on ne put
empêcher une vaste déchirure de la paroi antérieure du vagin et de
la commissure antérieure de la vulve. Cette déchirure faisait commu-

(1) N° 6.

niquer la plaie symphysaire avec le vagin, et on retrouvait difficilement le canal de l'urèthre.

Certes, la faute commise par les aides a été, dans ce cas, le prin-
cipal facteur, et je suis convaincu qu'en maintenant les pubis rapprochés, après le passage de la tête au détroit supérieur, les chances
de grande effraction eussent été très diminuées. Pourtant, même
quand toutes ces précautions sont prises, les risques ne disparaissent
pas tout à fait.

Au cours de la version, en effet, des manœuvres — celles néces-
sitées par l'abaissement des bras, par exemple — dans lesquelles la
main vient augmenter la distension du vagin peuvent devenir la
cause de déchirures étendues. S'il en est ainsi dans les versions qui
sont pratiquées en dehors de toute symphyséotomie, les risques
sont encore plus grands après l'écartement des pubis, car ces manœuvres doivent être faites à un moment où le rapprochement des
os iliaques ne peut être effectué, la tête étant encore au-dessus du
détroit supérieur.

Les manœuvres destinées à engager la tête, si faciles qu'elles
soient, peuvent, elles aussi, avoir un semblable résultat.

C'est de tous ces facteurs que résultent ces grands délabrements
qu'on observe, parfois, après la symphyséotomie suivie de version
et dont le cas suivant, observé par Runge, est un exemple.

Une femme, âgée de trente-huit ans, enceinte pour la sixième
fois, entre à sa clinique le 30 décembre 1895. On estime la longueur du diamètre conjugué à 75 ou 80 millimètres.

La symphyséotomie est faite par Runge. On avait préalablement
fait la version, et abaissé un pied ; au moment où on pratiqua la section de la symphyse, l'orifice du col avait les dimensions d'une
paume de main ; ses parois semblaient dilatables. La section de la
symphyse fut suivie d'une hémorrhagie appréciable provenant du
tissu rétrosymphysaire ; mais elle fut arrêtée par le tamponnement.
Immédiatement après cette section, on fit aisément l'extraction du
siège, puis celle des bras et de la tête.

L'opération terminée, on dut arrêter une hémorrhagie par inertie
utérine, et on constata, sur la paroi antérieure du vagin, une plaie
dont on ne put déterminer les limites supérieures (1). La femme
tomba dans le collapsus, et succomba au bout de quelques heures.

A l'autopsie, on trouva un vaste foyer hémorrhagique dans le

---

(1) ARNDT. Einzelbeobachtungen aus der Universitäts-frauenklinik zu Gottingen. *Centralblatt für Gynæk.*, 1896, p. 625.

parametrium droit. Le tissu cellulaire pelvien et sous-péritonéal contenait à droite du sang ; le thrombus remontait jusqu'au rein droit. A la partie supérieure du vagin, au point où la paroi de ce canal se continue sur le col, il y avait une déchirure dans laquelle on pouvait aisément introduire toute la main. Cette déchirure donnait issue vers la masse sanguine qui décollait le tissu cellulaire pelvien du côté droit.

Enfin, à côté de tels cas, il en est d'autres dans lesquels l'opération a été heureusement poursuivie ; le col et la paroi vaginale n'ont pas créé d'obstacle ; les pubis ont été rapprochés quand et comme il convenait — et cependant des éraillures, des déchirures *de la vulve* se sont produites au moment du dégagement.

Par suite de la destruction au moins partielle des attaches du vagin en avant, elles portent plus facilement sur la partie antérieure, et, quand elles sont étendues, elles peuvent donner lieu à des hémorrhagies sérieuses. La vessie, l'urèthre peuvent être lésés. La plaie peut enfin communiquer avec la symphyse ouverte.

Tels sont les faits. Retenons-les et sachons que l'*extraction du fœtus après la symphyséotomie ne se fait pas toujours sans difficultés, ni sans causer de délabrements sérieux.* Je vous dirai plus tard dans quelle mesure ces multiples lésions aggravent le pronostic final de l'opération.

Mais voilà l'extraction terminée.

Faisons donc la délivrance. — Celle-ci sera le plus souvent artificielle.

On peut observer, à ce moment, par suite d'atonie simple de l'utérus, ou de déchirures du segment inférieur, une hémorrhagie d'autant plus sérieuse qu'une certaine quantité de sang aura déjà été perdue au moment de la section de la symphyse et pendant l'extraction.

Cette complication n'est pas très rare. J'ai vu, par exemple, après une symphyséotomie pratiquée par M. DEMELIN à la Clinique Tarnier, une hémorrhagie colossale par inertie utérine survenir pendant la délivrance. La malade succomba quelques heures après l'opération.

Pour m'en tenir aux 23 faits qui constituent ma statistique, j'ai vu une fois (cas n° 10) une hémorrhagie sérieuse de la délivrance. Dans un second cas (n° 15), il y eut de l'inertie utérine ; mais l'écoulement sanguin, d'abord très considérable, s'arrêta vite.

Certes, le fait d'avoir sectionné la symphyse ne peut être incriminé ici. Cependant on ne peut s'empêcher de relever que, dans un nombre relativement assez grand d'observations de symphyséotomie, cet accident s'est produit. L'anesthésie, les manœuvres d'extraction rapide succédant à un travail prolongé, en sont vraisemblablement les causes les plus importantes.

Je ne vous dirai rien du traitement de ces hémorrhagies; il ne diffère pas de celui qui est classique en pareil cas.

La délivrance faite, je ne fais plus depuis longtemps d'injections vaginales ni intra-utérines; je tamponne l'utérus et le vagin avec une longue bande de gaze iodoformée.

IV. Suture de la plaie symphysaire.

La partie obstétricale de l'opération est terminée; il nous faut maintenant revenir à la symphyse.

Si nous avons terminé nous-même l'extraction du fœtus, nous aurons soin de nous désinfecter soigneusement les mains; nous procéderons ensuite à l'application des sutures.

Voilà l'espace symphysaire débarrassé de la gaze iodoformée qui s'y trouvait. Ferons-nous une suture osseuse? Réunirons-nous les trousseaux fibreux qui recouvrent les pubis? Ferons-nous seulement la suture des téguments?

Ces différentes méthodes ont leurs partisans: Zweifel préconise la suture osseuse. Il pense qu'elle permet, le mieux, d'obtenir une réunion excellente des pubis.

Cependant il ne se montre pas très absolu à cet égard, et il rapporte que, dans ses dernières opérations, il s'est contenté de suturer les fascias et le fibro-cartilage avec un gros fil de catgut et deux fils de matière non résorbable.

Morisani (2) tient ces sutures pour inutiles. « D'aucuns, dit-il, croient nécessaire ou, au moins, très utile la suture osseuse. Le professeur Zweifel croit que la suture osseuse permet une hémostase plus complète et une consolidation des articulations meilleure que la simple suture des parties molles. Dans les cas où la suture osseuse ne fut pas pratiquée, il aurait constaté, dans la partie pos-

---

(1) Zweifel. Congrès de Moscou. *Ann. de Gynéc.*, t. XLVIII, p. 280.
(2) Morisani. Congrès de Rome. *Ann. de Gynéc.*, t. XLI, p. 294.

térieure de l'articulation, un écartement de quelques millimètres. Je n'ai jamais fait la suture osseuse et je n'ai jamais remarqué cet écartement. La cicatrisation fut toujours parfaite et la solidité articulaire fut toujours retrouvée.

« La suture osseuse au fil d'argent ou avec un fort catgut n'est pas difficile à faire, mais elle rend plus longue et plus compliquée cette opération, et sans aucune nécessité. »

Je crois volontiers, d'après les brefs renseignements que contiennent, à cet égard, les observations. qu'il a publiées, que M. Pinard n'a pas recours à la suture osseuse.

En compulsant mes observations, vous constaterez que, dans un seul fait (n° 12), j'ai pratiqué la suture osseuse avec deux gros fils d'argent. Dans trois autres faits (n°s 8, 21 et 23), j'ai pratiqué la suture des fascias aponévrotiques. Pour ces sutures, je me suis servi de l'aiguille de Farabeuf, dont j'ai modifié l'extrémité; son usage en est devenu plus commode.

Le plus souvent, j'ai demandé la réunion des deux os au rapprochement des os iliaques et à l'immobilité, et je me suis contenté de rapprocher les téguments avec des fils profonds et des fils superficiels.

Je me suis toujours attaché à faire une suture bien complète des téguments, et n'ai, dans aucun cas, eu recours au drainage de la plaie symphysaire. Vous ne devriez, bien entendu, pas hésiter à recourir à celui-ci, si des décollements étendus s'étaient produits derrière la symphyse, ou si les incidents opératoires vous faisaient redouter l'infection de la plaie.

Mais je ne puis vous donner le conseil de suivre la pratique de Zweifel qui, une fois la suture osseuse terminée, bourre toujours l'espace rétrosymphysien et la plaie intertégumentaire avec de la gaze iodoformée. Celle-ci reste en place 8 à 10 jours [1]. « A partir de ce moment, dit-il, on la raccourcit graduellement. Puis quand la dernière gaze enlevée on se trouve en présence d'une plaie granuleuse, on enlève les fils d'argent. La plaie guérit par seconde intention en quelques jours, guérison qu'on accélère en rapprochant les lèvres de la plaie cutanée avec des bandelettes d'emplâtre adhésif.

« Ce procédé de traitement de la plaie est, en quelque sorte, tout à fait l'opposé de celui qui consiste à la fermer complètement ».

---

[1] Zweifel, Congrès de Moscou. *Ann. de Gynéc.*, t. XLVIII, p. 281.

La réunion par deuxième intention est chose mauvaise ; elle expose à des suppurations longues, nécessitant souvent des opérations secondaires. On ne doit la rechercher que dans des cas tout à fait spéciaux (infection, plaie très irrégulière, etc.).

V. Soins consécutifs.

L'opération terminée, un appareil contentif maintient le bassin. J'ai eu recours au hamac de Tarnier, je l'ai trouvé incommode ; à l'appareil de Guéniot qui est excellent, mais qui a l'inconvénient d'être coûteux ; au bandage plâtré qui immobilise bien le bassin. A son défaut, appliquez une bande de caoutchouc sur les trochanters, au-dessus d'un bandage épais. Ce bandage ainsi placé n'est pas douloureux ; il maintient bien le bassin. Vous le laisserez en place 4 ou 5 jours.

Je ne dirai rien des autres soins consécutifs. La femme restera couchée sur le dos ou sur le côté. Les fils sont retirés vers le dixième jour.

Vers le quinzième jour, la bande fibreuse rétrosymphysaire est déjà solide ; peu à peu elle s'épaissit et tend à combler l'espace intersymphysaire.

La malade se lève vers le vingtième ou le vingt-cinquième jour, quand tout a été régulier.

Telle est l'opération.

SECONDE PARTIE

DES CONSÉQUENCES IMMÉDIATES DE LA SYMPHYSÉOTOMIE

Faisons le bilan des faits heureux et malheureux que nous avons observés au cours de ces actes opératoires, dont l'ensemble constitue ce qu'on entend par le mot *symphyséotomie*.

I

Le but poursuivi est-il atteint?

L'agrandissement du bassin, obtenu par la section symphysaire et l'écartement des os iliaques, fait-il disparaître l'obstacle né du rétrécissement pelvien ?

Il en a été ainsi dans tous les cas observés par nous. Le bassin le plus petit mesurait 9 centimètres (1) dans son diamètre promonto-sous-pubien ; la résistance opposée par la ceinture pelvienne est devenue nulle, sans qu'il ait été besoin de porter à plus de 5 centimètres l'écartement des pubis.

De ces faits, de ceux qui sont publiés de toutes parts, il résulte que l'écartement des pubis suffit pour faire disparaître l'obstacle osseux.

II

L'expulsion et l'extraction de l'enfant après agrandissement du bassin se font-elles sans dangers pour la mère et pour l'enfant?

Nous savons que dans 3 cas nous avons laissé l'accouchement se terminer seul; dans aucun de ces cas, on n'a constaté de lésions fâcheuses résultant de l'expulsion de l'enfant.

---

(1) N° 21.

Dans 20 cas, l'accouchement a été terminé artificiellement. Dans ces cas, nos interventions ont provoqué parfois des lésions sérieuses : décollements plus ou moins grands, — déchirures des voies génitales et des viscères voisins.

Or ces lésions ne sont pas exceptionnelles, et on ne peut porter un jugement motivé sur la symphyséotomie si on ne sait avec précision pourquoi elles se produisent — ce qu'elles sont par elles-mêmes — quelles en sont les conséquences.

Étudions-les.

Les lésions et leurs causes.

Qu'il s'agisse (*a*) de lésions par décollement du tissu cellulaire pelvien, ou (*b*) de déchirures des parois génitales, convient-il de les attribuer à l'écartement des pubis ?

L'expérience montre qu'on peut les observer dans des cas où on n'a pas pratiqué la symphyséotomie. Il importe donc de préciser dans quelle mesure la section de la symphyse est capable d'intervenir dans leur genèse et jusqu'à quel point il est légitime de les porter à la charge de cette opération.

1° **Des lésions des parties molles au cours de l'accouchement sans symphyséotomie.** — Pour rendre cette étude plus claire, il me semble utile de reprendre la question de plus haut et vous indiquer les causes de ces décollements, de ces déchirures *au cours de l'accouchement sans symphyséotomie.*

A. *Des décollements au cours de l'accouchement sans symphyséotomie, et de leurs causes.* — Dans tout accouchement naturel, la distension de l'orifice cervical et de la paroi vaginale, ne consiste pas seulement dans une sorte de déplissement, d'extension de ces parois. Il se produit encore un véritable glissement de la paroi cervicale et de la paroi vaginale sur les organes voisins.

Ces glissements sont rendus possibles par la laxité très grande du tissu cellulaire péricervical et périvaginal, laxité telle, à la fin de la grossesse, que le péritoine est, pour ainsi dire, indépendant du segment inférieur, sauf sur une mince bandelette médiane. La vessie est, elle aussi, tout à fait indépendante de la paroi vaginale; il en est de même du rectum.

Le segment inférieur se distend donc autant qu'il le faut, en glissant sous le péritoine, sans que celui-ci se déchire ; le vagin s'étale, sans que la vessie ou le rectum risquent d'être intéressés, même si la paroi vaginale est déchirée.

Il vous serait facile de constater la réalité de ces glissements en examinant le tissu cellulaire pelvien chez une femme qui aurait succombé immédiatement après un accouchement naturel ; vous constateriez alors qu'il y a une véritable dislocation des viscères pelviens. Dans le tissu cellulaire, seules quelques ecchymoses vous indiqueront que ces glissements n'ont pas été sans érailler, par places, ce tissu. Mais, admettez que la distension ait été excessive, ou bien qu'à la suite de lésions inflammatoires anciennes, le tissu cellulaire ait perdu de sa laxité : au lieu de simples glissements, on observera de véritables déchirures dans ce tissu cellulaire. Les gros vaisseaux pourront être atteints, du sang s'épanchera : ainsi se formeront les gros thrombus périvaginaux, les vastes hématomes péri-utérins, avant-coureurs des ruptures utérines.

Si de telles lésions du tissu cellulaire peuvent se produire au cours d'un accouchement naturel, elles seront plus grandes encore dans les cas où l'extraction artificielle du fœtus conduit à une brutale distension des parois, à des tractions défectueuses sur le fœtus, et, par contre-coup, sur les parties molles maternelles. C'est ainsi que les décollements sont parfois très considérables au cours des applications de forceps, quand la tête est tirée rapidement à travers le vagin, et, quand on la fait tourner, malgré la résistance opposée par la paroi vaginale fortement appliquée sur elle.

Vous savez que les risques sont à leur maximum quand l'extraction est faite avec une dilatation du col incomplète : il y a ici, non seulement distension des parois, mais encore traction exercée sur elles, parallèlement à l'axe génital.

Voilà des notions bien établies.

B. *Des déchirures au cours de l'accouchement sans symphyséotomie et de leurs causes.* — Quand, au cours d'un accouchement spontané, la distension est trop grande, le col éclate, le vagin se déchire en haut au niveau de son cul-de-sac ; en bas, au niveau de l'anneau vaginal.

De telles déchirures se produisent surtout au cours des accouchements artificiels.

Ici, les traumatismes inhérents à l'introduction des cuillers du forceps, et, si on fait une version, à la pénétration de la main, sont déjà des causes d'éraillures. Celles-ci deviendront des déchirures considérables quand des tractions arbitraires, une rotation forcée du tronc ou de la tête fœtale, une extraction rapide, ne laisseront pas aux tissus le temps de se distendre, et viendront brutaliser la paroi génitale.

C'est alors, surtout si on intervient avant que la dilatation soit vraiment complète, que l'on observe ces effractions du col qui s'élèvent en haut vers le segment inférieur, tandis que la paroi vaginale éclate dans son tiers supérieur. Ainsi sont créées ces déchirures qui coupent plus ou moins obliquement la colonne antérieure ou la colonne postérieure du vagin, et vont rejoindre, en haut, les déchirures du col. Que ces plaies se continuent en bas avec des ruptures à point de départ vulvaire, s'élevant le long des colonnes vaginales — et d'énormes délabrements seront produits.

Vous comprenez facilement que les chances de déchirures soient au maximum quand le vagin est peu extensible, par vaginite antérieure, ou bien par simple arrêt de développement, ainsi qu'il arrive si fréquemment quand le bassin est généralement rétréci.

C. *Coexistence des déchirures et des décollements au cours de l'accouchement sans symphyséotomie.* — Les déchirures des parois du canal génital, les décollements, dérivent, en somme, des mêmes causes; aussi les voit-on généralement coexister. Ainsi s'explique les vastes lésions qu'on observe si fréquemment au cours des interventions faites chez les primipares, surtout chez celles qui ont un bassin généralement rétréci.

En haut, ce sont ces sortes d'arrachements de l'utérus, dans lesquels la paroi postérieure du vagin déchiré permet à plusieurs doigts de pénétrer dans le tissu cellulaire pelvien; plus haut encore, ce sont les déchirures incomplètes de l'utérus, dans lesquelles la plaie utérine donne accès vers le *parametrium*, décollé parfois sur une grande hauteur.

Plus bas, ce sont ces énormes décollements de la paroi vaginale antérieure, dans lesquels le doigt pénètre par une large déchirure et où il peut cheminer entre le fond de la vessie, mis à nu, et la colonne antérieure décollée.

Ce sont surtout les longues déchirures de la paroi postérieure, dont une des lèvres est formée par la colonne postérieure, décollée entièrement du rectum, et par lesquelles le doigt arrive dans de profonds diverticules, qui s'élèvent en haut jusqu'au péritoine et s'étendent latéralement, jusque sur la paroi du bassin.

Plus bas encore, à la vulve, ce sont les déchirures plus ou moins étendues du périnée, ce sont celles qui, se prolongeant vers les petites lèvres, côtoient l'orifice de l'urèthre et vont jusqu'au clitoris. Qu'une de ces plaies vulvaires soit un peu profonde et se continue avec une déchirure de la paroi antérieure du vagin, le canal de l'urèthre pourra se trouver isolé de l'*arcuatum*. J'ai vu de semblables plaies permettre au doigt d'arriver directement sur le bord inférieur des pubis, la face postérieure de la symphyse, et la partie supérieure de la branche ischio-pubienne.

Ces délabrements, si bien faits pour déconcerter l'opérateur qui introduit le doigt dans les voies génitales immédiatement après une opération, se réparent généralement bien. Ils sont, du reste, une sorte de garantie contre des lésions plus graves.

En effet, qu'arriverait-il au cours d'un de ces accouchements laborieux, si le tissu cellulaire, au lieu d'être assez lâche pour permettre un glissement du vagin sur la vessie et sur le rectum, était plus dense, comme il arrive chez certaines primipares âgées ou chez les femmes qui ont eu des lésions infectieuses chroniques de la vessie (cystite), du vagin (gonorrhée), du rectum (hémorrhoïdes)?

Le vagin ne pourra pas s'isoler des viscères voisins. S'il se déchire, ses ruptures se propageront à ceux-ci avec la plus grande facilité, et on aura à compter non pas seulement avec des déchirures vaginales ou des décollements plus ou moins étendus, mais avec des ruptures parfois très larges du rectum ou de la vessie. J'ai observé, à cet égard, un fait des plus instructifs.

J'accouchai, le 21 août 1894, une femme âgée de trente-cinq ans, qui, pendant douze ans, n'avait cessé de souffrir de rechutes de blennorrhée vaginale et de cystite; elle avait subi, de ce chef, une série de traitements fort prolongés.

Chez elle, il y avait de l'atrésie du vagin, et vers la fin de la grossesse, on pouvait s'assurer, par le toucher, fort douloureux, que la paroi vaginale n'avait pas sa souplesse habituelle.

Cette femme entra en travail; elle était à terme. La dilatation du col se fit lentement; elle fut enfin complète après 36 heures. L'enfant volumineux se présentait par le sommet en OIGP. La tête restant élevée dans l'excavation, je me décidai à appliquer le forceps.

Je constatai, en introduisant les cuillers, combien la paroi vaginale était étroitement appliquée sur la tête du fœtus. L'application fut aisée. Je voulus faire tourner la tête en occipito-pubienne : la rotation fut pénible, mais il ne me fut pas nécessaire de développer une force excessive. La tête ayant tourné, je vis un peu de sang couler, en avant d'elle, et, au moment de l'extraction, un caillot fut expulsé, en avant du cou. Je soupçonnais bien que la paroi vaginale devait être déchirée en avant, ainsi que cela arrive si fréquemment lorsque l'on fait exécuter la rotation de la tête avec le forceps, mais je ne pensais pas que les désordres fussent aussi grands que ceux que je devais trouver. Je dégageai le tronc et je fis la délivrance.

A ce moment, je pratiquai le toucher, et voici ce que je trouvai : en avant, une énorme déchirure partait de la partie latérale gauche et un peu postérieure du cul-de-sac vaginal. Elle descendait en bas, sur une longueur de 2 à 3 centimètres, puis elle se portait directement en avant et à droite pour venir couper transversalement la colonne antérieure dans le milieu de sa hauteur. Elle venait se perdre dans la partie latérale droite du vagin.

Dans sa partie verticale, cette déchirure permettait au doigt de pénétrer dans le tissu cellulaire périvaginal ; dans sa partie transversale, elle atteignait non seulement toute l'épaisseur du vagin, mais encore la vessie elle-même. Je pus, dans cet examen fait immédiatement après la délivrance, estimer à trois travers de doigt, l'étendue de la plaie de la paroi vésicale postérieure. L'index, introduit dans la vessie, put aisément reconnaître qu'elle était déchirée très peu au-dessus du canal de l'urèthre. La paroi vésicale antérieure était elle-même rompue, et je pouvais, par le toucher, arriver directement sur la face postérieure des pubis.

La vessie était donc divisée en 2 parties : une calotte supérieure, réunie à une partie uréthrale par les régions latérales restées seules indemnes.

Je suturai, avec l'aide du D\ Tissier, la déchirure vésico-vaginale ; je tamponnai l'utérus et le vagin, tandis que je plaçai une sonde en S dans la vessie.

12 jours plus tard, les fils furent retirés ; un pertuis du calibre d'un crayon subsistait seul. Des cautérisations au nitrate d'argent le réduisirent presque complètement. Je fis, trois mois après l'accouchement, une opération complémentaire, et la malade guérit.

Dans ce cas, il était facile de comprendre la genèse des accidents.

La paroi vaginale était fort étroitement appliquée sur la tête fœtale ; elle était peu extensible. Le forceps étant appliqué, je tirai : la paroi céda à gauche et un peu en arrière ; je fis tourner la tête, mais la paroi vaginale resta appliquée contre celle-ci, se déchira, et la vessie, étant adhérente à la paroi du vagin, la suivit ; elle se rompit avec elle, tandis que la paroi vésicale antérieure, pressée entre le pubis et la tête qu'entraînait le forceps, se déchirait également.

Retenons que de telles lésions peuvent être observées dans des accouchements sans symphyséotomie.

2° **Des décollements et des déchirures dans l'accouchement avec symphyséotomie.** — Ces décollements et déchirures se produisent également quand on a sectionné la symphyse pubienne. Je n'en veux pour preuves que les faits observés par RUNGE (voyez page 80) et par MM. PINARD et WALLICH (voyez page 76). Ils semblent être la répétition exacte de ceux que je viens de vous signaler.

Mais puisque de pareilles lésions se peuvent observer alors que la section de la symphyse n'a pas été pratiquée, est-il légitime de considérer la symphyséotomie comme responsable ?

Les adversaires systématiques de la symphyséotomie le disent volontiers. A mon sens, ils nuisent autant à leur cause, par leur exclusivisme, que les enthousiastes de la section pelvienne ont porté préjudice à la leur, en affirmant que l'écartement des pubis ne joue aucun rôle dans leur genèse. La vérité est entre ces deux extrêmes.

Il est certain que l'écartement des pubis n'est qu'une cause bien secondaire des déchirures du col. La véritable cause des déchirures cervicales qu'on observe fréquemment après la symphyséotomie est l'extraction forcée, à travers le col insuffisamment dilaté. C'est ce que nous avons observé dans notre cas n° 17.

Déjà, il y a plus de réserves à faire pour les déchirures siégeant dans la partie supérieure du vagin. L'absence de soutien en avant, après l'écartement des pubis, joue ici un certain rôle.

Quant aux lésions de l'extrémité inférieure du vagin, il est incontestable que l'absence de paroi antérieure du bassin, en permettant une distension de la paroi vaginale au delà des limites habituelles quand les pubis sont unis, les favorise.

Nous savons que, ces conditions une fois créées, les risques grandissent si on fait l'extraction rapide de l'enfant, qu'on ait recours à la version ou au forceps.

Au cours de la version, en effet, le fœtus passe à travers le canal vaginal à la manière d'un cône dont les parties les plus étroites se présenteraient les premières. Or, on est souvent frappé de la facilité avec laquelle, après la symphyséotomie, l'orifice externe du col se laisse abaisser, et la paroi vaginale, appliquée sur le fœtus, se trouve entraînée et inversée, pour ainsi dire, pendant les manœuvres d'extraction. Un fait analogue s'observe après l'application de forceps.

Cette tendance à l'inversion n'est pas seulement due à la résistance qu'offre le col mal dilaté, et aux tractions qu'elle rend nécessaires; elle s'explique aussi par la destruction d'une grande partie des fibres solides qui rattachent le canal génital à l'arc antérieur du bassin. Elle n'est pas un fait négligeable au point de vue des incidents opératoires immédiats.

En effet, cette inversion a pour effet d'accroître les déchirures du tissu cellulaire rétropubien : d'où risques plus grands d'hémorrhagies sérieuses ; — elle amène dans la région rétropubienne, des organes qui, tels que la vessie, le cul-de-sac antérieur du vagin, la face antérieure du segment inférieur, restent, chez une femme qui accouche naturellement, au-dessus du pubis et elle accroît ainsi les chances de blessure de ces organes ; — enfin elle dilacère, par traction, les fibres d'attache antérieures qui n'ont pas été détruites auparavant : d'où risques plus grands de prolapsus.

En somme, si les interventions auxquelles on a recours pour terminer rapidement l'accouchement sont la cause immédiate de ces ruptures et de ces décollements, l'écartement des pubis constitue une condition favorable à leur production. Ce point acquis, précisons les conséquences de ces lésions ?

Les lésions et leurs conséquences.

Les conséquences de ces lésions sont :

A. **Les hémorrhagies primitives ou secondaires ;**

B. **La formation de thrombus ;**

C. **L'extension des plaies de l'appareil génital vers la symphyse et la création de plaies communicantes vagino-vulvaires et symphysaires ;**

D. **Des lésions de la vessie et de l'urèthre ;**

E. **L'augmentation des risques de choc ;**

F. **La plus grande fréquence et l'aggravation des phénomènes infectieux.**

A. **Hémorrhagies.** — Elles sont primitives ou secondaires.

1° *Hémorrhagies primitives.* — Ces hémorrhagies sont de deux sortes : *a)* celles qui se produisent par le canal génital ; *b)* celles qui proviennent de la plaie pré- et post-pubienne.

a) Hémorrhagies du canal génital. — Je me borne à vous les signaler. Je vous ai déjà dit quelques mots des hémorrhagies par inertie qui compliquent parfois la délivrance, mais elles n'ont rien de commun avec les traumas que nous étudions.

Les déchirures du vagin peuvent causer une hémorrhagie immédiate. Celle-ci peut sembler très abondante au premier abord, mais généralement elle se tarit vite. Seules les déchirures du col, et, à l'autre extrémité du canal génital, celles de la région paraclitoridienne, peuvent saigner beaucoup et longuement. Le fait qu'on a pratiqué une symphyséotomie n'accroît pas les chances d'hémorrhagie dans le cas où ces déchirures existent. D'autre part, le traitement ne diffère en rien de celui qu'on adopte quand on n'a pas fait la symphyséotomie. — Donc, passons.

b) Hémorrhagies de la plaie pré- et post-pubienne. — Vous savez qu'elles sont un des accidents les plus redoutés.

Le sang peut couler avec abondance :

α) Quand on incise les téguments, quand on sectionne l'*arcuatum* et quand on écarte les pubis ;

β) Au moment de l'extraction de l'enfant.

α. *Des hémorrhagies pendant l'incision des téguments de l'arcuatum et l'écartement des pubis.* — Je ne vous dirai rien des hémorrhagies provenant des téguments, hémorrhagies dont on a beaucoup exagéré la gravité et dont je vous ai parlé plus haut (voy. page 62) ; quant à celles dues à la section de l'*arcuatum* et à l'écartement des pubis, je vous ai dit qu'elles avaient toujours été peu sérieuses dans les faits que j'avais observés. Cependant, les faits colligés dans les thèses de Jorand et de Rubinrot montrent qu'elles peuvent être de la plus haute gravité. Nous ne devons donc pas les oublier. Morisani (1) les tient pour exceptionnelles.

« Un des principaux reproches, dit-il, faits à la symphyséotomie « est celui qui consiste à dire que l'on peut avoir, pendant l'opéra-

---

(1) Morisani. 11ᵉ Congrès des sciences médicales de Rome. *Ann. de Gynéc.*, t. XLVI, p. 295.

« tion, une perte de sang abondante et parfois une véritable hémor-
« rhagie. Laissant de côté les cas exceptionnels et très rares dans
« lesquels, pendant l'opération, l'on peut léser une petite artère qui,
« par anomalie, vient à se trouver au lieu de l'opération, en général
« on n'a affaire qu'à une petite perte de sang en nappe, provenant
« soit d'une légère lacération des corps caverneux, soit d'une lésion
« des plexus prévésicaux. Contre ces petites hémorrhagies, on a
« proposé des ligatures plus ou moins ingénieuses, mais en vain. Le
« moyen le plus rapide et le plus sûr pour les arrêter, c'est de faire
« le tamponnement de la plaie. Avec ce traitement, nous les avons
« toujours vu s'arrêter. »

Cette opinion de Morisani est aussi celle de M. Pinard. Je suis
très disposé à la considérer comme fondée.

β. *Hémorrhagies se produisant au moment de l'extraction de l'enfant.*
— Elles sont habituelles, mais peu graves. Pour moi, je les ai toujours vues s'arrêter rapidement. Elle sont, du reste, plus apparentes
que réelles. Le sang qui s'écoule est, en effet, en grande partie, dû à
l'expression du tampon interpubien, comprimé par le fœtus qui
traverse le pelvis.

La compression exercée sur ce tampon (beaucoup par les aides
qui pressent sur les os iliaques, un peu par l'opérateur qui appuie
sur la gaze placée entre les pubis) a toujours suffi, dans les faits
que j'ai observés, à arrêter le sang.

Sur ce point, je suis de l'avis de Zweifel, quand il écrit: Il faut
noter « que pour l'arrêt d'une forte hémorrhagie qui parfois survient
« brusquement au sommet du passage de la tête fœtale, on n'a pas
« à mettre en œuvre de moyen d'hémostase plus difficile que *le rap-*
« *prochement rapide des os iliaques combiné avec le tamponnement par*
« *la gaze iodoformée ou stérilisée en avant et en arrière de la symphyse*
« *et une contre-pression par le vagin.* Cela suffit pour maîtriser les
« pertes de sang de tous les vaisseaux des corps caverneux du cli-
« toris et du réseau veineux prévésical. La perte, par sa violence
« subite, peut bien quelque peu déconcerter; mais, dans tous les
« cas, on est surpris de l'efficacité sûre et rapide du tamponnement
« après le rapprochement des extrémités pubiennes (1) ».

2° *Hémorrhagies secondaires.* — Elles sont rares et je n'en ai
jamais observé. L'infection en est la cause. Retenons qu'elles
peuvent se produire.

_____

(1) Zweifel. Congrès de Moscou. *Ann. de Gynéc.*, t. LXVIII, p. 276.

B. **Thrombus**. — Ils ont une double origine.

a. Les uns sont la conséquence de la distension excessive des parties molles.

Le cas de RUNGE, que je vous ai rapporté plus haut (page 80), nous dit assez ce que peuvent être les désordres en pareil cas.

Je n'ai observé aucun fait aussi grave, et il y a lieu, je crois, de les tenir pour peu fréquents : ils le seraient plus, si les déchirures de la paroi vaginale ne permettaient au sang de s'écouler au dehors et ne limitaient ainsi l'étendue des décollements.

b. A côté de ces faits, il en est d'autres dans lesquels le thrombus reconnaît une origine plus complexe. Sans doute, la distension des parties molles pendant l'extraction de l'enfant contribue à le produire, mais la diastasis des articulations n'est pas un de ses facteurs les moins importants.

C'est ainsi que, dans un cas, nous avons cru devoir attribuer l'épanchement sanguin à une diastasis de la symphyse sacro-iliaque droite.

Voici ce fait (cas n° 5) : La malade, âgée de vingt-quatre ans, était entrée à la Clinique, le 28 décembre 1895 ; c'était une multipare arrivée au terme de sa troisième grossesse. Son bassin mesurait, dans son diamètre promonto-sous-pubien, 92 millimètres. La symphyséotomie fut pratiquée le 13 janvier 1896 ; l'écartement des pubis étant porté à 5 centimètres, on termina l'accouchement par une version podalique. Au moment où la tête passait au détroit supérieur, l'écartement n'excéda pas 6 centimètres. Mais, à ce moment, on perçut nettement un craquement et, dès que la malade reprit complètement connaissance, elle ne cessa de se plaindre de douleurs vives au niveau de la symphyse sacro-iliaque droite. Trois jours après, les douleurs plus fortes s'irradiaient vers la fosse iliaque droite. En pratiquant le toucher combiné avec le palper, nous avons pu délimiter immédiatement en avant de la symphyse sacro-iliaque une tumeur fluctuante, grosse comme une orange, faisant saillie vers la paroi vaginale. La température s'éleva et, onze jours après l'accouchement, ce thrombus se vida par le vagin ; dès ce moment, la température tomba. La cavité, drainée avec de la gaze iodoformée, se combla vite.

En somme, thrombus pouvant tenir à l'extraction rapide de l'enfant ; thrombus qui sont surtout le résultat de l'écartement des os et de la diastasis d'une des symphyses : voilà ce qu'on peut observer.

Je dirai plus loin les accidents secondaires que peuvent entraîner ces thrombus.

C. Déchirures communiquant avec la plaie symphysaire. — Il est assez difficile de préciser avec quel degré de fréquence on risque d'observer cet accident. Sur mes 23 symphyséotomies, je ne l'ai vu qu'une fois (cas n° 6), et on pouvait accuser une faute opératoire.

Sur, les 89 opérations publiées par M. PINARD, j'ai relevé 8 déchirures de cet ordre : 2 fois après la version, 6 fois après des applications de forceps, ce qui donne une moyenne de 8,98 p. 100.

Je dois ajouter que MORISANI tient ces déchirures pour rares, et que ZWEIFEL, qui, depuis la Pentecôte de l'année 1893, laisse, autant que les circonstances le permettent, la femme accoucher seule, n'a observé qu'une seule fois une plaie vaginale communiquant avec la symphyse ouverte.

Je vous dirai plus loin l'aggravation que de telles plaies peuvent apporter au pronostic des accidents infectieux post-opératoires.

D. Lésions de la vessie et de l'urèthre. Les lésions qui peuvent se produire du côté de l'appareil urinaire doivent, par leur gravité, attirer vivement l'attention.

Elles portent : *a*) sur l'urèthre; *b*) sur la vessie.

a) Urèthre. — Sur l'urèthre, ce sont les arrachements, les déchirures . Il est des cas où la lésion est si considérable que le canal de l'urèthre décollé, déchiré, n'est plus retrouvé qu'avec de grandes difficultés.

A côté de ces cas, dans lesquels il y a nettement blessure de l'urèthre, il en est d'autres dans lesquels l'urèthre est lésé sans qu'il y ait blessure apparente. Si la distension des tissus a été trop forte, soit au moment de l'écartement des pubis, soit pendant l'extraction, l'urèthre peut être étiré, et sa paroi, déchirée en partie seulement, peut sembler indemne. Cependant elle peut être si amincie, qu'au cours d'un cathétérisme, même très prudemment pratiqué, l'urèthre sera perforé.

J'ai observé ce dernier accident chez une de mes opérées (n° 14). La malade était accouchée depuis deux jours. Je priai un de mes élèves de pratiquer le cathétérisme avec une sonde rigide. Cette opération fut faite avec douceur : mais nous vîmes s'écouler de la sonde la valeur d'un verre à bordeaux de sérosité sanguinolente; en même temps je pus sentir le bec de la sonde dans l'espace intersymphysien. Je plaçai immédiatement une sonde molle à demeure dans la vessie. La cicatrisation de l'urèthre se fit rapidement, et la plaie symphysaire se réunit par première intention.

Les choses ne vont pas toujours aussi simplement.

Ces éraillures et ces amincissements peuvent devenir l'origine de fistules uréthrales secondaires par sphacèle. C'est ce qui arriva, sans doute, dans un cas observé par ZWEIFEL (1).

Sur mes 23 observations de symphyséotomie, j'ai observé une fois (cas n° 21) un abcès urineux qui n'a probablement pas eu d'autre origine. Il est vraisemblable que, dans ce cas, il y a eu contusion du canal de l'urèthre à un moment quelconque de l'opération; un point se sera sphacélé, et, l'eschare tombant, il y aura eu abcès urineux.

b) Vessie. — La laxité du tissu cellulaire protège la vessie pendant l'écartement des os; aussi les lésions vésicales se produisent-elles, le plus souvent, au moment de l'extraction de l'enfant. Les tiraillements excessifs, la compression contre le bord postérieur d'un ou des deux pubis en sont les principaux agents.

L'effraction vésicale se produit donc soit par déchirure, soit par section. Elle peut siéger sur la face antérieure ou sur la face postérieure de l'organe. Il n'est pas impossible qu'on voie, dans certains cas, la vessie déchirée sur les deux faces.

Je n'ai observé aucune effraction vésicale au cours de ma série de 23 opérations, et je dois dire que MORISANI (2) traite de ces lésions, en passant, sans leur attacher grande importance. « Je ne parle pas, dit-il, des lésions de l'urèthre ou de la vessie à la suite de l'opération. On doit évidemment les attribuer non au procédé opératoire, mais bien à des circonstances spéciales ou au manque d'habileté de l'opérateur. »

Cet optimisme est peut-être excessif, car on a vu de sérieuses lésions de la vessie se produire entre les mains d'opérateurs habiles.

C'est ainsi que, dans la série d'observations publiées par M. PINARD, on trouve mentionnée deux fois la déchirure de la vessie. Dans le premier cas rapporté avec détails par M. VARNIER au Congrès de Moscou et que je vous ai mentionné plus haut (page 76), la paroi antérieure de la vessie était déchirée. Dans le second cas, la lésion portait seulement sur la paroi postérieure (3).

Il y a donc lieu de ranger les blessures de la vessie parmi les complications de la symphyséotomie avec lesquelles il convient de compter; mais il est assez difficile de fixer, par des chiffres, l'étendue de ce risque.

(1) Congrès de Moscou. *Ann. de Gynéc.*, t. XLVIII, p. 2°2.
(2) MORISANI. Congrès de Rome. *Ann. de Gyn.*, t. XLI, p. 296.
(3) PINARD. *Clinique obstétricale*, Paris 1899, p. 360.

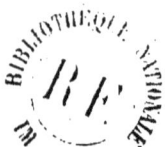

D'après la statistique de M. Pinard, nous aurions deux fois des lésions sérieuses de la vessie sur cent opérations (1). Mais Zweifel, sur 31 cas, dit avoir observé 3 fois des lésions de l'appareil urinaire. En acceptant le chiffre de 3 p. 100 comme représentant les risques de blessures de la vessie, on ne peut être taxé, je crois, de malveillance vis-à-vis de la symphyséotomie (2).

A côté des ruptures de la vessie, il est d'autres lésions qui doivent attirer l'attention. Les faisceaux superficiels de la vessie peuvent être seuls déchirés; il n'est pas douteux que, dans ces cas, pour peu qu'il y ait infection, on pourra observer, comme pour l'urèthre, du sphacèle de la paroi amincie et la formation de fistules secondaires.

Je n'ai pas observé de fistule de la vessie par chute d'eschare; mais cette complication ne doit pas être très rare après la symphyséotomie, car il n'est pas de statistique dans laquelle on ne relève un ou deux faits où, l'opération étant terminée, tout paraissait bien; cependant, deux ou trois jours plus tard, l'urine s'écoulait soit par le vagin, soit par la plaie symphysaire.

L'évolution des accidents est bien celle qui est habituelle dans le cas de fistule secondaire par sphacèle.

On peut enfin, observer, après la symphyséotomie, des troubles fonctionnels graves du côté de la vessie, sans qu'il y ait eu effraction apparente de cet organe ou de l'urèthre. Il semble que la partie de la vessie voisine de l'urèthre, que ce canal lui-même, aient été violemment étirés pendant l'accouchement, que les fibres sphinctériennes de l'urèthre aient été seules brisées. Dans ces cas, il se produit de l'incontinence d'urine sans qu'il y ait de fistule. J'ai lieu de croire que cet accident n'est pas rare. Sur les 23 femmes que j'ai opérées, quatre (n°s 11, 14, 15, 22) ont, en effet, présenté une telle complication.

Deux fois, les accidents ont été légers, et ont disparu spontanément peu de temps après l'opération [15 jours dans un cas (n° 14), 3 semaines dans le second (n° 22)].

Mais il n'en est pas toujours ainsi, et l'incontinence d'urine peut persister pendant très longtemps.

L'incontinence d'urine a, par exemple, persisté pendant 18 mois dans un des faits que j'ai observés (n° 11). Durant un an, la malade ne pouvait marcher, sans que l'urine s'écoulât; peu à peu, l'incontinence n'apparut qu'à l'occasion d'efforts; au bout de dix-huit mois

(1) Pinard. Rapport au Congrès d'Amsterdam, 1899, observations de 90 à 100.
(2) Zweifel. Congrès de Moscou. *Ann. de Gyn.*, t. XLVIII, p. 282.

seulement, la malade pouvait être considérée comme presque guérie.

Dans le second cas (n° 15), l'incontinence fut encore plus tenace ; j'ai revu, à maintes reprises, cette opérée depuis l'année 1897. Elle a un prolapsus qui ne fait que s'accentuer, et, en même temps, l'incontinence d'urine est telle qu'elle constitue une infirmité.

Ces faits méritent d'autant plus d'être retenus qu'ils paraissent n'avoir guère attiré l'attention. Pourtant ils sont bien réels. Ils montrent qu'après la symphyséotomie, il n'y a pas seulement à compter avec les déchirures plus ou moins étendues de la vessie et de l'urèthre. Sans que de pareils traumas existent, on peut observer une incontinence d'urine qui, par sa ténacité, constitue une véritable infirmité.

E. Dangers de choc. — J'ai entendu récemment le professeur FOCHIER (1) insister sur les accidents de choc qu'il avait observés à la suite de la symphyséotomie.

Pour moi, je n'ai, dans aucun cas, observé de phénomènes de choc un peu sérieux. Je crois cette complication possible, mais je la tiens pour beaucoup plus rare qu'après la section césarienne.

F. Accidents infectieux. — Les complications les plus sérieuses et les plus fréquentes sont celles qui sont attribuables à l'infection.

Les partisans enthousiastes de la symphyséotomie ont raison d'affirmer que cette opération, pratiquée aseptiquement, chez une femme non infectée, ne l'expose à aucun danger d'infection. Mais, si l'on ne se contente pas de cette proposition générale et un peu trop théorique, et si l'on en vient à examiner les faits tels qu'ils sont, la question paraît devoir être posée en d'autres termes.

La symphyséotomie, faite aussi aseptiquement que nos connaissances actuelles et que les conditions opératoires le permettent, chez une femme en apparence saine, expose-t-elle plus cette femme à avoir des accidents infectieux, locaux ou généraux, que si la section de la symphyse n'avait pas été faite ? Chez elle, par le fait de la section de la symphyse, les accidents infectieux risquent-ils d'affecter une gravité particulière ?

Voilà, je crois, comment doit être posée la question.

Pour essayer de la résoudre, étudions :

a) Avec quel degré de fréquence on observe des accidents infectieux après la symphyséotomie ;

b) L'allure de ces accidents infectieux.

(1) FOCHIER. Société obstétricale de France, 1899.

a. *Fréquence des accidents infectieux après la symphyséotomie.*— Est-il fréquent d'observer des accidents infectieux après la symphyséotomie ?

Pour répondre à cette question, nous avons cherché, d'après les faits publiés, le degré de fréquence avec lequel on observe l'élévation de la température pendant les jours qui suivent l'opération.

J'ai considéré comme infectées toutes les femmes ayant présenté 38° ou plus. Je sais que la température seule ne permet pas de juger s'il y a ou non infection, et notamment qu'une température de 38° peut s'observer après l'accouchement sans qu'il y ait infection. Cependant il m'a semblé que, malgré leur insuffisance, les renseignements tirés de la température constituaient le meilleur critérium. Pour ceux qui penseraient que la morbidité par infection n'existe que si la température atteint 39°, il sera facile de rectifier les chiffres ci-dessous.

Ces remarques faites, qu'avons-nous trouvé ? — La seule statistique intégrale publiée jusqu'ici, avec assez de détails pour que des recherches puissent y être utilement faites à ce point de vue, est celle de M. Pinard.

En la dépouillant, j'ai constaté qu'en laissant de côté les années 1892-1893, pour lesquelles je n'ai pas trouvé de documents suffisants :

En 1894, pour 21 cas, 4 fois la température s'éleva au-dessus de 39°, — soit 19,04 p. 100 ;

5 fois au-dessus de 38° seulement, — soit 23,80 p. 100 ;

12 fois elle fut inférieure à 38°, soit 57,14 p. 100 ;

Donc, en 1894, la morbidité totale est de 42,86 p. 100.

En 1895 — pour 21 cas — la morbidité fut de 61,90.

En 1896, pour 13 cas, il y eut 11 fois des suites de couches pathologiques, c'est-à-dire une température supérieure à 38° — soit 84,50 p. 100.

En 1897, sur 7 cas, il y eut 4 fois plus de 38° pendant les suites de couches, soit une morbidité de 57,14 p. 100.

En somme, sur 62 symphyséotomies :

Dans 25 cas, il n'y a pas eu de fièvre, soit dans 40,30 p. 100.

En tenant pour compliquées les suites de l'opération dans tous les cas où la température s'est élevée au-dessus de 38°, la morbidité totale serait de 59,70 p. 100.

De ces faits, il me faut rapprocher ceux que j'ai observés.

Or, sur les 23 cas qui me sont personnels, je vois que 8 fois la température s'est élevée au moins une fois à 39° et au-dessus (1), 6 fois au-dessus de 38° (2) et 9 fois le thermomètre n'a pas dépassé 38° (3).

Donc si je m'en tiens à ces chiffres et si je considère comme ayant été infectées toutes les femmes ayant eu 38°, au moins une fois, dans plus de 60,85 p. 100 des cas, il y a eu une infection. C'est presque exactement, vous le voyez, la proportion de morbidité observée dans les faits recueillis à la Clinique Baudelocque.

Quand j'eus constaté pour la première fois cette proportion considérable dans laquelle mes opérées présentaient de la fièvre, je n'ai pas laissé d'être préoccupé et j'ai cherché les causes d'une telle morbidité. L'analyse des faits m'a conduit à penser qu'elle était, pour une bonne part, attribuable au milieu dans lequel se trouvaient certaines de mes opérées.

Plusieurs opérations ont été faites à la Clinique d'accouchement où, pour des raisons sur lesquelles il est inutile d'insister, les conditions étaient défectueuses ; certaines ont été pratiquées dans cet hôpital, alors qu'il y sévissait une épidémie de grippe.

J'ai tenté de préciser la part qui revient dans la grande morbidité que j'ai observée après la symphyséotomie, aux conditions mauvaises dans lesquelles se trouvaient ces femmes. J'ai donc divisé mes 23 cas en 2 séries : ceux observés à la Clinique et ceux provenant de mon service particulier. Or, j'ai trouvé que, sur 11 cas opérés à la Clinique, la température s'est élevée :

7 fois au-dessus de 39°, soit 63,63 p. 100 (4) ;

2 fois au-dessus de 38°, soit 18,18 p. 100 ;

Au total, la morbidité fut de 81,81 p. 100.

Dans 2 cas seulement, — soit 18,18 p. 100, — les suites opératoires furent régulières.

Je dois ajouter que sur les 7 malades sérieusement atteintes, 3 avaient été opérées alors qu'elles étaient sous l'influence grippale, c'est-à-dire dans des conditions particulièrement mauvaises, et que, chez elles, nous avons observé des accidents graves : chez l'une (n° 17), il y eut une pneumonie ; chez l'autre (n° 18), une *phlegmatia alba dolens* et une pneumonie ; chez la troisième enfin (n° 19), on nota une infection purulente fort grave.

La situation était différente dans mes services de l'hôpital Saint-Louis et de l'hôpital Saint-Antoine, où je pouvais opérer dans des

(1) Nᵒˢ 4, 5, 6, 10, 12, 17, 18, 19.
(2) Nᵒˢ 2, 3, 8, 13, 21, 23.
(3) Nᵒˢ 1, 7, 9, 11, 14, 15, 16, 20, 22.
(4) Nᵒˢ 4, 5, 6, 10, 17, 18, 19.

conditions meilleures. Or, sur 12 cas opérés dans ces deux services, je compte 7 faits (1), soit 58,33 p. 100, dans lesquelles le thermomètre ne dépassa pas 38° pendant les suites de couches : 5 fois (41,66 p. 100) le thermomètre s'éleva au-dessus de 38°, et, dans 2 cas seulement, les accidents furent sérieux.

Dans le premier de ces derniers cas (n° 13), les suites opératoires avaient paru très régulières ; une seule fois, le treizième jour, la température avait atteint 38°. Je quittai l'hôpital Saint-Louis le 31 mars, laissant la malade en parfait état. J'ai appris, plus tard, qu'elle avait eu une pneumonie et qu'on avait dû, un mois après mon départ, inciser un abcès pelvien. Dans le second cas (n° 12), la température s'éleva à 39°, la symphyse suppura ; on put, en libérant la plaie, trouver la cause de ces accidents : un fragment de gaze était resté derrière la symphyse.

Voilà ce que je relève dans mes observations.

En somme, sur 11 symphyséotomies faites dans un milieu où des conditions satisfaisantes d'asepsie ne pouvaient être réalisées, la morbidité a été de 81,81 p. 100 ; pour 12 symphyséotomies faites dans un milieu meilleur, la morbidité tombe à 41,66 p. 100.

Une double conclusion se dégage de ce qui précède.

Les faits, aussi bien ceux tirés de la statistique de M. PINARD que ceux provenant de la mienne, montrent que la morbidité est très élevée après la symphyséotomie. Pourquoi ?

Les considérations que je viens de vous présenter montrent combien est importante l'influence du milieu.

Mais le milieu n'est pas tout. La morbidité reste élevée, quand l'opération est pratiquée dans de bonnes conditions de milieu ; force est donc de convenir que les multiples interventions qui constituent l'accouchement avec symphyséotomie accroissent par elles-mêmes, par les traumas qu'elles provoquent, les risques d'infection.

Elles augmentent la gravité de celle-ci. Comment en serait-il autrement ?

Il n'est pas indifférent, pour une femme qui est sous le coup d'une infection puerpérale, d'avoir des déchirures vaginales étendues, des décollements périvaginaux considérables, de graves contusions de la vessie et, de plus, une plaie de la symphyse.

Ce qui eût été une infection légère et banale de l'utérus ou du vagin peut aisément devenir, chez elle, une septicémie maligne, à

_____

(1) Cas n°⁵ 1, 9, 11, 14, 15, 16, 22.

marche suraiguë et rapidement mortelle, car vous savez avec quelle facilité se généralise l'infection dans les cas où il y a une plaie articulaire infectée.

C'est de tout cela qu'est faite la morbidité si élevée qu'on observe après la symphyséotomie. C'est pour toutes ces raisons que les accidents infectieux se présentent parfois avec une allure si spéciale après la symphyséotomie.

b. *Allure et gravité des accidents infectieux après la symphyséotomie.* — Qu'ai-je observé? Sur 23 opérations, je compte 4 cas dans lesquels il y eut *suppuration de la symphyse*.

Dans le premier cas, il s'agissait de cette femme Ch. (cas n° 6), chez qui la paroi vaginale antérieure s'était rompue, communiquant largement avec l'espace interpubien. J'avais soigneusement suturé la plaie cutanée et celle du vagin. Il y eut suppuration prolongée et cicatrisation par seconde intention. Je trouve, dans mes observations, une autre femme (n° 19) qui eut de la suppuration de la symphyse. Une troisième (n° 11) eut un hématome intrasymphysaire infecté : la température, qui ne s'éleva pas au-dessus de 38°, redevint normale quand le liquide sanguinolent accumulé entre les pubis se fut écoulé. Enfin, dans un quatrième cas (n° 12), la plaie symphysaire suppura, mais la cause de l'infection fut ici tout à fait accidentelle : un fragment de gaze avait été laissé derrière la symphyse.

Dans certains cas, les accidents morbides furent, en partie, attribuables à *l'infection des voies urinaires* (vessie, urèthre).

C'est ainsi que dans trois cas (n°s 4, 6, 10) nous avons observé une *cystite* purulente. Enfin, dans un quatrième cas (21), il y eut un abcès urineux.

Dans un cas (n° 5), il y eut *suppuration d'un hématome* siégeant devant la symphyse sacro-iliaque droite. Tel était peut-être encore le cas n° 13, dans lequel il y eut un abcès pelvien tardif.

Je ne puis m'empêcher de noter la fréquence avec laquelle j'ai noté les *complications pulmonaires* et la *phlegmatia alba dolens*. Je sais bien qu'un certain nombre de mes opérées étaient sous l'influence grippale et que, pour elles, la situation était toute spéciale. Tels étaient, par exemple, les cas 17, 18 et 19, dans lesquels il y eut de la broncho-pneumonie (suivie dans deux de ces cas (18 et 19) de *phlegmatia*).

Mais, ces faits mis à part, je trouve que, dans deux faits, il y eut des *complications pulmonaires*. Dans le premier cas (n° 8), la femme paraissait en bon état de santé quand on fit la symphyséotomie ; pendant les 10 premiers jours, il n'y eut aucun accident infectieux : la plaie symphysaire se réunit par première intention ; mais le onzième jour, il y eut un point de côté, avec fièvre légère ; l'auscultation montra à la base gauche un foyer de broncho-pneumonie. Dans le deuxième cas (n° 13), on observa, au douzième jour, une bronchite généralisée, sans température élevée. Dans ce même cas, il y eut tardivement un abcès pelvien. Ici encore, l'évolution de la plaie symphysaire s'était poursuivie régulièrement.

Quant à la *phlegmatia*, je l'ai notée 3 fois (cas n°ᵉˢ 6, 10, 20), en plus des 2 cas compliqués de grippe que j'ai cités plus haut.

Enfin, j'ai observé plusieurs fois le *decubitus acutus*, qu'on observe très rarement au cours des infections puerpérales même les plus graves.

Déjà, à la Société obstétricale de France, en 1896, M. Bué, rapportant 8 observations de symphyséotomie, notait que, dans 2 cas, il y avait eu une eschare sacrée.

Dès cette séance, j'attirai l'attention de mes collègues sur cette complication, que j'avais moi-même observée. Depuis ce moment, un certain nombre de faits ont été publiés, qui confirment sa fréquence relative après la symphyséotomie [1].

Pour mon compte, j'ai noté trois fois (sur 23 opérations) la présence d'une grave eschare au sacrum (cas 6, 10 et 19). Dans ces trois cas, j'ai été frappé de la rapidité avec laquelle elle apparaissait, car dès le douzième jour après l'opération elle était constituée.

Nous ne pouvons que faire des hypothèses sur les causes immédiates de ces eschares. Il est vraisemblable, étant données leur rareté dans les infections puerpérales ordinaires et leur fréquence après certaines opérations chirurgicales, telles que l'hystérectomie par la voie vaginale [2], qu'elles sont dues, non pas à la section de la symphyse, mais plutôt aux lésions du tissu cellulaire pelvien, et nous savons combien celles-ci sont fréquentes après la symphyséotomie.

Quelle que soit sa cause, le *decubitus acutus* mérite d'être rangé parmi les complications avec lesquelles il y a lieu de compter après l'accouchement avec symphyséotomie.

Voilà les faits. Sans doute, en dehors de toute symphyséotomie, la femme peut être exposée à avoir un thrombus suppuré, une

(1) MICHEL. Le *decubitus acutus* comme complication de la symphyséotomie. *Thèse*, Paris, 1897.
(2) BAUDRON. L'hystérectomie vaginale appliquée au traitement chirurgical des lésions bilatérales des annexes de l'utérus. *Thèse*, Paris 1894. — SEGOND. Le *decubitus acutus*, complication possible de l'hystérectomie vaginale. *Revue de gynécologie*, n° 1, 1897.

cystite purulente, de la *phlegmatia*, etc. ; mais la proportion dans laquelle nous avons observé ici ces complications m'autorise à admettre que, pour une bonne part, elles ne se seraient pas produites, si on n'eût pas fait la symphyséotomie.

Je le crois d'autant plus que chez aucune de mes opérées les lésions infectieuses de l'appareil génital n'ont été graves. Il y eut quelquefois des couennes sur les plaies vulvaires ; parfois, mais non toujours, il y en eut aussi sur les parties dénudées du col, mais le corps utérin parut toujours sain et je ne crus pas utile d'instituer un traitement intra-utérin. Les suites de couches eussent dû évoluer très simplement.

Pourtant, il n'en fut pas ainsi. L'extension des traumas, l'existence d'une plaie articulaire facilement infectée expliquent, sans doute, la facilité avec laquelle les accidents infectieux ont semblé se généraliser.

La conclusion qui se dégage de tous ces faits est que : *la symphyséotomie rend assurément de grands services, mais qu'elle constitue, de par la section de la symphyse, de par aussi toutes les manœuvres que comporte l'extraction du fœtus, une intervention sérieuse.*

La facilité avec laquelle s'aggrave toute infection après la symphyséotomie, fait de celle-ci une opération grave qu'il ne faut entreprendre qu'après mûre réflexion.

Elle ne doit être pratiquée que chez des femmes saines, et dans un milieu où toutes les conditions d'asepsie se trouvent réalisées. Agir autrement; opérer des femmes chez qui, par suite de la longueur du travail, d'examens répétés, des chances d'infection existent; y recourir volontiers dans la pratique de la ville, c'est-à-dire dans des conditions toujours défectueuses au point de vue de la réalisation de l'asepsie, c'est aller au-devant de nombreux déboires.

MORTALITÉ MATERNELLE ET INFANTILE APRÈS LA SYMPHYSÉOTOMIE.

Mieux encore que les faits que j'ai observés, et dans lesquels je n'ai eu à compter aucun décès de femmes, la lecture des statistiques publiées doit nous inciter à la prudence.

La symphyséotomie peut, en effet, être suivie de mort.

Aujourd'hui, il est assez difficile de fixer le taux de la *mortalité maternelle* après la symphyséotomie ; la plupart des chiffres donnés

sont tirés de statistiques faites d'éléments très disparates et colla-
tionnés, parfois, avec un parti pris évident d'élever des critiques
contre cette opération ou de trouver des arguments en sa faveur.

Je crois plus intéressant d'agir pour la symphyséotomie comme
je l'ai fait pour l'opération césarienne conservatrice, et de ne tenir
compte que des statistiques représentant la pratique intégrale d'un
certain nombre d'accoucheurs. Ces statistiques sont relativement peu
nombreuses : c'est, tout d'abord, la statistique de M. PINARD, s'ar-
rêtant au 20 janvier 1899 et comprenant 100 cas (1), sur lesquels il
y eut 12 décès, soit une mortalité de 12 p. 100 ; celle de ZWEIFEL,
rapportée par cet auteur au Congrès de Moscou et dans laquelle il
ne compta pas de mort sur 31 cas ; celle de KUSTNER qui porte sur
7 cas et où on ne compte aucun décès ; la mienne, qui comprend
23 cas, et où il n'y eut également aucun décès. Additionnons ces
quatre statistiques :

		DÉCÈS.	MORTALITÉ.
PINARD.	100 cas	12	12 %
ZWEIFEL.	31 cas	0	0
KUSTNER.	7 cas	0	0
BAR.	23 cas	0	0
	161	12	7,45 %

Acceptons ce chiffre de 7,45 p. 100 comme représentant la mortalité moyenne actuelle après la symphyséotomie pratiquée dans de
bonnes conditions. Je n'ignore pas que certains partisans de cette
opération déclareront que ce chiffre, pourtant bien amélioré par
les résultats des statistiques de ZWEIFEL, de KUSTNER et de moi,
n'exprime pas le taux actuel de la mortalité après la symphyséotomie ;
qu'il convient d'élaguer un certain nombre de cas où la mort a été
accidentelle ; de déclarer que certaines femmes ont succombé à de
l'infection utérine, etc., et que la symphyséotomie n'a rien à faire
avec ces accidents.

Ces restrictions ne sont pas fondées. Si on a eu recours à la symphyséotomie, c'est que cette opération semblait présenter les plus
grandes chances de succès.

Aurait-on eu pareille mortalité avec d'autres interventions ? Cette
comparaison seule permettra de juger de la part qui revient à la

_____

(1) Congrès d'Amsterdam, 1899. — Rapport de M. PINARD : « Indication de l'opération
césarienne, considérée en rapport avec celle de la symphyséotomie, de la craniotomie et de
l'accouchement prématuré artificiel ». *Annales de Gynécologie*, t. LII, p. 83.

symphyséotomie, dans la genèse des accidents qui ont entraîné la mort.

Dès à présent, je puis faire une réponse négative.

Par leur confiance illimitée dans l'innocuité de la symphyséotomie, les partisans enthousiastes de cette opération ont été conduits à l'entreprendre dans des cas où elle devait être funeste. Ils ont eux-mêmes forgé les armes de leurs adversaires.

Les risques que court la mère sont-ils rachetés par d'excellents résultats pour l'*enfant*?

Dans tous les cas où j'ai fait la symphyséotomie, les enfants sont nés vivants, bien portants; ils se sont bien élevés. C'est là une série heureuse.

Si, en effet, nous considérons les statistiques publiées jusqu'ici, nous voyons que :

M. PINARD, après 100 symphyséotomies (1), a perdu 13 enfants, soit une mortalité de 13 p. 100.

ZWEIFEL (2), après 31 symphyséotomies, a compté seulement deux enfants morts, soit une mortalité de 6,45 p. 100.

Ajoutons ces deux statistiques à la mienne et joignons-y celle de KUSTNER dans laquelle aucun enfant n'est mort, et nous trouverons les chiffres suivants :

		DÉCÈS.	MORTALITÉ.
PINARD.	100 cas	13	13 %
ZWEIFEL.	31 cas	2	6,45
KUSTNER.	7 cas	0	0
BAR.	23 cas	0	0
	161	15	9,3 %

soit 9 p. 100 environ.

Pourquoi les enfants succombent-ils?

La symphyséotomie n'ouvre-t-elle pas suffisamment le bassin? On ne peut, je vous l'ai dit, avoir d'hésitation sur ce point. En nous en tenant aux bassins rachitiques, généralement rétrécis ou simplement aplatis, en laissant de côté ceux où domine l'asymétrie, où le bassin est vicié par synostose, etc., la symphyséotomie, faite dans les limites qui lui ont été assignées par MORISANI, par FARABEUF, lève l'obstacle créé par le bassin osseux.

---

(1) Congrès d'Amsterdam. *Annales de Gynécologie*, t. LII, p. 83.
(2) Congrès de Moscou. *Annales de Gynécologie*, t. XLVIII, p. 274.

Je considère que toute objection faite, de ce chef, à la symphyséotomie est sans fondement.

Mais, si l'obstacle osseux est levé, il n'en est pas moins vrai que l'enfant court des risques :

1° Par suite de la lenteur du travail, des risques de procidence (asphyxie), de la rupture prématurée des membranes (chances d'infection avant la naissance) si la femme accouche spontanément;

2° Par les causes qui précèdent et par les manœuvres nécessaires pour l'extraction, si l'accouchement est fait artificiellement.

C'est pour toutes ces raisons que l'enfant vient le plus souvent au monde en état de mort apparente.

C'est de l'action de tous ces facteurs qu'est faite la mortalité infantile primitive ou secondaire qui résulte des statistiques précédentes. Les infections secondaires purement accidentelles ne la chargent que d'une façon insignifiante.

TROISIÈME PARTIE

Mais on ne juge pas seulement une opération d'après ses suites immédiates, il faut encore tenir compte de ses suites éloignées. Que devient la femme qui a subi une symphyséotomie, alors qu'elle a quitté l'hôpital et qu'elle reprend une vie active ?

I

État de la femme après la symphyséotomie.

1° *Consolidation de la symphyse pubienne.* — La symphyse pubienne sectionnée redevient-elle, après la cicatrisation, ce qu'elle était auparavant ? Certainement non. Quand on parle, dans les observations publiées, de *restitutio ad integrum*, de cicatrisation parfaite, il ne faut voir, dans ces mots, que ce qu'ils veulent dire : les auteurs, sans aucun doute, entendent seulement noter que les deux os iliaques sont solidement unis. Chez les malades, à qui j'avais fait la symphyséotomie, j'ai toujours vu que l'union entre les pubis se faisait par la formation d'une bandelette fibreuse comblant en arrière l'espace intersymphysien, puis s'avançant entre les pubis au point de remplir plus ou moins complètement l'espace qui les sépare. J'ai toujours remarqué une dépression non pas en arrière où les trousseaux fibreux empêchent le doigt de pénétrer entre les pubis, mais en avant, où un sillon marquait la place de la symphyse.

La bandelette fibreuse qui se forme au niveau de l'articulation pubienne n'est pas toujours si étroite que les pubis soient maintenus en contact. M. VARNIER signale dans son rapport au Congrès de Moscou, que, dans aucun des bassins symphyséotomisés à la Clinique Baudelocque, il n'avait constaté par le toucher vaginal cet écart de 15 millimètres, que certains auteurs avaient dit trouver entre les pubis après la symphyséotomie. « Toujours, dit-il, *il nous a paru* que les pubis étaient au contact. » La radiographie lui avait permis, dans 10 cas (1), de contrôler les résultats de l'examen par le doigt.

Les constatations que j'ai faites par le toucher sont en désaccord avec celles de mon collègue.

En effet, j'ai revu 14 de mes opérées à des époques plus ou moins éloignées de l'opération, et je compte 5 femmes (nᵒˢ 6, 12, 15, 19, 20) chez qui les pubis étaient restés notablement écartés. Chez 2 d'entre elles (nᵒˢ 12 et 19), l'écartement était tel que 2 doigts pouvaient s'insinuer entre les pubis. Si on introduisait un doigt dans le vagin, on reconnaissait facilement qu'il était séparé des doigts extérieurs par une bandelette fibreuse si mince, que la plus petite pression exercée sur elle, en arrière, se transmettait aux doigts placés en avant. Dans les 3 autres cas, l'espace interpubien admettait aisément l'extrémité d'un doigt.

J'ai, bien entendu, fait la photographie de tous ces bassins par les rayons X.

Les épreuves radiographiques que j'ai obtenues sont analogues à celle qui est reproduite figure 2 et qui se rapporte à une femme que je vis deux ans après qu'elle eût subi la symphyséotomie. Vous voyez combien l'écart entre les pubis est considérable.

Je vois que M. VARNIER, s'appuyant sur l'examen de ses radiographies, vient dans la communication qu'il a faite à la Société d'obstétrique, de gynécologie et de pédiatrie de Paris (octobre 1899), de conclure dans le même sens que moi quant à l'existence, dans certains cas, d'un écartement permanent des pubis après la symphyséotomie.

Je ne doute pas qu'en contrôlant ses examens radiographiques par le toucher, il ne soit conduit à conclure que ce dernier mode d'examen est parfaitement suffisant, dans la pratique de chaque jour, pour reconnaître l'écartement des pubis et son degré.

Cet écartement permanent des pubis après la symphyséotomie est peut être dans quelques cas une conséquence heureuse (voy. page 114); il doit être tenu souvent pour une complication éloignée de la symphyséotomie. Dans un des cas précédents, la malade ne marchait pas sans un certain déhanchement; elle ne pouvait travailler autant qu'auparavant sans éprouver des douleurs vagues dans la région pelvienne.

La symphyséotomie ne doit donc pas être considérée comme toujours suivie d'une restauration fonctionnelle parfaite.

---

(1) Douzième Congrès des sciences médicales de Moscou. *Annales de Gynécologie*, t. XLVIII, p. 230.

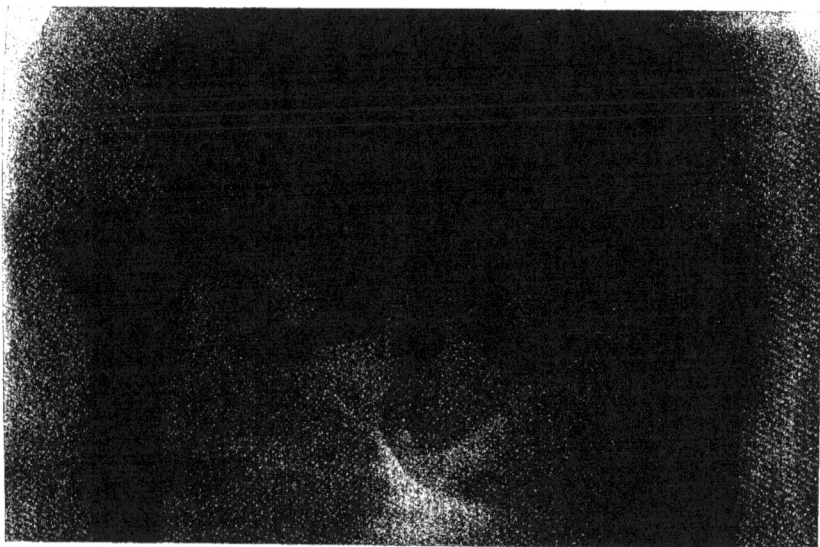

Fig. 2. — Apparence radiographique de la symphyse pubienne deux ans après la symphyséotomie.

2° *Diastasis des symphyses sacro-iliaques.* — On sait combien la diastase des articulations postérieures a été redoutée et combien elle est regardée par certains comme une complication grave de la symphyséotomie.

J'ai vu 4 femmes (n⁰ˢ 2, 5, 7, 10), chez qui, pendant les jours qui ont suivi l'opération, on observa des douleurs vives du côté d'une symphyse sacro-iliaque. Je vous ai dit comment, dans un cas (n° 5), un thrombus s'était formé au-devant de la symphyse sacro-iliaque droite. Ces douleurs, ce thrombus, nous ont fait penser qu'il y avait peut-être eu entorse d'une de ces articulations.

Je dois dire que ces douleurs se sont vite atténuées ; elles avaient presque disparu lorsque les malades se sont levées, et elles n'ont pas retardé sensiblement, pour ces malades, la reprise de leurs occupations. Dans un seul cas, où la malade fut opérée 2 fois (n⁰ˢ 5 et 15), la douleur est encore ressentie de temps en temps. Je tiens donc cette complication éloignée pour moins importante que certains le disent.

Mais il est d'autres suites éloignées de la symphyséotomie qui constituent de véritables infirmités.

3° *Prolapsus utérin.* — Les 23 cas observés par moi portent sur 19 femmes : 4 fois j'ai observé, à la suite de la symphyséotomie, un abaissement de l'utérus allant jusqu'au prolapsus. Dans le premier cas (n⁰ˢ 1 et 7), la malade fut opérée 2 fois : la première fois en 1894, une deuxième fois en 1896 ; après la première opération (n° 1), elle avait de la tendance au prolapsus vaginal et l'utérus arrivait presque à l'anneau vulvaire. J'ai revu cette malade en 1899, l'abaissement s'était accentué et, au moindre effort, le col faisait issue hors de la vulve. La deuxième femme (n° 5 et 15) fut opérée, une première fois le 13 janvier 1896 ; à la suite de cette opération, elle eut de la tendance au prolapsus. Elle fut opérée de nouveau en 1897 ; après cette deuxième symphyséotomie, l'abaissement de la paroi vaginale s'accentua. J'ai vu cette femme en 1899 : elle avait un prolapsus presque complet, et, pour peu qu'elle se fatiguât, elle se plaignait d'incontinence d'urine. Cette femme étant phtisique et dans un état général grave, je ne crus pas devoir intervenir chirurgicalement.

La troisième femme est celle à laquelle se rapporte l'observation n° 19. Cette malade, opérée au cours de la grippe, avait eu des accidents très graves d'infection pour lesquels elle avait gardé le lit pendant plusieurs mois ; je viens de la revoir (1899), elle a un prolapsus complet de l'utérus pour lequel j'ai fait une hystéropexie inutile. Je vais probablement être obligé d'enlever l'utérus.

Enfin, la quatrième femme (n° 21) n'a été opérée qu'une seule fois, au mois de mai 1898. Je ne l'ai pas revue, mais j'ai eu de ses nouvelles et je sais qu'elle se plaint d'un prolapsus qui débutait au moment où elle quittait l'hôpital, et qui est devenu presque complet.

A côté de ces faits, j'en dois placer 3 autres (n°s 4, 10 et 11), dans lesquels il n'y eut pas prolapsus, mais rétroversion de l'utérus, avec abaissement plus ou moins marqué de cet organe.

La fréquence avec laquelle s'observe le prolapsus utérin après la symphyséotomie doit retenir l'attention, et l'abaissement de l'utérus doit être rangé parmi les conséquences fâcheuses de la section pubienne.

4° *Troubles fonctionnels urinaires.* — Je mentionne seulement ici l'incontinence d'urine qu'on peut observer chez les symphyséotomisées; je vous en ai longuement parlé plus haut. Qu'elle soit le résultat d'une déchirure de la vessie ou de l'urèthre, ou qu'elle existe sans effraction apparente de ces organes, elle constitue une suite éloignée sérieuse de la symphyséotomie.

Telles sont les complications éloignées que j'ai observées. Ai-je rencontré une série particulièrement malheureuse ? Il m'est assez difficile de me prononcer à cet égard.

En effet, Morisani ne donne pas de détails sur les résultats éloignés de ses opérations.

J'ai trouvé peu d'indications dans les tableaux annexés au récent travail d'Abel (1), travail qui se rapporte aux symphyséotomies faites par son maître Zweifel. Il ne paraît pas avoir observé de tendance au prolapsus utérin chez ses opérées.

Par contre, je vois mentionné dans ce travail que, dans 4 cas (n°s 8 et 12, page 323, 18 et 20, page 325), il y eut des troubles urinaires persistants.

Enfin, je ne puis que constater la différence qui existe entre les faits que j'ai observés et ce qui a été noté dans les opérations pratiquées à la Clinique Baudelocque. Mise à part d'une femme ayant une fistule, il n'y eut pas, dans cet hôpital, une femme opérée depuis 1892 « qui soit venue demander (*jusqu'en août 1897*) à être hospitalisée, même pour quelques jours, pas une qu'une suite éloignée de son opération ait contrainte au repos ou au chômage (2) ».

---

(1) Abel. Vergleich der Dauererfolge nach Symphyseotomie und Sectio cæsarea. *Arch. für Gynæk.*, t. LVIII. p. 294.
(2) Congrès de Moscou. *Annales de Gynécologie*, 1897, t. XLVIII, p. 221.

BAR. Pathologie obstétricale.　　　　　　　　8

II

De la grossesse et de l'accouchement chez les femmes ayant subi antérieurement la symphyséotomie.

Il y a lieu de considérer la symphyséotomie comme laissant aux femmes la possibilité de devenir enceintes de nouveau.

Quelles sont les particularités que l'on peut observer au cours des grossesses et des accouchements ultérieurs?

Particularités des grossesses ultérieures. — J'ai observé 6 femmes (n°s 1 et 7, 5 et 15, 12, 14, 16 et une malade opérée dans un autre hôpital) qui sont devenues enceintes après la symphyséotomie. Une d'elles (n° 16), qui subit la symphyséotomie 3 fois, a eu 4 grossesses après sa première symphyséotomie. Une de ces grossesses se termina par un avortement, les trois autres évoluèrent sans encombre. Dans 2 cas (7 et 15), il y eut seulement de l'incontinence d'urine à la fin de la grossesse et, dans 1 cas (n° 15), la femme fut obligée de s'aliter pendant les deux derniers mois, par suite des douleurs vives que le moindre mouvement lui faisait éprouver au niveau de la ceinture pelvienne. En général, les grossesses ultérieures n'ont pas été compliquées.

Particularités des accouchements ultérieurs. — Les conditions créées par une symphyséotomie antérieure modifient-elles les conditions de l'accouchement futur?

Je vous ai dit que l'union des deux pubis se faisait par un tissu fibreux très résistant, mais laissant subsister parfois entre les os un écartement assez grand. ZWEIFEL l'avait constaté; il avait pensé qu'on pouvait, peut-être, expliquer ainsi ces cas dans lesquels une femme peut accoucher seule ou sans opération sanglante, après avoir subi, une première fois, la symphyséotomie.

Sur les 6 femmes que j'ai vues devenir enceintes après avoir subi la symphyséotomie, on dut pratiquer, chez 2, cette opération une seconde fois. Chez une troisième, on pratiqua deux symphyséotomies, une dernière fois on provoqua l'accouchement et on fit une version. Dans 2 autres cas, l'accouchement se fit à terme. Dans le premier cas (n° 14), l'enfant se dégagea par le siège et fut extrait sans difficulté. Dans le second, on fit l'extraction par une application de forceps. Enfin, la dernière femme, qui avait subi la symphyséotomie dans un autre hôpital, accoucha spontanément.

Il est donc possible qu'une première symphyséotomie agrandisse suffisamment le bassin pour que, dans des cas particulièrement favorables (viciation peu marquée, enfant peu volumineux), un accouchement ultérieur puisse se terminer spontanément ; mais cette conséquence heureuse n'est pas très fréquente. Dans la plupart des cas où la symphyséotomie est indiquée, la viciation pelvienne est, en effet, telle qu'il faudrait, pour permettre un accouchement spontané à terme, un écartement des pubis plus grand que celui qui existe et une extensibilité de la lame fibreuse qu'on n'observe pas.

Symphyséotomie répétée. — On est donc conduit, à moins qu'on ne se soit décidé pour un accouchement provoqué ou pour la section césarienne, à pratiquer de nouveau la symphyséotomie.

Cette opération, quand elle est répétée, présente-t-elle des difficultés spéciales ? expose-t-elle à des dangers particuliers ?

L'incision des téguments ne prête ici à aucune considération. Le plus souvent, le bistouri arrive de suite sur la bride fibreuse qui unit les pubis, mais la section de cette bride peut offrir des difficultés. Kustner, par exemple, dit avoir trouvé, dans un cas, une symphyse tellement ossifiée que la deuxième opération dut être pratiquée au ciseau (1). Il y a lieu de considérer ce fait comme exceptionnel.

Les difficultés qu'on rencontre sont d'un autre ordre.

Ainsi que nous l'avons dit, la section du cartilage au cours d'une première symphyséotomie est rendue facile par la possibilité d'introduire le doigt derrière la symphyse. La laxité du tissu cellulaire est, en outre, une garantie contre les blessures de la vessie qui s'isole facilement et est peu tiraillée pendant l'écartement des pubis.

Or, quand on fait une deuxième symphyséotomie, les conditions sont bien différentes ; la bride fibreuse est unie étroitement à la vessie ; des adhérences s'établissent également entre elle et l'urèthre. Il en résulte que, d'une part, il peut être difficile de passer le doigt derrière la bride pour la sectionner ; d'autre part, l'absence de laxité du tissu cellulaire augmente les chances de déchirure de la vessie, au moment de l'écartement des pubis, et surtout au moment de l'extraction de la tête fœtale.

---

(1) Varnier. Congrès de Moscou, 1897. — Kustner. Congrès de Moscou, 1897. *Annales de Gynécologie,* t. XLVIII, p. 285.

CONSÉQUENCES ÉLOIGNÉES DE LA SYMPHYSÉOTOMIE

M. PINARD a rencontré ces difficultés dans la 89e symphyséotomie, qu'il a faite le 7 décembre 1897. La femme avait déjà subi une symphyséotomie en 1892; les tissus intrasymphysiens furent sectionnés au bistouri sur le doigt; la vessie vint faire hernie entre les branches du pubis, on fit une application de forceps; malgré les précautions prises, les tissus cicatriciels vestibulaires se déchirèrent, et quatre branches importantes des artères vésicales antérieures saignèrent abondamment (1). Vous concevez combien était grand, ici, le risque d'une déchirure complète de la vessie.

Pour moi, la première fois que je fis une symphyséotomie répétée, je sectionnai les parties les plus superficielles de la bride fibreuse; je m'aperçus que la face antérieure de la vessie lui adhérait complètement; je n'osai aller plus loin et je tentai d'extraire l'enfant par une application de forceps; la bride trop résistante empêcha la tête de descendre; je retirai l'instrument et je terminai facilement l'accouchement par une version. Un fait entièrement analogue a été rapporté par M. PINARD (observation 51 de sa statistique) (2).

Dans les 2 autres cas, j'ai attaqué la bride fibreuse immédiatement au ras d'un des pubis et j'ai sectionné les fibres qui la rattachaient à la face postérieure de cet os. Je suis arrivé de suite sur du tissu cellulaire lâche. Il m'a semblé qu'en agissant ainsi les risques de déchirure de la vessie et de l'urèthre étaient moins grands, car ces organes restaient accolés à la bride fibreuse et étaient reportés avec elle sur le côté.

Ces risques subsistent cependant, et il y a lieu d'en tenir compte dans l'évaluation des mauvaises chances que l'on fait courir à une femme en lui faisant pour la deuxième fois la symphyséotomie.

Enfin, nous ne devons pas oublier que la répétition de la symphyséotomie sur une même femme augmente pour elle les chances du prolapsus. C'est ce que nous avons notamment observé dans les cas 5 et 15.

---

(1) PINARD. *Clinique obstétricale*, 1899, p. 483.
(2) PINARD. *Clinique obstétricale*, 1899, p. 403.

RÉSUMÉ ET CONCLUSION

I

Avant de conclure, résumons en quelques lignes les remarques que nous avons faites au cours de cette longue étude.

TECHNIQUE OPÉRATOIRE.

L'étude de la technique opératoire dans l'accouchement par symphyséotomie comprend quatre points :

1° La bonne direction du travail avant la section de la symphyse ;
2° La symphyséotomie ;
3° L'extraction de l'enfant ou l'accouchement spontané ;
4° La réparation de la plaie symphysaire.

1. **Direction du travail de l'accouchement jusqu'à la section de la symphyse.** — L'enfant court de sérieux risques pendant toute la période du travail qui précède la section de la symphyse.

Ces risques sont dus aux incidents du travail (procidences), à la lenteur du travail.

Cette dernière est indirectement liée au degré de rétrécissement pelvien en ce sens que, chez les femmes qui ont un bassin généralement rétréci et très rétréci, le col se dilate souvent plus lentement, soit par suite de l'élévation de la partie fœtale, soit par suite d'une disposition anatomique spéciale du col (anomalie de développement).

Les risques de l'enfant à cette période du travail semblent donc devoir être plus grands, toutes choses égales d'ailleurs, chez les primipares que chez les multipares. Il est difficile de fixer par des chiffres le taux des aléas dans ces différents cas.

J'accepte volontiers que les risques de mort pour l'enfant, à cette période du travail, se chiffrent, pris en bloc, par une mortalité de 10 à 12 p. 100.

La rapidité du travail avant la section de la symphyse étant désirable, on doit s'attacher à l'obtenir.

Les moyens auxquels nous avons eu recours sont :

1° La dilatation manuelle ;

2° L'écarteur Tarnier ;

3° L'emploi de ballons dilatateurs.

La dilatation manuelle ne donne de bons résultats que chez les multipares ou chez certaines primipares dont le col est dilatable.

L'écarteur Tarnier est douloureux et souvent insuffisant.

Les gros ballons hâtent souvent la marche du travail et permettent quelquefois d'obtenir une dilatation franchement complète. Mais il n'en est pas toujours ainsi. Alors que les ballons, même les plus volumineux, ont été expulsés du col, la situation peut n'être pas comparable à celle qui existe quand la dilatation s'est faite naturellement. On peut rencontrer des difficultés de par la rétraction de l'anneau de Bandl, et de par une dilatation insuffisante des parois du canal cervical et de l'orifice externe.

Quand on fait l'extraction immédiatement après la chute des ballons placés dans le col, celui-ci peut donc créer de sérieuses difficultés.

D'autre part, les femmes ayant un bassin généralement rétréci, ont souvent le vagin étroit, peu dilatable. L'extraction rapide de l'enfant pourra produire — et cette complication ne sera pas rare — des déchirures, de vastes décollements de la paroi vaginale, en même temps que, par suite des difficultés créées par la résistance des parties molles, les risques de mort pour l'enfant seront accrus. La dilatation préalable du vagin et de l'anneau vulvaire par de gros ballons atténue, mais sans les faire complètement disparaître, les inconvénients résultant de cette disposition anatomique.

Doit-on faire des tentatives d'extraction avant de pratiquer la symphyséotomie ?

Ces tentatives ne peuvent être que des applications de forceps. Je n'y ai eu recours que dans les cas où le bassin était relativement peu rétréci et où j'avais l'espérance de les voir aboutir. De plus en plus, je suis convaincu que ces tentatives d'extraction doivent être faites avec beaucoup de modération. Prolongées, elles nuisent au succès final de l'accouchement par la symphyséotomie.

2. **Section de la symphyse.** — C'est le temps le plus simple. L'arrivée sur la symphyse est chose facile. Les cas dans lesquels on peut rencontrer des difficultés dans la section de la symphyse sont exceptionnels.

L'écartement des os, par l'abduction des membres inférieurs, est aisé.

Ces différents actes opératoires ne sont que rarement compliqués d'hémorrhagie sérieuse : celle-ci s'est toujours arrêtée vite dans les faits que j'ai observés; ils ne causent pas, au moins dans les cas où la symphyséotomie est pratiquée pour la première fois, de délabrements sérieux.

3. **Extraction ou expulsion de l'enfant.** — L'agrandissement du bassin, obtenu après la symphyséotomie, fait, dans les limites où nous avons pratiqué la symphyséotomie, disparaître l'obstacle osseux.

Ce point établi :

Doit-on laisser la femme accoucher seule? Ce serait volontiers la pratique de Zweifel.

Doit-on pratiquer de suite l'extraction de l'enfant? C'est la pratique de M. Pinard.

J'ai été éclectique; pourtant je n'ai laissé la femme accoucher seule que dans les cas où l'expulsion de l'enfant semblait devoir se faire très rapidement.

Trois fois l'accouchement a eu lieu spontanément.

Vingt fois je suis intervenu pour extraire l'enfant : une fois par le levier préhenseur; neuf fois par le forceps; dix fois par la version.

Les règles qui dictent mon choix dans le choix de l'intervention sont les suivantes :

Dans les cas où la tête est mobile, où le col est très largement ouvert, où les parties molles sont souples, je préfère la version.

Dans les cas où la tête est un peu fixée, où le col est résistant, où le vagin est rigide, je préfère le forceps.

Quelle que soit l'opération employée, on doit compter, lorsqu'on fait rapidement l'extraction après la section de la symphyse, sur la possibilité de difficultés provenant d'une dilatation insuffisante du col, d'une dilatabilité insuffisante du vagin et de la vulve.

Ces difficultés dans l'extraction ont pour conséquences : des risques pour la mère (déchirures, décollements plus ou moins étendus, lésions de la vessie et de l'urèthre); des risques pour l'enfant.

4. **Sutures.** — La suture des téguments ne présente rien de spécial.

On peut y joindre la suture des fascias et celle des pubis. Je me suis abstenu, sauf dans un cas, de cette dernière.

Le drainage est utile en cas de délabrements étendus, de plaies communicantes, d'infection.

Résultats.

Le but de la symphyséotomie étant d'obtenir un enfant vivant avec le moins de risques pour la mère, il importe de fixer, par des chiffres, les résultats obtenus pour la mère et l'enfant.

Pour l'enfant, en ne tenant compte que des statistiques intégrales publiées et dont j'ai les éléments entre les mains, celle de M. Pinard, de Zweifel, de Kustner et la mienne, je trouve sur 161 enfants, 15 morts. La mortalité se chiffre donc par une proportion de 9,3 pour 100.

Sans doute, on peut commenter ces chiffres et réduire, par une série d'éliminations, le taux de la mortalité infantile. On ne peut pourtant nier que le fait de détruire l'obstacle osseux laisse subsister une série de risques de mort immédiate ou secondaire pour l'enfant, risques que je vous ai dits plus haut, et qui sont dus à la lenteur du travail, à la résistance des parties molles pendant l'extraction, etc.

Quelle est la mortalité maternelle?

Laissons de côté la statistique donnée en 1894 par Morisani qui, sur 241 cas, eut une mortalité maternelle de 11,6 pour 100. Ces faits, en effet, se rapportent à des cas recueillis, en partie, avant l'antisepsie et les récents perfectionnements de la technique opératoire.

Pour nous en tenir à des statistiques récentes et portant sur la pratique intégrale de certains opérateurs (Pinard, Zweifel, Kustner et moi), les risques de mort se chiffrent par une proportion de 12 morts pour 161 cas, soit 7,5 pour 100.

On peut discuter sur ces chiffres, accuser les opérateurs d'impéritie, de fautes graves contre l'antisepsie, démontrer qu'une partie de ces issues malheureuses n'a rien à voir avec la symphyséotomie.

Il n'en reste pas moins acquis que les femmes à qui on fait subir la symphyséotomie, en estimant que cette opération sauvegarde leurs intérêts en même temps que ceux de leurs enfants, courent des risques de mort. On peut évaluer actuellement ces risques de mort, sans être accusé de parti pris contre la symphyséotomie, par cette moyenne de 7,5 pour 100.

II

Voilà les faits.

Quelle conclusion nous permettent-ils de porter sur la symphyséotomie?

L'écartement des pubis permet-il d'obtenir l'expulsion ou l'extrac tion du fœtus à travers des bassins qui eussent opposé un obstacle infranchissable ?

A cet égard, on ne saurait assez répéter que tout ce qu'a écrit FARABEUF, à ce point de vue, est rigoureusement exact. L'agrandissement momentané du bassin lève bien l'obstacle. Le contester est faire œuvre de polémique et non d'observation.

Mais l'obstacle est-il levé, sans qu'il en résulte de danger pour les mères et pour les enfants ?

Oui, affirment bien des symphyséotomistes. La symphyséotomie est une opération facile et sans danger. Le succès attend ceux qui sauront intervenir au moment où il convient et comme il convient.

Non, répondent beaucoup d'antisymphyséotomistes. La symphyséotomie est une opération difficile et dangereuse. Bien des déboires attendent ceux qui y auront souvent recours.

La vérité est entre ces deux opinions extrêmes. Il est certain que la section de la symphyse est chose facile et qu'elle n'expose pas à de graves dangers si l'opérateur est soigneux.

Mais, s'il en est ainsi, d'où vient donc cette mortalité maternelle et fœtale si élevée que nous trouvons dans certaines statistiques?

C'est que, dans l'accouchement par symphyséotomie, la section de la symphyse et son écartement ne constituent qu'un temps, le plus facile et le moins dangereux. Avant et après elle, se succèdent des incidents du travail, des actes opératoires capables de compromettre sérieusement la vie de l'enfant. La mortalité infantile est faite de ces risques.

Il en est de même pour la mère. Les incidents du travail qui précèdent la section pubienne peuvent déjà par eux-mêmes avoir compromis ses intérêts. Mais, ce qui fait surtout le danger de l'accouchement avec symphyséotomie, c'est l'intrusion, au milieu d'une opération chirurgicale bien réglée, de tous les délabrements que cause un accouchement artificiel.

Or, l'expérience de chaque jour nous montre que ces délabrements comportent un pronostic peu grave chez une femme accouchée sans symphyséotomie, même si le travail a été pénible, et si, chez elle, quelques chances d'infection existent. D'autre part, nous savons que la section interpubienne est par elle-même sans danger.

Les risques devraient donc être presque nuls. Cependant la réalité est autre. C'est que ces deux facteurs peu dangereux quand ils existent isolément, le deviennent dès qu'ils sont associés.

Il l'est, parce que les délabrements risquent d'être plus grands une fois la symphyse ouverte ; il l'est encore, parce que la plaie symphysaire, communiquant ou non avec les plaies facilement infectées du canal génital, risque vite d'être elle-même infectée.

J'ai dit quelle était alors la tendance à la diffusion des phénomènes infectieux et leur allure spéciale.

Telle est la cause de la mortalité maternelle si élevée qu'on constate dans la pratique de quelques opérateurs.

Concluons donc que l'agrandissement momentané du bassin est une ressource précieuse, mais qu'il est dangereux de considérer l'accouchement avec symphyséotomie comme exempt de risques pour la mère et pour l'enfant.

Ces risques sont bien réels. Ils existent (certaines statistiques que nous avons données en font foi) quand l'accouchement est dirigé par des accoucheurs attentifs et habiles. Ils apparaissent plus sérieux, quand l'accouchement est suivi par des médecins n'ayant qu'une éducation obstétricale rudimentaire.

Ils sont plus sérieux encore lorsque la symphyséotomie n'est pas faite dans un excellent milieu, et sur des femmes saines. Mais on ne saurait assez dire que, par leur origine même, ils ne disparaissent pas quand l'accouchement avec symphyséotomie est pratiqué dans les meilleures conditions apparentes.

Aussi s'explique-t-on facilement que si les progrès de l'asepsie ont diminué rapidement, et dans une proportion presque inespérée, la mortalité par infection après l'opération césarienne, les chances de mort par infection sont relativement restées élevées après la symphyséotomie.

Cela dit, une double question se pose.

A. Les risques qu'entraîne la symphyséotomie peuvent-ils être réduits par une modification de la technique opératoire ?

B. Les risques que comporte la symphyséotomie n'existent-ils pas pour les opérations qui sont mises en balance avec elle ? Dans quelle mesure se présentent-ils alors ? Quelle place convient-il d'attribuer à la symphyséotomie parmi les interventions auxquelles on doit recourir dans le cas de viciation pelvienne ?

A. Les risques qu'entraîne la symphyséotomie peuvent-ils être réduits par une modification de la technique opératoire ?

Il est vraisemblable que les risques pour l'enfant, surtout ceux provenant de l'extraction, seraient réduits dans de notables proportions, si l'extraction n'était pas faite immédiatement après la symphyséotomie. La dilatation du col pourrait se parachever beaucoup mieux, et on pourrait obtenir soit une expulsion spontanée de l'enfant, soit son extraction dans des conditions moins dangereuses pour lui.

Les risques maternels, dus surtout aux délabrements qui résultent de l'extraction rapide après la symphyséotomie, ne seraient-ils pas, eux aussi, très diminués, si, la section symphysaire étant faite, on laissait la femme accoucher seule ou si on n'intervenait que dans le cas où l'expulsion spontanée paraîtrait devoir être trop tardive ou impossible ?

J'ai dit que Zweifel avait adopté cette pratique et déclarait s'en bien trouver.

Les faits seuls permettent d'apprécier l'amélioration qu'une pareille pratique est capable d'apporter au pronostic de la symphyséotomie.

Or, je n'ai à ma disposition qu'une partie des faits observés par Zweifel : ceux publiés par Abel (1).

Je vois que, dans tous les cas où on a laissé l'accouchement se terminer seul, on n'a pas été à l'abri de délabrements sérieux, témoin le fait n° 24 (2) (Abel) où la femme, étant accouchée spontanément 4 heures après la section de la symphyse, il y eut une lésion du canal de l'urèthre avec fistule. Dans un autre cas, n° 12 (3) (Abel), l'accouchement eut lieu spontanément une demi-heure après la section de la symphyse; il y eut, dans la suite, une incontinence d'urine persistante.

D'autre part, il est certain que l'expectation n'a pas toujours pour résultat l'expulsion spontanée de l'enfant. On sera, dès lors, conduit à intervenir.

La version sera rarement, dans de telles conditions, l'opération de choix, ce qui est un désavantage. Que la version reste possible, ou que (cela sera le cas le plus commun) on ait recours au forceps, une partie, au moins, des délabrements que nous savons être la conséquence de l'extraction du fœtus pourra encore se produire.

Enfin il n'est peut-être pas indifférent, au point de vue des risques d'infection, qu'un long temps se passe entre la section de la symphyse et l'expulsion de l'enfant.

Je n'en veux pour preuve que la statistique d'Abel, dans laquelle, sur les 15 cas dans lesquels l'accouchement se produisit plus d'une demi-heure après la section de la symphyse, il y eut toujours des suites fébriles.

---

(1) Abel. *Loco citato.*
(2) Abel. *Loc. cit.*, p. 326.
(3) Abel. *Loc. cit.*, p. 322.

Je sais bien que, pour ces faits, on peut incriminer la technique suivie par ZWEIFEL, qui ne suture la plaie cutanée que longtemps après l'accouchement. Mais il nous faudra de nouveaux faits pour nous permettre de déterminer la part qu'il convient de faire jouer à ce facteur dans la genèse des accidents infectieux. En attendant, prenons ces faits tels qu'ils sont. Ils montrent que la question de l'expectation après la symphyséotomie doit être tenue comme étant encore à l'étude.

Même si l'expectation supprimait une bonne part des risques immédiats, les complications éloignées, ou presque toutes, subsisteraient. Or, ces complications ne sont pas à négliger.

Ce sont, vous le savez, outre les troubles urinaires provenant d'une fistule vésicale ou uréthrale, une grande tendance au prolapsus.

C'est la consolidation incomplète de la symphyse qui est généralement bien supportée, qui, parfois même, est souhaitable parce qu'elle est une cause d'agrandissement permanent du bassin, mais qui devient souvent une cause de fatigue facile.

Enfin, vous savez les difficultés qu'on peut rencontrer si on est obligé de répéter la symphyséotomie chez une femme.

Je sais bien que les partisans enthousiastes de la symphyséotomie affectent très volontiers de parler avec négligence de ces suites éloignées, quand ils ne les oublient pas tout à fait. Elles existent cependant, et l'expectation ne les fait pas disparaître.

B. *Les risques que comporte la symphyséotomie n'existent-ils pas pour les opérations qui sont mises en balance avec elle ?*

Dans quelle mesure se présentent-ils alors ?

Quelle place convient-il d'attribuer à la symphyséotomie parmi les interventions auxquelles on doit recourir dans le cas de viciation pelvienne ? Il n'est possible de répondre à ces questions qu'après avoir fait pour les diverses opérations l'étude critique que nous venons de faire pour l'opération césarienne et la symphyséotomie. J'y reviendrai plus loin.

Pour le moment, je ne m'occuperai que des indications relatives de la section de la symphyse et de l'opération césarienne, les seules opérations que j'aie étudiées jusqu'ici.

Indications relatives de la section césarienne conservatrice et de la symphyséotomie.

Je laisse de côté les cas où le rétrécissement est tel que tout le monde est d'accord pour rejeter la symphyséotomie ; je supposerai un de ces rétrécissements moyens dans lesquels la symphyséotomie semble, à l'avance, devoir être nécessaire pour que l'accouchement puisse se faire par les voies naturelles.

En pareil cas, *l'opération césarienne conservatrice doit-elle être choisie de préférence à la symphyséotomie ?*

L'opération césarienne sauvegardera complètement les intérêts de l'enfant, tandis que la symphyséotomie ne le fera qu'imparfaitement.

Par contre, les risques opératoires immédiats (hémorrhagie, choc) sont plus grands pour la mère dans l'opération césarienne que dans la symphyséotomie.

L'opération césarienne, pour peu qu'il y ait faute contre l'asepsie, fait courir à la mère plus de risques de mort par infection que la symphyséotomie.

Mais, aseptiquement pratiquée, elle en fait courir moins, car il n'y a pas à tenir compte, avec elle, des aléas que crée l'extraction du fœtus.

Enfin, les suites éloignées de l'opération césarienne sont de beaucoup moins sérieuses que celles de la symphyséotomie.

Dans ces conditions :

1°. — Si le travail n'est pas commencé, j'estime que l'accoucheur devra préférer l'opération césarienne à la symphyséotomie, s'il lui est possible d'opérer dans un milieu aseptique et si la malade n'est, elle-même, sous le coup d'aucune chance d'infection (grippe, vaginite), etc.

Ce choix sera d'autant plus indiqué que la femme aura un bassin plus étroit, généralement rétréci, qu'elle sera primipare, que les risques de déchirures des parties molles dans un accouchement par les voies naturelles sembleront plus grands, etc.

2°. — Il en sera de même si le travail est commencé. Mais, dans tous les cas où le travail durera depuis longtemps, où les membranes se seront rompues prématurément, où l'extraction du fœtus vivant et paraissant bien portant semblera ne devoir être entravée ni par la rigidité particulière des parties molles (multipares), ni par le col (travail marchant vite, dilatation franchement complète), il semble qu'il soit plus sage d'opter pour la symphyséotomie.

Dans tous les cas où le travail sera peu avancé, où l'extraction semblera pouvoir être entravée par les parties molles (primipares) ou par le col (travail lent, col long), l'opération césarienne sera plutôt indiquée.

La section césarienne ne sera pas faite si les incidents qui se sont produits depuis le début du travail laissent craindre la plus petite chance d'infection. En pareil cas, les indications de la symphyséotomie deviennent elles-mêmes extrêmement restreintes.

N° d'ordre	NOM de l'opératrice	INDICATIONS de l'opération	ACCOUCHEMENTS antérieurs	TERME de la grossesse actuelle	PRÉSENTATION POSITION	MARCHE du TRAVAIL	OPÉRATIONS accomplies PAR LA HANCHE DU TRAVAIL	INTERVENTION pour diminuer l'enfant SYMPHYSÉOTOMIE	SYMPHYSÉOTOMIE	PROCÉDÉ opératoire	ACCIDENTS opératoires / ÉTAT DE LA FEMME APRÈS SYMPHYSÉOTOMIE	DÉLIVRANCE	ENFANT — POIDS	ÉTAT à la naissance	DÉVELOPPEMENT	MÈRE — SUITES IMMÉDIATES TRAITEMENT DE LA PLAIE	SUITES de COUCHES	SUIVIS ÉLOIGNÉS
1	M... M. Bar. Hôpital St-Louis.	Bassin généralement rétréci rachitique. P.S.P. : 9 cm. 2.	Primipare.	Dernières règles : 12-13 janvier 1895. À terme.	OIDT	Assez rapide. Rupture des membranes à la dilatation complète.		Symphyséotomie d'emblée.			Pas d'hémorragie. Pas de déchirure du vagin.	Artificielle.	Garçon. 3.150 gr.	Mort apparente, ranimé.	Normale. Sort 22 septembre ; augmentation 100 gr.	Injections vaginales. Température maxima : 37°8.	Normales. prolapsus du bassin.	Quitte St-Louis le 23 novembre en bon état ; léger écoulement vaginal. Revue 18 mois après : prolapsus vaginal et utérin.
2	G... M. Tarnier. Hôpital St-Louis.	Bassin rétréci rachitique. P.S.P. : 9 cm. 8.	1er à terme. Siège. Enfant mort pendant le travail. 2e à terme. Enfant vivant après version faite par voie sagittienne. Mort 13 jours après. 3e à terme. Enfant mort pendant le travail. 4e à 8 mois 1/2 spontané. Enfant vivant. 5e Accouchement provoqué à 8 mois. Enfant mort à 8 semaines.	Dernières règles : 12-20 mars 1894. À terme.	OIDT Après une version par manœuvres externes.	Début : 2 décembre à 1 h. ; 1/4 du matin. Rupture des membranes à la dilatation complète. Procidence du cordon.	Accouchement provoqué. Ballon Tarnier appliqué avant le début des douleurs, au-dessus du col.	Forceps au détroit supérieur (3 applications faites par M. Tissier).	Agua l'utérus déchire le symphyséotomie centrée par la procédé.	Dilatation du vagin.	Pas d'hémorragie. Pas de déchirure du vagin.	Naturelle, spontanée.	Garçon. 3.150 gr.	Mort apparente, ranimé.	Mort apparente le 14 décembre. Augmentation 100 gr.	Thrombus fémoro-symphysien.	Température maxima : 38°2. Début le 3 janvier 1895. Écoulement notable de pus après, abondant écoulement des deux côtés de la pression sur la symphyse.	Quitte St-Louis le 28 novembre en bon état : léger écoulement des pensées. Revue 11 mars 1895 se plaint de douleurs sur la région lombo-sacrée, à une mobilité très grande de la symphyse.
3	D... M. Bar. Clinique.	Bassin généralement rétréci, pas d'examen très approfondi. P.S.P. : 10 cm. 4.	Dernières : Application de forceps, durée du travail, 54 heures.	Dernières : 28 novembre 1893. À terme.	OIPA Hystérotomie liquide recueilli, 1.150 gr.	Début : 21 septembre à 5 h. soir.	Dilatation digitale du col.	Une tentative de forceps. (M. Bar.)		Hémorragie. Pas de déchirure du vagin.	Naturelle.	Garçon. 3.150 gr.	Mort apparente, ranimé facilement.	Paralysie faciale, entamectomie d'un membre ; suerri au 1er mètre, part le 18 octobre. Augmentation 100 gr.	Pas de fièvre. Au 6e jour menace d'escarre sacrée, suivi le 2e jour. Température au-dessus de 38°.		Quitte la Clinique le 18 octobre 1893 en état très satisfaisant, mais les deux pubis sont écartés.
4	A... M. Bar. Clinique.	Bassin généralement rétréci. P.S.P. : 9 cm. 2.	Primipare.	8 mois.	OIDT	Début : 21 décembre.	Dilatation du col avec ballon de Champetier.	Symphyséotomie d'emblée.		Pas d'hémorragie. Pas de déchirure du vagin.	Naturelle.	2.900 gr.	Bon état.	Bon état à la sortie. Régulières.	Cystite. À quitté la Clinique le 20e jour. Température maxima : 39°2.		Revue en 1899. Va bien. Les pubis sont écartés. Il y a non rétrécissement de la symphyse. D.P.S.P. : 9 cm.
5	D... M. Bar. Clinique.	Bassin généralement rétréci asymétriquement ; accouchement provoqué à 8 m. enfant mort en arrière. P.S.P. : 9 cm. 2. 2e à la Charité, enfant mort pendant le travail. 3e Avortement.	1er à St-Louis, accouchement provoqué à 8 m., enfant né à terme.	Dernières règles : 4-8 avril 1890. À terme.	OIDT	Début : 12 janvier, à 4 h. 1/2 soir.	Un ballon de Champetier pour terminer la dilatation du col.	Symphyséotomie d'emblée.	12 jours après la symphyséotomie. Fièvre de l'état.	Aucun accident.		Naturelle.	Fille. 3.150 gr.	Mort apparente, vite ranimée.	Normal. Part le 3 mars.	Forte déchirure dans l'articulation sacro-iliaque droite.	Température maxima : 39°. Écoulement purulent assez abondant dans le vagin. Cicatrisation régulière de la plaie.	Quitte la Clinique le 3 mars 1890, se fatigue vite ; boitillerie notable ; les épreuves se prolongent. (Voy. n° 12).
6	C... M. Durosay. Clinique.	Bassin généralement rétréci. Bassin triple à la clinique par M. Bar. arrière. P.S.P. : 9 cm. 2.	1er à terme. Bassin triple à la Clinique par M. Bar. arrière.	Dernières règles : 28-30 avril 1895. À terme.	OIGA	Début.	Petit ballon de Champetier.	Symphyséotomie d'emblée.	À l'arrêt l'épreuve. Fracture dans l'incision. On ne voit...	La plaie de la symphyse a très peu saigné ; mais énorme déchirure vagino-vulvaire faisant communiquer le vagin et le plan symphysaire. Urètre déchiré.		Naturelle.	Fille. 3.150 gr.	Bon état.	Normal. Partie au 5 mars. Augmentation 170 gr.	Suture si démesure. Suppuration de la plaie pendant quatre mois. Deux tentatives de sutures osseuses secondaires. Cystite avec écoulement de suppurations purulentes. Phlegmatie de la jambe droite.	Température maxima : 39°. Escharre fessière ; cicatrisée en quatre mois. physique. Cystite, avec contenant des streptocoques.	Quitte la Clinique le 11 juillet 1895. Écartement considérable des symphyses (7 cm. 1/2). Revue en 1899. Aloi bon. Rétrécissement puisant persistant.

N° d'entrée	NOM de l'opérateur	INDICATIONS de l'opération	ACCOUCHEMENTS ANTÉRIEURS	TERME de la grossesse ACTUELLE	PRÉSENTATION POSITION	MARCHE du TRAVAIL	OPÉRATIONS préparatoires PAR LA MARCHE DU TRAVAIL	INTERVENTIONS pour calmer l'enfant avant SYMPHYSÉOTOMIE	SYMPHYSÉOTOMIE HEURE DE L'OPÉRATION	PROCÉDÉ opératoire POUR ESSENTIEL SYMPHYSÉOTOMIE	ACCIDENTS opératoires ÉTAT DE LA FEMME APRÈS SYMPHYSÉOTOMIE	DÉLIVRANCE	ENFANT POIDS	ENFANT ÉTAT à la naissance	ENFANT DÉVELOPPEMENT	MÈRE SUITES IMMÉDIATES TRAITEMENT DE LA PLAIE	MÈRE TEMPS DE GUÉRISON	MÈRE NOTES TARDIVES
7	H… M. Bar. Clinique.	1re symphyséotomie par M. Bar. à St-Louis, en 1894. Enfant vivant. (Voy. n° 1).	Bassin généralement rétréci. P.S.P.: 9 cm. 5.	Dernières règles: 23 septembre 1895.	OIGT Hydramnios.	Début: 19 juillet, à 3 h. matin.	Ballon de Champetier.	Symphyséotomie d'emblée.	12 juillet		Légère infundibuliforme antéro-postérieure.	Artificielle.	Garçon, 3.000 gr.	Mort apparente, rapidement ranimé.	Normal. Mort le 11 août. Augmentation: 26 gr.	Température maxima: 37°4. Normales. La malade se lève le 1 août.	Quitte la Clinique le 11 août 1896. Cicatrice douloureuse des os pubis, mais sans écart.	Revue en 1899, elle a un prolapsus de l'utérus. Diam.: P.S.P.: 9 cm. 5 du bord inférieur de la bride.
8	L… femme F… M. Doumer, Clinique.	Bassin uniformément rétréci. P.S.P.: 7cm. 5	1er accouchement à l'hôpital Tenon. Basiotripsie. 2e accouchement à l'hôpital Tenon, provoqué à 8 mois. Enfant mort. 3e accouchement provoqué à 8 mois. Enfant mort. 4e accouchement provoqué à 8 mois, césarienne. Enfant mort.	Dernières règles: 24-27 novembre 1895.	OIDT Légère hydramnios.	Début: 20 juillet 1896, à 9 h. soir.		Symphyséotomie d'emblée.	21 juillet	Tomines, de Harris.	La plaie symphysaire saigne très peu.	Naturelle.	Garçon, 3.700 gr.	Mort apparente, vivement ranimé.	Normal. Mort le 27 août. Augmentation: 220 gr.	Température maxima: 38°4. branches pressées à la base du vagin.	Quitte la Clinique le… Revue en 1899, branche pubienne gauche le 12e jour.
9	X… M. Tissier, St-Louis.	Bassin rétréci. P.S.P.: 10 cm. 5	Primipare.	Dernières règles: 11-13 octobre 1895. 9e mois.	OIGT	Début: 11 août, à 6 h. soir.	Sécateur Tarnier.	Symphyséotomie d'emblée.	12 août	Forceps.	Pas d'hémorragie.	Artificielle. (M. Tissier).	Fille, 3.100 gr.	Mort apparente, ranimée.	Normal.	Normales. Température maxima: 37°6.	Quitte St-Louis le 16 septembre 1896, en bon état. Écartement et mobilité des pubis.
10	B… Doumer, Clinique.	Bassin rétréci. P.S.P.: 8cm. 7	1er mort-né à 7 mois. Forceps. 2e 7 mois, enfant réduit mort 3 h. après la naissance. Hémorragie, les deux accouchements. 3e à 5 mois. Forceps.	Dernières règles: 29 décembre 1895, à mois 3/4.	OIDA	Début: 10 septembre, à 7 h. soir.		Symphyséotomie d'emblée.	11 septembre	Hémorragie en nappe à la section des plans veineux sous-pubiens. Dégénérescence du vagin.	Artificielle. Hémorragie par rupture utérine. Tamponnement utérin et vaginal.	Fille, 2.950 gr.	Mort apparente, ranimée.	Enfant bien développé, mort en état.	Femme reste plusieurs jours sous-pubiens. Pendant les premiers jours, curetage de la plaie.	Température maxima: 38°. Lochies fétides.	Quitte la Clinique le… Revue en 1899. Utérus en rétroversion, pas de troubles urinaires. Travaillée sans fatigue. Diam.: P.S.P.: 9 cm. 4, du bord inférieur de la bride.
11	L… M. Bar. Hôpital St-Louis.	Bassin rétréci. P.S.P.: 9 cm. 5 Fœtus postérieur: 5 cm. 0	Primipare.	Dernières règles: 24-26 janvier 1896.	OIDT	Début: 4 novembre, à 2 h. soir.	Forceps (inutile). Ponction de la vessie.	Symphyséotomie d'emblée.	5 novembre	La plaie symphysaire saigne peu; dilatation incomplète du sacro-iliaque. La collection sous-pubienne.	Artificielle.	Garçon, 3.640 gr.	Mort apparente. Trois empreintes faites par la tête pendant le forceps. Petite escalvariole. Plaie assez étendue à la paroi latérale droite.	Normal. Mort le 12 décembre. Augmentation de 600 gr.	La pression postérieure au niveau symphysaire antéro-iliaque. Température maxima: 38°.	Quitte St-Louis le 12 décembre 1896 en bon état. Revue en 1899 en marchant. Diam.: P.S.P.: 9 cm. 4, au bord inférieur de l'bride.

N° d'ordre	NOM de l'opérateur	INDICATIONS de l'opération	ACCOUCHEMENTS ANTÉRIEURS	TERME de la grossesse actuelle	PRÉSENTATION — POSITION	MARCHE du travail	OPÉRATIONS par la main ou du travail	INTERVENTION pour extraire l'enfant avant symphyséotomie	SYMPHYSÉOTOMIE écartement des pubis durée et suites	PROCÉDÉ opératoire pour extraire l'enfant	ACCIDENTS opératoires ÉTAT DE LA FEMME après symphyséotomie	DÉLIVRANCE	ENFANT POIDS	ENFANT ÉTAT à la naissance	ENFANT DÉVELOPPEMENT	MÈRE SUITES TRAITEMENT DE LA PLAIE	MÈRE SORTIES GUÉRIES	MÈRE SORTES TARDIVES
12	L... M. Tissier, Hôpital St-Louis	Bassin généralement rétréci. P.S.P. : 10 cm.	Primipare.	Dernières règles : 28 mars 1896. A terme.	OIGA	Début : le 27 décembre 1896, à 9 h. matin.			Forceps.	28 déc. 1896, à 1 h. matin. Pas d'hémorragie. Suites simples.	Forceps.	Artificielle (M. Tissier).	Fille. 2.800 gr.	Mort apparente. Ranimée.	Vivant à la sortie.	Température maximum 38°7. Suppuration de la plaie symphysaire (fragment de gant resté dans la plaie). Suture secondaire... Appareil plâtré.	Bon état à la sortie de St-Louis. Une fistule persiste. Revue en 1899...	
13	P... M. Bar, Hôpital St-Louis	Bassin généralement rétréci. Mort-né. P.S.P. : 10 cm.	1re à terme. Siège. 2e à terme. Rupture. Version. Mort-né.	Dernières règles : 20-21 juin 1896. A terme.	SIGT Après version par manœuvres externes.	Début : le 11 mars, à 7 h. matin.		Version par manœuvres externes. Siège.	12 mars 1897, à 11 h. matin. On ose suturé.	Réunion opératoire, si confirmées par les figures fracturées.	Aucun incident opératoire.	Naturelle, complète.	Garçon. 2.990 gr.	Mort apparente. Ranimé.	Normal.	Aucun accident symphysaire. Bon état à la suite... Température maxima : 38°2.	Appareil plâtré. Au 12e jour, il y a des signes de congestion pulmonaire qui devient sérieux... Abcès pelvien ouvert dans la vessie.	Quitte St-Antoine le 6 octobre en bon état.
14	C... M. Bar, Hôpital St-Antoine	Bassin rétréci. P.S.P. : 10 cm.	Deux accouchements spontanés. 1re à terme, enfant vivant. 2e à terme, enfant vivant.	A terme.	OIDT	Début : le 8 septembre, à 1 h. soir.			Forceps.	8 sept. 1896, à 3 h. soir. On ose suturé.	Grave hémorrhagie des vaisseaux paravulvaires variqueux.	Artificielle (M. Bar).	Fille. 3.300 gr.	Mort apparente. Ranimée.	Normal. La malade a quelques vomissements... thrombose... bras de la grande lèvre gauche.	De là nécessité de quelques vomissements à l'école au niveau de la plaie état. Ligature crevassée. En 1899, accouchement spontané. Poids de l'enfant : 3.800 gr.	Quitte St-Antoine le 5 octobre en bon état.
15	D... M. Bar, Hôpital St-Antoine	Bassin généralement rétréci. P.S.P. : 9 cm.	1re à St-Louis, accouchement provoqué à 8 mois, enfant mort. Manœuvres fébriles. 2e à la Charité. Enfant mort-né pendant le travail. 3e Artificiel. 4e à la Clinique. Symphyséotomie. (Voyez n° 3.)	Dernières règles : 26-30 février 1897. A terme.	OIGT	Début : le 27 septembre 1897, à 6 h. matin.	Ballon de Champetier.		29 sept. 1897, à 11 h. matin. On ose suturé.	Version. Ma... matériau tel... de la symphyse.	Plaie symphysaire large bride filaments... gauche. Hémorrhagie grave par ouverture vaginale.	Artificielle (M. Bar).	Fille. 3.370 gr.	Mort apparente. Ranimée.	Normal. Augmentation : 370 gr.	À la suite de la délivrance artificielle, hémorrhagie utérine facilement arrêtée par inertie utérine. Température maxima : 38°, le soir.	Inconséquence d'urine, désagrément en bon état. Revue en janvier 1898, à un prolapsus utérin...	Quitte St-Antoine le 27 octobre 1897 en bon état.
16	H... M. Bar, Hôpital St-Antoine	Bassin généralement rétréci et oblique ovalaire. P.S.P. : 9 cm. 8	1re Version et embryotomie. 2e Accouchement provoqué à 8 mois. Enfant vivant qui est décédé peu après. 3e à la Charité. Enfant vivant. 4e Symphyséotomie, par M. Autard. Enfant mort à terme, de pneumonie. 5e Avortement de 4 mois. 6e Symphyséotomie, par M. Bar. Enfant vivant et bien portant.	Dernières règles : 29-30 novembre 1897. A terme.	OIGA	Début : le 12 novembre 1898, à 5 h. matin.			Symphyséotomie d'emblée.	12 nov. 1898, à 10 h. matin. On ose suturé.	Version. Extraction difficile par tête déficile...	Plaie symphysaire, saigne peu. Artificielle (M. Bar).	Garçon. 3.370 gr.	Mort apparente. Mort le 29 novembre. Augmentation : 355 gr.	Normal.	La malade va très bien.	Normales. Température maxima : 37°4.	Quitte St-Antoine le 10 novembre en bon état. En 1899, accouchement provoqué le 2 mois, enfant vivant de 2.340 gr. (Voyez tableau n° 1, au n° 14, page 164.)

No d'ordre	NOM de L'OPÉRATION L'OPÉRATEUR	INDICATIONS de L'OPÉRATION	ACCOUCHEMENTS ANTÉRIEURS	TERME de la GROSSESSE ACTUELLE	PRÉSENTATION PUNITIVE	MARCHE du TRAVAIL	OPÉRATIONS accessoires PAR LA MARCHE DE TRAVAIL	INTERVENTIONS pour extraire l'enfant avant SYMPHYSÉOTOMIE	SYMPHYSÉOTOMIE — durée en bas des et	PROCÉDÉ opératoire DE L'EMPLOI	ACCIDENTS opératoires ÉTAT DE LA FEMME APRÈS SYMPHYSÉOTOMIE	DÉLIVRANCE	ENFANT POIDS	ÉTAT à la naissance	DÉVELOPPEMENT	SOINS IMMÉDIATS TRAITEMENT DE LA PLAIE	MÈRE NOTES de COUCHES	SUITES ÉLOIGNÉES
17	M... M. Bar. Clinique.	Bassin généralement rétréci. P.S.P.: 10 cm. 1.		Dernières règles: vers le 10 mars 1897.	OIGT	1er janvier 1898, à 5 h. matin.	Gros ballon de Champetier.	Symphyséotomie d'emblée.	3 janvier 1898, à 5 h. 1/2 mn. On ces netgob.	Version. Naissance de Mauriceau.	Rupture utérine en forme de bou tonnière. Phlé sympho talus, suivant par l'écha rure tubaire.	Artificielle (M. Bar.)	Fille. 2.730 gr.	Mort apparente, réanimée. L'enfant a un décollement épiphysaire (pied droit)	Mort en bon état.	Température maxima: 37°1. Oedème. Strepto coques sur le col. Phlegmatia alba dolens.	Part en bon état le 12e jour.
18	A... M. Bar. Clinique.	Bassin généralement rétréci et symphysique. P.S.P.: 10 cm. 2.	1er à la Clinique en 1895, enfant mort né et macéré.	Dernières règles: 9 qu 10 mars 1897. A terme.	ORUT	6 janvier 1898, à 1 h. matin.	Gros ballon de Champetier. Franklinisme du cordon. Rupture des membranes avant la dilatation complète.	Symphyséotomie d'emblée.	6 janvier 1898, à 5 h. 1/2 mn. On ces netgob.	Version. Naissance de Mauriceau. Estimation de la tête difficile par suite de la rétraction du col. Déphlébure de col-ci.	Présidence du cordon, la plus saigne peu.	Artificielle (M. Bar.)	Garçon. 3.380 gr.	Mort apparente, vite rétablie.	Part en bon état.	Température maxima: 38°. Oedème, lucentia pseronapsie. Phlegmatia alba dolens.	
19	B... M. Bar. Clinique.	Bassin généralement rétréci. P.S.P.: 9 cm. 2.	1re grossesse, terminée par un avortement.			8 mois environ.		Symphyséotomie d'emblée.	29 janvier 1898. On ces netgob.	Version.			2.650 gr.	Mort apparente, réanimé.	Part en bon état.	Pneumonie, infection de la plaie, symphysaure, suppuration pulmonaire, enclavure au maxtrone. Température maxima: 41°.	Revue en 1897, à un prolapsus considérel du l'utérus. Les deux publis enet étendu. Dyctérorepaire.
20	B... M. Dumesnil. Clinique.	Bassin généralement rétréci. D.P.S.P.: 10 cm. 1.	Primipare.	A terme.	OIGT			Symphyséotomie d'emblée.	15 février 1898. On ces netgob.	Forceps.			3.050 gr.	Vivant.	Part en bon état.	L'oedème du membre inférieur gauche. Température maxima: 37°4.	L'oblitte de la veine fémorale, apparue le 13e jour, s'est ouvert à la jambe de asphyténure de la grande lèver droite. a nécessité le maintien d'une anode à demeure pendant 10 jours. Température maxima: 38°1.	Revue en 1899. Marche bien, peu de troubles à l'arrissement, affer sion symphysien qui admet l'extrémité du doigt.
21	L... M. Tinanni. Hôpital St-Antoine.	Bassin généralement rétréci. P.S.P.: 9 cm.	1re Embryotomie. 2e Avortement.		OIGT			Symphyséotomie d'emblée.	1er août 1898. Suture du la plaie quand que d'asté de forceps.	Forceps.	Pas d'hémorrhagie. Déchirure du col à gauche. Déchirure de la paroi antérieure du vagin.		2.050 gr.	Mort apparente, réanimé.	Nouvel par la mère. Part en bon état.	Déchirure de la mère paroi antérieure du vagin [déchirure col à gauche].	Un alerte sérieuse, apparu le 13e jour, s'est ouvert à la partie de la grande lèver droite, a nécessité le maintien d'une anode à demeure pendant 10 jours. Température maxima: 38°1.	Part St-Antoine en bon état. Début du prolapsus.
22	V... M. Bar. Hôpital St-Antoine.	P.S.P.: 10 cm. 3.	Un accouchement.	A terme.	OIGT			2 applications de forceps sans utilité.	21 mai 1898, à 10 h. matin. Pas de résistance.	Forceps.	Délivrance artificielle.		3.400 gr.	Mort apparente, réanimé.	Non liée à la sortie.	Inconstinence d'urine persistant trois semaines. Température maxima: au-dessous de 38°.	Sortie en bon état.
23	B... M. Bar. Hôpital St-Antoine.	P.S.P.: 10 cm. 2.	Un accouchement à terme, enfant vivant.	Dernières règles: 22 mai 1898. A terme.	OIGT	Début 7 mars, matin.	Gros ballon dans le col.	Symphyséotomie d'emblée.	7 mars 1898, sans incidents.	Forceps.	Pas d'hémorrhagie, pas du délivrance.	Délivrance naturelle.	3.200 gr.	Bon état.	Bon état, pesé 3.350 gr. nourri par sa mère.	Réguliers. Température maxima 38°1.	Sortie en bon état, les pubis sont rapprochés.

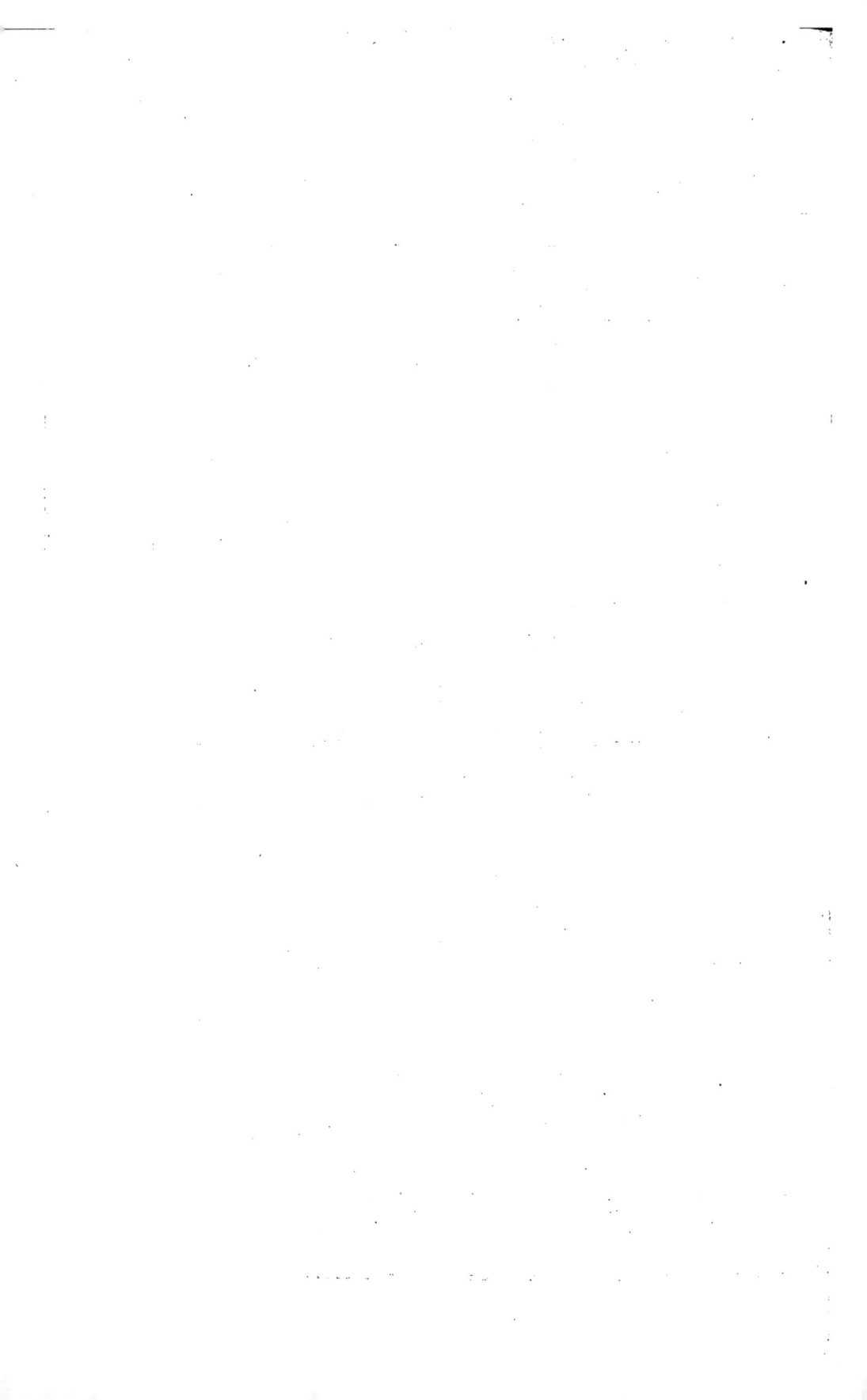

QUATRIÈME LEÇON

DE L'ACCOUCHEMENT PRÉMATURÉ ARTIFICIEL
ET DE SES INDICATIONS
DANS LES CAS D'ANGUSTIE PELVIENNE D'ORIGINE RACHITIQUE

Je me propose de vous entretenir de l'accouchement provoqué et de ses indications dans le cas d'angustie pelvienne d'origine rachitique.

Ici encore, je m'appuierai essentiellement sur les résultats que j'ai obtenus dans ma pratique personnelle.

Or, dans les différents services dont j'ai eu la direction depuis le 1ᵉʳ janvier 1886 jusqu'au 19 juin 1899, l'accouchement a été provoqué CENT fois dans le cas de rétrécissement du bassin.

Au premier abord, ce chiffre de CENT accouchements provoqués paraît considérable et pourrait suffire à lui seul pour nous permettre de juger de la valeur de cette méthode opératoire. Mais il ne faut pas oublier que ces cent interventions ont été faites au cours de treize années, c'est-à-dire en un espace de temps si long, que notre technique opératoire a nécessairement subi de nombreuses modifications. D'autre part, les progrès de la médecine opératoire obstétricale pendant ces treize années ont naturellement modifié nos idées sur les indications relatives de l'accouchement provoqué, et nous ne pensons plus, aujourd'hui, à recourir à cette intervention dans des cas où, il y a dix années, elle nous paraissait la seule qui pût être proposée.

A ce point de vue, cet ensemble de faits ne pourrait être considéré comme représentant notre pratique actuelle. Prenons-le pourtant tel qu'il est ; — comparons nos résultats à ceux qui ont été obtenus par d'autres opérateurs : ils nous aideront à prendre position dans cette question des indications de l'accouchement provoqué, qui doit être tenue comme étant, plus que jamais, à l'ordre du jour.

Faut-il rejeter cette opération ? La difficulté dans le diagnostic du degré de la viciation pelvienne, l'hésitation dans le choix du moment opportun (hésitation qu'engendre notre ignorance du volume du fœtus), l'infidélité de nos procédés opératoires, les conditions défectueuses dans lesquelles vont se trouver les enfants nés prématurément, justifient-elles une telle sévérité?

Essayons de répondre à ces questions en nous bornant aux seuls cas où le bassin est vicié par le rachitisme.

I

Je ne vous dirai rien de la technique que j'ai suivie. Le plus souvent, j'ai eu recours à l'emploi de la bougie de Krause; dans bon nombre de cas, surtout chez les primipares, j'ai employé le ballon Tarnier. La lenteur d'action de ces moyens m'a fait de plus en plus user des gros ballons. J'emploie volontiers les ballons qu'a fait construire M. CHAMPETIER DE RIBES.

II

Sur les 100 opérations relatées dans les tableaux qui suivent, une seule fois *la mère* a succombé (cas n° 7, tableau n° 2, bassins de 81 à 90 millim.).

C'était une femme Duch., primipare, qui était entrée à la Clinique d'accouchements au mois de mars 1896, alors que l'état sanitaire y était fort mauvais. Elle avait un bassin rachitique qui mesurait 98 millim. dans son diamètre promonto-sous-pubien. Je décidai de provoquer chez elle l'accouchement.

Je plaçai au-dessus du col, le 2 mars à 11 heures du matin, le ballon de Tarnier : le col s'effaça dans la journée et, au bout de 24 heures, le ballon fut expulsé. M. le Dr DUBRISAY, chef de clinique, appliqua à plusieurs reprises l'écarteur Tarnier; mais celui-ci tenait mal et je pus m'assurer qu'une de ses extrémités avait perforé la partie supérieure du col.

M. DUBRISAY put enfin obtenir une dilatation complète avec le ballon de Champetier; il tenta, à deux reprises et en vain, d'extraire la tête fœtale avec le forceps; il dut terminer l'accouchement par une version. L'enfant naquit mort. Quant à la mère, elle avait une rupture incomplète de l'utérus; elle eut une infection suraiguë et succomba cinq jours plus tard avec de la péritonite.

Si nous considérons le résultat *pour les enfants*, nous constaterons que, sur 101 enfants (dans un cas il y avait des jumeaux), 86 sont nés vivants, — soit une mortalité immédiate de 14,85 p. 100.

Sur ces 86 enfants, 11 ont succombé avant que leurs mères aient quitté l'hôpital, d'où une nouvelle mortalité — (mortalité secondaire) — de 10,88 p. 100.

En somme, une mortalité infantile immédiate et secondaire de 25,74 p. 100 (mettons, si vous voulez, 26 p. 100); voilà un premier chiffre qu'il nous faut retenir.

Il est intéressant de comparer ces résultats à ceux qui ont été observés par d'autres opérateurs.

J'ai, sous les yeux, un certain nombre de statistiques, les unes anciennes, les autres récentes, et je vois que sur 111 cas observés par AHLFELD (1) de 1871 à 1890, une femme succomba. La mortalité infantile immédiate et secondaire fut de 29,61 p. 100.

Sur 23 cas rapportés par GUÉNIOT (2) aucune femme ne succomba; 20 enfants sortirent vivants de la Maternité, soit une mortalité infantile de 13,04 p. 100.

TAUBERT (3), sur 18 accouchements provoqués observés à la clinique de Berlin, de 1886 à 1891, n'a pas compté de décès chez les mères; mais la mortalité infantile fut de 22 p. 100.

VOGT (4), à Bergen, compta 8 enfants mort-nés sur 24, — soit une mortalité immédiate de 33,33 p. 100 qui s'augmente encore par la mort de 3 enfants nés vivants; aucune femme ne succomba.

A la Clinique d'accouchement, sur 111 accouchements provoqués du 1er novembre 1888 au 31 octobre 1894, on a compté 29 enfants morts (dont 2 mal formés), soit une mortalité fœtale de 26,1 p. 100, — ou, en élaguant les 2 cas de mort dus à des malformations, de 24,3 p. 100. Aucune femme ne succomba (5).

Enfin, je relève dans la statistique que M. PINARD (6) a publiée en 1891, que, sur 100 cas, une femme succomba. La mortalité fœtale fut de 33 p. 100 (17 mort-nés, 16 morts pendant le séjour de la mère à l'hôpital; soit, en déduisant un monstre, une mortalité de 32 p. 100).

(1) AHLFELD. 118 Fälle von Einleitung der kunstlichen Frühgeburt. *Centr. für Gynæk.*, 1890, p. 529.
(2) GUÉNIOT. Pratique et résultats dans 60 cas d'accouchements avec bassins rétrécis. *Société obstétricale de France*, 1895.
(3) TAUBERT. Beitrag zur Lehre von der kunstlichen Frühgeburt. Inaug. Diss., Berlin, 1891.
(4) H. VOGT. Kunstlich eingeleitete Fruhgeburt bei engem Becken. *Norsk. Mag. for Lag.*, 1895, p. 349-379.
(5) M. PERRET. Accouchement prématurément provoqué et symphyséotomie en pratique obstétricale. *Thèse*, Paris, 1894, pages 93 et 94.
(6) PINARD. De l'accouchement provoqué. *Annales de gynécologie*, t. XXXV, p. 1 et 81, et *Clinique obstétricale*, 1899, p. 259.

En rapprochant les uns des autres les résultats de ces statistiques, nous arriverons tout d'abord à cette conclusion que les résultats en sont assez comparables.

Pour les mères, en effet, la mortalité est très faible ; elle n'excède pas 1 p. 100 dans la statistique de M. Pinard et dans la mienne ; — elle est un peu moindre dans celle de Ahlfeld, et elle est nulle dans les autres. *Les risques courus par les mères chez qui on provoque l'accouchement peuvent donc être tenus pour minimes (1).*

Mais, pour minimes qu'ils soient, ils existent. Ils tiennent, pour une part, aux manœuvres répétées que nécessite la provocation du travail ; pour une part aussi, aux manœuvres d'extraction qui sont souvent le complément de la provocation de l'accouchement.

Disons donc que si on est prudent, si on opère dans un milieu convenable, les chances de mort pour la mère peuvent être chiffrées par une proportion de 1 p. 100. En adoptant ce chiffre, nous ne pouvons être accusé de partialité en faveur de l'accouchement provoqué.

Si nous devons tenir l'accouchement comme peu dangereux pour les mères, en est-il de même *pour les enfants ?* La mortalité infantile a été de 26 p. 100 dans les faits que j'ai observés.

En comparant ce résultat à ceux des autres statistiques, je vois qu'il ne leur est guère inférieur. Je lis, en effet, dans ces relevés, la proportion de 29,61 p. 100 (Ahlfeld), de 22 p. 100 (Taubert), 33,33 p. 100 (Vogt), 24,30 p. 100 (Tarnier), 32 p. 100 (Pinard) ; seule la statistique de Guéniot donne une proportion inférieure à 20 p. 100, (13,04 p. 100). Ces chiffres qui sont, en somme, comparables à ceux de Calderini (26,88 p. 100), de Dohrn (39,99 p. 100), de Beuttner (34,41 p. 100), ne sont guère encourageants.

Constater aujourd'hui, après la renaissance de la section césarienne et de la symphyséotomie, que l'accouchement provoqué dans le but de sauver l'enfant, laisse à celui-ci des risques tels qu'ils se

---

(1) Cette conclusion, qui se dégage des statistiques précédentes, résulte également de nombreux relevés statistiques, sur lesquels je ne crois pas devoir insister parce qu'ils sont de seconde main.

D'après la statistique de Calderini (Accouchement provoqué, *Congrès de Berlin*, 1890), par exemple, qui porte sur les résultats obtenus dans les maternités italiennes et dans laquelle le cas le plus ancien remonte à 1875, la mortalité maternelle est de 4 cas sur 395 cas, soit un peu plus de 1 p. 100.

D'après Beuttner (Zur Frage der Einleitung der künstlichen Frühgeburt bei Beckenenge, *Arch. für Gynæk.*, t. XLVIII p. 269), qui réunit surtout dans le tableau annexé à son travail les résultats de la pratique d'opérateurs allemands, la mortalité maternelle serait de 2 p. 100.

Il n'y a guère lieu de tenir compte du chiffre de 5 p. 100 qui résulte des statistiques collationnées par Dohrn (Kunstliche Frühgeburt, *Congrès de Berlin*, 1890), car la plupart de ces dernières ont été dressées avant l'adoption de la méthode antiseptique. Ce chiffre ne doit donc pas être considéré comme représentant les risques courus actuellement par les mères.

chiffrent par une mortalité moyenne de 3o p. 100, c'est avouer que cette opération ne doit plus être considérée, ainsi qu'elle l'a été autrefois, comme « l'une des plus heureuses conquêtes de l'art obstétrical (1) », — c'est conclure qu'il faut l'abandonner définitivement.

III

Mais qu'il nous soit permis de ne pas nous contenter, dans une question si importante, d'un aperçu aussi général, et considérons les choses de plus près.

L'enfant succombe au cours de l'accouchement provoqué :

A) Parce que le travail se poursuit trop lentement, soit que, la grossesse n'étant pas à terme, l'utérus ait une contractilité moindre, soit que les moyens dont nous usons pour provoquer les contractions utérines n'aient qu'une action insuffisante.

B) La mort survient parce qu'il y a disproportion entre le volume du fœtus et la capacité pelvienne.

A. Sans doute, les récents perfectionnements apportés à la technique opératoire nous ont permis d'agir sur l'utérus plus activement qu'on ne le faisait autrefois.

Mais aujourd'hui encore, quand on provoque l'accouchement, on observe parfois, surtout chez les primipares, une lenteur déconcertante dans l'apparition des contractions utérines, et dans la progression du travail.

En outre, les procédés auxquels nous avons recours ne font pas toujours disparaître les chances de rigidité du col ; ils sont, parfois, une cause de procidences, de rupture prématurée des membranes, de présentation vicieuse, etc. Ce sont là de sérieuses causes de mort pour le fœtus.

B. Mais, le plus souvent, le fœtus succombe pendant l'expulsion ou l'extraction, parce qu'il y a disproportion entre son volume et la capacité pelvienne.

Cette cause de mort pour le fœtus ne devrait pas exister. Théoriquement, en effet, l'accouchement devrait toujours être provoqué à ce moment précis où le fœtus a atteint, sans les dépasser, les dimen-

---

(1) JACQUEMIER. Article Accouchement provoqué (*Dictionnaire encyclopédique des Sciences médicales*).

sions qui lui permettent de traverser, facilement, la filière du bassin.

Pour obtenir un pareil résultat, il suffit de connaître le volume du fœtus aux diverses époques de la grossesse et, dans chaque cas spécial, l'âge de la grossesse, le degré d'angustie pelvienne.

Nous possédons des tables qui donnent le volume et les dimensions du fœtus aux diverses époques de la grossesse. Mais ces chiffres ne sont que des moyennes, et, dans la pratique qui est, en somme, faite de cas particuliers, les fœtus présentent souvent des dimensions tantôt fort au-dessous, tantôt notablement au-dessus de ces moyennes.

Les adversaires de l'accouchement provoqué n'ont pas manqué de relever cette cause d'erreur, — c'est-à-dire d'échec. Ils y ajoutent celles provenant des hésitations que nous pouvons avoir dans chaque cas particulier, touchant l'âge de la grossesse, le degré et la forme de la viciation pelvienne.

Faire passer un fœtus d'âge mal déterminé, de volume inconnu, à travers un bassin dont les dimensions et la forme ne peuvent être mesurées avec précision, voilà, disent-ils volontiers, ce qu'est l'accouchement provoqué. Comment, partant d'une pareille base, espérer le succès ?

Il convient de ne pas prendre à la lettre, ces critiques, et d'en attribuer une bonne part aux exagérations qu'entraîne facilement toute discussion. Dans la réalité, nous sommes moins désarmés que ne le disent les adversaires de l'accouchement provoqué.

1° On ne peut sérieusement contester, pour nous en tenir aux seuls bassins rachitiques, qu'il soit possible d'apprécier sur le vivant, avec une précision suffisante, les dimensions du diamètre antéro-postérieur du détroit supérieur. L'erreur de 2 à 3 millimètres que nous pouvons faire est, en vérité, trop minime pour que nous devions considérer comme insuffisantes les données qui résultent de la pelvimétrie interne, et pour les rejeter. Nous pouvons également obtenir, par cette pelvimétrie, non pas une mensuration précise, mais une impression très nette de la topographie du détroit supérieur. La radiographie peut, dans quelques cas (grossesse peu avancée), venir en aide à la pelvimétrie et nous renseigner sur les asymétries pelviennes. La pelvimétrie permet, enfin, de reconnaître, avec une suffisante précision, l'état de l'excavation pelvienne.

2° L'âge de la grossesse, dit-on, ne peut pas être déterminé avec une approximation suffisante.

Je vous avoue que je n'ai jamais vu dans cet aveu d'ignorance autre chose qu'un argument de polémique. Dans la pratique, il est vrai que l'interrogatoire, seul, ne nous autorise pas, à nous déclarer renseignés sur l'âge de la grossesse. Mais le palper lui vient en aide, et il nous donne des renseignements suffisants. N'en serait-il pas ainsi? Il ne faudrait pas, encore, condamner l'accouchement provoqué.

3° Le point capital est, en effet, de reconnaitre, dans chaque cas particulier, les dimensions du fœtus, ou, si vous voulez, celles de la tête fœtale. Ici encore la technique opératoire a fait de sérieux progrès.

Pour nous, nous avons toujours eu recours au palper mensurateur. C'est en nous appuyant sur les résultats qu'il nous donnait, et dans beaucoup de cas sur ceux que nous permettait d'obtenir la méthode de PERRET (1), que nous avons fixé l'époque à laquelle il

---

(1) PERRET. Céphalomètre permettant la mensuration de la tête au-dessus du détroit supérieur (*Société d'Obstétrique de Paris*, t. I, année 1898, p. 58).

On place l'extrémité des doigts sur le front et l'occiput et on fait exécuter à la tête quelques mouvements de latéralité qui permettent de reconnaitre ces deux parties fœtales et leur orientation exacte.

Cela fait, on saisit entre les extrémités du médius et de l'annulaire l'extrémité des branches d'un compas d'épaisseur, de façon à bien placer la pulpe des doigts d'un côté sur le front, de l'autre sur l'occiput; ceci étant obtenu, l'écartement des branches de l'instrument mesure le diamètre OF augmenté de l'épaisseur de la paroi abdominale. On retranche l'épaisseur de cette paroi que l'on obtient en faisant un pli à la peau, et, mesurant cette épaisseur, on a alors très sensiblement la longueur exacte du diamètre OF de la tête fœtale.

Si on retranche 25 millimètres de la longueur ainsi trouvée, on a la grandeur du diamètre BP.

On se sert d'un compas dont les branches sont courbées comme celles d'un compas sphérique, mais il présente deux dispositions particulières :

1° A l'extrémité de chaque tige, se trouve une lame de métal aplatie qui, grâce à sa forme, peut être facilement saisie et maintenue entre deux doigts. Cette lame peut tourner suivant son axe dans une virole qui termine la branche du compas. Elle laisse ainsi aux doigts de l'opérateur une grande liberté de mouvements.

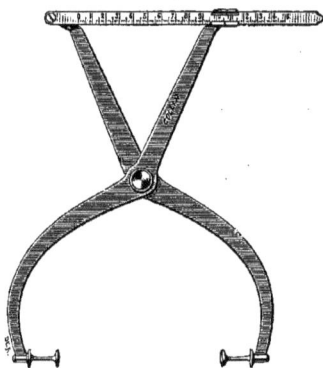

Fig. 3. — Céphalomètre de Perret.

Quand les doigts sont en place, l'extrémité de la lame, qui répond à la face palmaire et la dépasse, est munie d'un bouton convexe. Ce bouton doit être appliqué sur le point de repère choisi.

Quand on veut se servir de l'instrument, on place la lame entre le médius et l'annulaire. Les doigts explorent alors une surface quelconque comme si aucun corps étranger n'était interposé entre eux; s'il s'agit de la tête, les doigts en reconnaissent facilement les différents points et partout où ils vont, l'extrémité du compas saisie entre eux est prête à se fixer sur les points où ils s'arrêtent.

convenait, dans chaque cas particulier, de provoquer l'accouchement. Les résultats que nous avons obtenus, surtout dans les faits qui remontent au moins à cinq ans, montrent que les méthodes auxquelles nous avons eu recours ne sont pas infidèles.

Nous ne sommes donc plus sur ces trois points : dimensions et forme du bassin, âge de la grossesse, volume et dimensions de la tête fœtale, dans une ignorance aussi grande que le disent les adversaires intransigeants de l'accouchement provoqué.

Pourquoi, dès lors, devons-nous, dans l'accouchement prématuré provoqué, redouter encore des insuccès ?

C'est que l'angustie pelvienne n'est pas la seule cause de risques pour le fœtus pendant l'extraction ou l'expulsion.

Nous savons qu'il faut compter avec la rigidité des parties molles si commune chez les primipares, etc.

Enfin, il est une dernière cause de mort qu'il ne faut pas oublier : nés vivants, les enfants peuvent succomber soit parce que, nés trop tôt, ils sont frappés de débilité congénitale, soit parce qu'ils ont trop souffert pendant l'accouchement. La mort, dans ce dernier cas, est due soit aux traumas subis pendant l'extraction, soit à l'infection, le fœtus ayant aspiré, *in utero*, des matières septiques, etc.

La mortalité de 25 à 30 p. 100, que nous avons vu exister dans la plupart des statistiques, dérive de tous ces facteurs.

Ceux-ci, dans chaque cas particulier, se groupent de façons fort diverses. Vous concevez que, toutes choses étant égales d'ailleurs, ils soient d'autant plus grands qu'on est intervenu plus tôt et que le fœtus est plus fragile.

Pour juger en connaissance de cause de la valeur de l'accouchement provoqué, il ne suffit donc pas de connaître le chiffre de la mortalité fœtale considérée en bloc. Il faut sérier les cas.

La classification qui s'impose est celle qui s'appuie sur les dimensions du bassin, puisque ce sont ces dimensions qui commandent le moment de notre intervention.

Voyons donc les résultats que nous avons obtenus dans les différentes variétés de bassins rétrécis où nous sommes intervenus.

On peut ainsi déterminer aisément les extrémités et par suite la grandeur d'un diamètre quelconque ;

2° La tige graduée de l'instrument est divisée en millimètres. Elle se meut librement dans une glissière qui porte un index en face duquel on lit l'écartement des boutons du céphalomètre.

IV

Ainsi que je le disais en débutant, je désire me borner à l'étude des bassins viciés par le rachitisme.

J'élimine donc, de suite, des 100 cas qui constituent ma statistique :

a) 5 faits dans lesquels il y avait un bassin cyphotique et pour lesquels l'accouchement provoqué ne permit d'avoir que 2 enfants vivants ; 1 enfant était mort-né et 2 succombèrent pendant les jours suivants ;

b) 1 cas dans lequel il y avait spondylolisthesis, l'enfant naquit mort ;

c) 5 cas dans lesquels il y avait coxalgie ; sur ces 5 cas, nous avons eu 3 enfants vivants et 2 enfants mort-nés ;

d) Enfin 3 cas, — dans deux desquels il y avait un bassin oblique ovalaire ; — dans le dernier, la malade était atteinte de luxation congénitale ; dans ces 3 cas, l'enfant fut vivant.

En somme, il nous reste 86 cas de bassins rachitiques, qui nous ont permis d'avoir 87 enfants (jumeaux, une fois).

Ce sont les résultats obtenus dans ces 86 cas que je me propose d'étudier avec vous.

Afin de rendre plus claires mes conclusions, j'ai classé les bassins, non pas suivant la dimension du diamètre promonto-sous-pubien, mais suivant celle du diamètre minimum.

J'ai déterminé celle-ci par le calcul, en déduisant dans tous les cas 15 millimètres du diamètre promonto-sous-pubien ; celui-ci était directement mesuré par la pelvimétrie digitale. J'ai, du reste, eu soin de mentionner dans le tableau annexé à cette leçon, les chiffres de chaque diamètre promonto-sous-pubien, tel que la mensuration me l'avait donné.

Cette remarque faite, divisons donc les bassins en 5 classes, suivant que le diamètre antéro-postérieur du détroit supérieur mesure :

1° 61 millimètres à 70 millimètres ;

2° 71 millimètres à 80 millimètres ;

3° 81 millimètres à 90 millimètres ;

4° 91 millimètres à 100 millimètres ;

5° 101 millimètres à 110 millimètres ;

et voyons les résultats que nous avons obtenus avec l'accouchement provoqué dans chacune de ces catégories de bassins.

1° *Bassins de 61 millimètres à 70 millimètres*. — La limite
au-dessous de laquelle il a été convenu qu'on devrait renoncer à
l'accouchement, dans le but d'avoir un enfant vivant, n'a jamais été
inférieure à 65 millimètres.

Quand un bassin était assez rétréci pour que le diamètre antéro-
postérieur du détroit supérieur fût seulement de 65 millimètres, on
devrait, si on se décidait à provoquer l'accouchement, intervenir à
six mois et demi. Or, dès le début, les esprits sages (1) avaient
attiré l'attention sur les médiocres résultats que devait donner l'accouchement provoqué en pareille occurrence. Il était ordinairement
le prélude d'une embryotomie et son seul avantage était de rendre
celle-ci plus facile que si elle avait été pratiquée à terme. Si l'enfant naissait vivant, sa fragilité était telle qu'il mourait peu de temps
après sa naissance. Aussi était-on d'accord pour intervenir le plus
tard possible, à sept mois par exemple, et pour ne pas provoquer
l'accouchement dans les bassins mesurant, au détroit supérieur,
moins de 65 millimètres dans leur diamètre antéro-postérieur.

Quand, sous l'influence des travaux de TARNIER, on eut fait un
large emploi de la couveuse et du gavage, ces règles si sages furent
un instant oubliées. On pensa que, par ces moyens, les limites de
l'accouchement provoqué pourraient être reculées à 60 millimètres.
— A ce moment, certains accoucheurs considéraient la fragilité des
enfants nés très prématurément comme un élément de pronostic
d'une importance, pour ainsi dire, secondaire, puisque, grâce au
gavage et à la couveuse, les enfants les plus fragiles pouvaient être
élevés. Songeant surtout aux risques courus par le fœtus pendant
l'accouchement, ils soutenaient qu'il était bon de provoquer l'accouchement d'aussi bonne heure qu'il était possible. Un fœtus de
six mois pouvant, plus aisément qu'un enfant de sept mois, traverser
un bassin ayant moins de 70 millimètres dans son diamètre antéro-
postérieur, — l'accouchement devait être provoqué non plus à sept
mois, mais à six mois. N'était-il pas certain que l'enfant, étant plus
petit, courait moins de risques pendant l'accouchement? N'était-on
pas assuré, grâce au gavage et à la couveuse, de pouvoir l'élever?

C'était le bouleversement des anciennes règles; il sembla, un
moment, légitime.

Mais il était le résultat d'un optimisme exagéré, qui fut, en
somme, nuisible à l'accouchement provoqué.

---

(1) Voir JACQUEMIER. Art. Accouchement provoqué (*Dict. encyclop. des Sciences médicales*,
p. 429).

Que des enfants nés à six mois, incapables de téter, puissent être

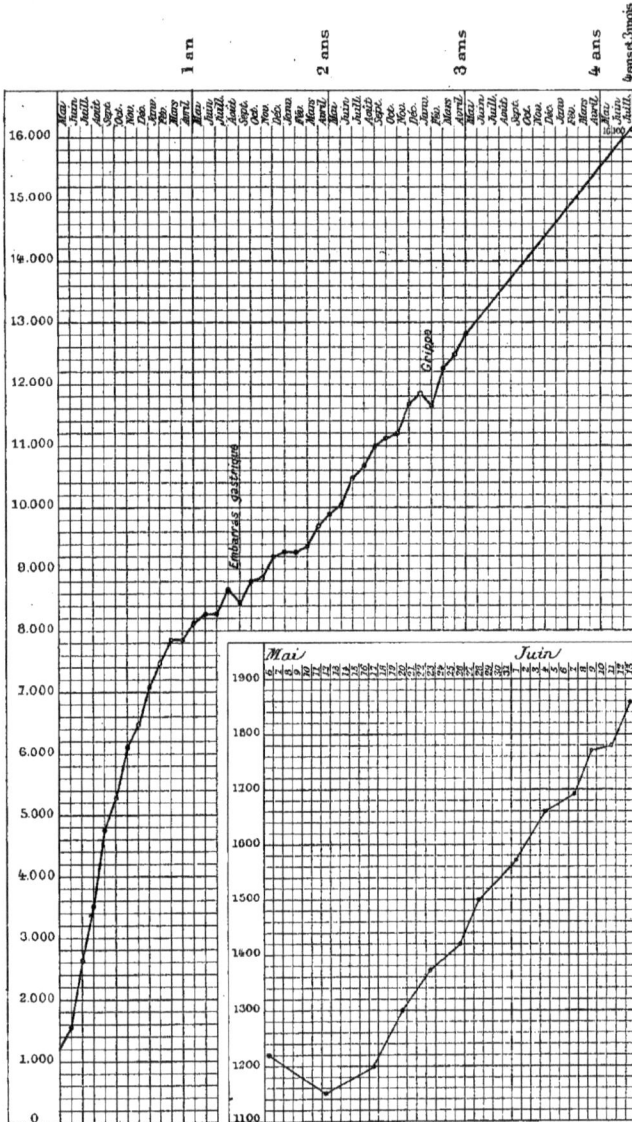

Fig. 4. — Courbe de poids de Par..., enfant de 1220 grammes.

élevés et devenir plus tard des enfants sains et vigoureux, le fait est incontestable.

J'ai, sous les yeux, l'observation d'une fillette qui naquit le 4 mai

1894, alors que la grossesse était seulement de 6 mois. Elle pesait 1220 grammes, 2 jours après sa naissance. Son poids n'était que de 1150 grammes le 12 mai. Je vis cette enfant à ce moment; — je dois avouer qu'elle ne me parut guère élevable. Cependant l'enfant resta deux mois et demi dans une couveuse; pendant trois semaines, elle fut incapable de téter et on dut la gaver avec le lait de sa mère; à partir de l'âge de quatre mois, elle fut nourrie au lait stérilisé.

Je relève sur l'observation qui a été prise régulièrement par son père, le Dr Pan., un de nos confrères des environs de Paris, que cette enfant qui pesait 3580 grammes le 6 août, c'est-à-dire trois mois après sa naissance, eut sa première dent à 8 mois 1/2 (le 20 janvier 1895), et fit son premier pas à 19 mois (en décembre 1895).

Elle pesait, le 23 juillet 1898, à l'âge de quatre ans et trois mois, 16^k,150 (voyez fig. 4) et mesurait 1^m,01. Elle est aujourd'hui une belle petite fille, intelligente, qui ne présente aucune tare résultant de sa naissance prématurée.

Un tel fait pourrait servir d'argument en faveur de l'accouchement provoqué de bonne heure. Mais il y a lieu de le tenir pour exceptionnel. Il a fallu, pour qu'un enfant né aussi faible s'élevât pareillement, des conditions de milieu qui ne peuvent se trouver réalisées que très rarement.

Il ne nous faut donc pas compter sérieusement sur de pareils résultats, surtout dans la population qui fréquente nos services hospitaliers. Si grands que soient les progrès réalisés, durant ces dernières années, dans l'élevage des enfants prématurés, ils ne légitiment pas une intervention aussi précoce que celle qui serait nécessaire dans un bassin mesurant moins de 65 millimètres ou 70 millimètres dans son diamètre conjugué.

Je n'ai eu recours qu'une seule fois à l'accouchement provoqué chez une femme dont le bassin mesurait 70 millimètres dans son diamètre promonto-pubien. Cette femme était une primipare; l'accouchement fut provoqué chez elle à l'aide d'une sonde, et il fallut près de 19 heures pour que la dilatation fût complète. Je fis une version très pénible. L'enfant, qui pesait 1900 grammes, présentait à la naissance un enfoncement du crâne et il succomba 2 jours après sa naissance.

Je trouve dans la statistique publiée par Belluzzi (1) que, sur 5 cas dans lesquels l'accouchement fut provoqué alors que le diamètre antéro-postérieur du détroit supérieur mesurait 70 millimètres

---

(1) Belluzzi. *Intorno al Parto prematuro artificiale*, Bologne, 1875; — *Centuria di Parti prematuri artificiali provocati*, 1883.

ou moins, un seul des enfants vécut; les autres succombèrent dans les quatre premiers jours qui suivirent la naissance.

Dans la statistique publiée par M. Pinard (1) je relève 8 cas dans lesquels l'accouchement fut provoqué dans de telles conditions (cas nᵒˢ 2, 3, 7, 18, 19, 21, 22, 32).

Or, sur ces 8 enfants, je compte 5 mort-nés, 2 enfants qui succombèrent peu de temps après leur naissance. Un seul enfant survécut.

Réunissons ces trois statistiques : sur 14 enfants nés dans des bassins mesurant 70 millimètres ou au-dessous, on eut donc 2 enfants vivants, soit une mortalité de 85,71 p. 100.

Je sais bien que ce chiffre peut être tenu pour exagéré, car il comprend des cas dans lesquels l'insuccès pour l'enfant était certain d'avance, l'accouchement étant provoqué trop tardivement pour qu'on pût éviter un échec. Mais faisons la part de ces cas; les résultats resteraient encore déplorables pour les enfants :

a) Par suite des risques de mort au cours du travail, et qui se trouvent ici multipliés, car les bassins de moins de 70 millimètres sont habituellement des bassins généralement rétrécis, aussi bien dans le détroit supérieur que dans l'excavation. Le plus petit excès de volume de l'enfant devient ici, pour lui, cause de mort;

b) Par suite de la faiblesse congénitale des enfants, assez petits pour traverser des bassins aussi étroits.

2ᵒ *Bassins mesurant de 71 millimètres à 80 millimètres.* — J'ai provoqué 14 fois (2) l'accouchement dans des cas où le bassin mesurait plus de 70 millimètres et moins de 81 millimètres.

Le résultat a été celui-ci :

Enfants, 15 (une fois des jumeaux); Enfants mort-nés, 4; Enfants morts pendant les jours qui ont suivi la naissance, 4; Enfants vivants, 7; Mortalité des enfants, 8/15 = 53.33 p. 100.

Le résultat a donc été mauvais. L'est-il beaucoup plus pour les faits de ma pratique que pour ceux rapportés par les autres opérateurs?

Je m'en tiendrai aux statistiques publiées par M. Pinard, par Belluzzi, car elles sont de celles dans lesquelles on trouve le plus de détails utiles. Or je vois que sur 16 cas dans lesquels M. Pinard a provoqué l'accouchement, alors que le diamètre promonto-sous-pubien mesurait de 86 millimètres à 95 millimètres (c'est-à-dire dans

---

(1) Pinard. De l'accouchement provoqué. *Annales de Gynécologie*, t. XXXV, p. 1 et 81. Dans sa statistique, M. Pinard donne seulement les dimensions du diamètre promonto-sous-pubien.

Pour rendre ses résultats comparables aux miens, j'ai déduit régulièrement, du chiffre donné par cet auteur, 1 c. 5.

(2) Voir le tableau nᵒ 1.

des bassins de 71 à 80 millimètres), 1 enfant est mort-né, 4 enfants sont morts très peu de temps après la naissance. La mortalité infantile est donc de 33, 33 p. 100.

La statistique de BELLUZZI porte, il est vrai, sur des observations recueillies à une époque déjà ancienne, mais elle présente un grand intérêt par suite de la longue observation à laquelle ont été soumis les enfants et des conditions favorables dans lesquelles les enfants nés prématurément étaient placés à la Maternité de Bologne.

Je trouve, dans cette statistique, que, sur 19 accouchements provoqués avant 1874, dans des cas où le bassin mesurait de 71 millimètres à 80 millimètres, 5 enfants seulement étaient vivants un mois après leur naissance. La mortalité immédiate ou secondaire était donc de 73, 68 p. 100.

Sur 19 accouchements provoqués dans les mêmes conditions depuis 1874, 7 enfants étaient vivants après un mois; la mortalité, quoiqu'un peu moins élevée, était encore de 63, 15 p. 100.

En somme, les résultats obtenus par BELLUZZI peuvent être considérés comme très mauvais (mortalité infantile : 73, 68 p. 100 et 63, 15 p. 100); ceux que j'ai obtenus sont mauvais (mortalité infantile : 53, 33 p. 100); ceux de M. PINARD sont loin d'être satisfaisants (mortalité infantile : 33, 33 p. 100).

Quelles sont les causes de ces insuccès?

Pour m'en tenir aux faits que j'ai observés, je note tout d'abord que le travail a été souvent très long. Dans 8 cas sur 14, il a duré plus de vingt-quatre heures, et il est vraisemblable que la longue durée du travail a été un facteur important de mort pour l'enfant. Dans 2 cas, notamment, j'ai cru pouvoir incriminer cette cause : l'enfant naquit spontanément, mais cyanosé; il resta tel et succomba très vite. Or, dans un de ces cas, le travail avait duré 24 heures (cas n° 10); dans le second, il s'était prolongé 37 heures (cas n° 13).

Mais la longueur du travail n'est pas la seule cause de mort qu'on puisse incriminer pour l'enfant. Je vois dans le relevé de mes observations, que deux fœtus succombèrent à des difficultés d'extraction. La cause en était une provocation trop tardive de l'accouchement (cas 6 et 7 du tableau n° 1, page 164). On dut broyer la tête fœtale.

Je trouve enfin deux autres faits dans lesquels l'accouchement avait été pratiqué au moment opportun : on put extraire l'enfant par la version. Cependant, nous rencontrâmes des difficultés au moment de l'extraction de la tête. Dans le premier de ces cas (n° 5, jumeaux) les enfants vinrent au monde morts; dans le second, l'enfant naquit vivant, mais succomba peu de temps après la naissance.

Il est vraisemblable que la grande mortalité infantile que nous retrouvons dans les statistiques de Belluzzi et de M. Pinard est également faite de ces trois facteurs : (*a*) lenteur excessive du travail, (*b*) intervention trop tardive (souvent, au contraire, trop prématurée dans les cas de Belluzzi), (*c*) difficultés de l'extraction, même quand l'accouchement a été provoqué à un moment favorable.

Ces chiffres suffiraient pour condamner l'accouchement provoqué dans la variété de bassins dont nous nous occupons, si nous devions tenir les résultats que nous avons obtenus comme définitifs et ne pouvant être améliorés.

Ainsi que je vous l'ai dit tout à l'heure, les perfectionnements de notre technique opératoire nous permettent aujourd'hui de diminuer le temps qui s'écoule entre le moment où on provoque l'accouchement et celui où l'enfant naît. — Les dangers dus à la lenteur du travail peuvent donc être atténués dans une certaine mesure.

D'autre part, des statistiques faites aujourd'hui ne comprendraient certainement plus ces faits dans lesquels on est intervenu manifestement trop tard, et qui chargent les relevés précédents. Devant de pareils cas, on ne recourrait plus à l'accouchement provoqué dont l'échec serait certain ; on attendrait la fin de la grossesse. Il y a donc lieu de tenir les chiffres qui précèdent comme exagérés.

Les résultats que nous pourrions obtenir aujourd'hui seraient meilleurs. Seraient-ils satisfaisants ?

Je manque de documents précis sur ce point, mais j'ai une grande tendance à croire qu'ils resteraient au moins médiocres.

Dans la plupart des cas, en effet, où le diamètre conjugué supérieur mesure 80 millimètres ou moins, le bassin est, non seulement, généralement rétréci dans son détroit supérieur, mais encore l'angustie pelvienne porte sur toute la hauteur de l'excavation.

Je ne relève, dans les 14 cas que j'ai réunis, qu'un seul fait où il en était autrement. Ici (n° 12), le bassin qui mesurait 80 millimètres dans son diamètre minimum, était simplement aplati au détroit supérieur, l'excavation était spacieuse. Je pus, grâce à la version, avoir un enfant vivant du poids de 3 100 grammes. Ce cas ne doit pas être tenu pour conforme à la règle.

Quelle que soit la perfection actuelle de notre technique opératoire dans la provocation de l'accouchement, dans l'extraction du fœtus, les risques courus par celui-ci resteront donc très grands dans les bassins dont nous nous occupons. Pour mon compte, j'avais presque renoncé à la provocation de l'accouchement dans les bassins qui mesurent moins de 80 millimètres. Depuis 1894, j'ai fait exception à la règle que je m'étais fixée, dans trois cas où je ne pensais pas devoir rencontrer de difficultés spéciales (cas n°s 5, 13, 14, tableau n° 1, page 164). Je l'ai regretté, puisque, sur 4 enfants, 3 ont succombé.

3° **Bassins de 81 millimètres à 90 millimètres.** — J'ai provoqué 44 fois l'accouchement dans des bassins rachitiques mesurant de 81 à 90 millimètres.

Le résultat a été : *Une mère morte.*

Des 44 enfants : 5 sont mort-nés; 4 ont succombé avant le départ de leur mère; 35 sont donc sortis vivants de l'hôpital.

Voilà le résultat brut.

Je ne vous dirai rien des circonstances dans lesquelles *une femme* a succombé. Je vous en ai parlé plus haut.

Pour les enfants, la mortalité totale est de 20,45 p. 100. Elle est, vous le voyez, assez élevée, mais de beaucoup inférieure à celle que nous avons vue exister dans les cas où le bassin mesurait seulement de 71 à 80 millimètres.

Mais regardons de plus près les faits. Il est un premier point qui doit nous arrêter :

Sur ces 44 faits, 28 fois l'accouchement eut lieu spontanément, c'est-à-dire dans une proportion de 63 p. 100 des cas (cette proportion n'était que de 43 p. 100 dans les cas où le bassin mesurait 71 à 80 millimètres).

Voilà un premier fait; mais continuons notre analyse, et divisons ce bloc de 44 cas en 3 séries.

Une première comprendra 19 cas dans lesquels le bassin mesurait 81 à 85 millimètres. Sur ce nombre de cas, 10 fois l'accouchement eut lieu spontanément (soit dans une proportion de 52 p. 100).

Une seconde série comprendra 13 cas comprenant les cas dans lesquels le bassin mesurait 86, 87, 88, 89 millimètres. Or, sur ce nombre de cas, on nota 8 fois un accouchement spontané (soit une proportion de 61 p. 100).

Enfin, prenons les 12 derniers cas dans lesquels le bassin mesurait 90 millimètres : 10 fois sur 12 l'accouchement eut lieu spontanément, c'est-à-dire dans une proportion de 83 p. 100.

En somme, les chances d'accouchement spontané, après la provocation de l'accouchement, augmentent à mesure que les dimensions du bassin deviennent plus grandes.

Mais poursuivons notre examen et considérons les cas de la

première série (bassins de 8i à 85 millimètres) : sur 19 cas, il y eut 4 enfants mort-nés et 2 enfants ont succombé pendant les jours qui ont suivi leur naissance. Or prenons, sur ces 19 cas, les 9 faits où il y eut une intervention : 3 enfants naquirent morts, et 2 succombèrent dans les jours suivants; la mortalité fut donc de 55 p. 100. Voyons les 10 faits où l'accouchement eut lieu spontanément : un seul enfant naquit mort, les autres survécurent; la mortalité ne fut plus que de 10 p. 100.

Prenons la seconde série (bassins de 86 à 89 millimètres) qui comprend 13 cas. Cinq fois on intervint; un enfant succomba presque immédiatement après la naissance : mortalité 20 p. 100. Les 8 enfants nés spontanément survécurent.

Dans la troisième (bassins de 90 millimètres), 10 enfants, sur 12, naquirent vivants après un accouchement spontané; 2 enfants succombèrent, l'un aux suites d'un accident du travail (procidence (n° 38)); l'autre (n° 44), avec de la broncho-pneumonie.

Une double conclusion se dégage de ces chiffres :

1° Non seulement les chances d'accouchement spontané augmentent au fur et à mesure que le bassin grandit, mais encore avec les chances croissantes d'expulsion naturelle, les risques de l'enfant diminuent; 2° les risques courus par les enfants, du fait des interventions, décroissent également à mesure que les dimensions du bassin deviennent plus grandes.

Voulons-nous fixer par des chiffres cette amélioration graduelle du pronostic? Divisons ces bassins de 8i à 90 millimètres en deux classes, l'une comprenant les bassins de 8i à 85 millimètres, la seconde comprenant les bassins de 86 à 90 millimètres. Or sur 19 cas de la première classe nous comptons 6 enfants morts (4 mort-nés, 2 morts pendant les jours suivant la naissance), soit une mortalité de 3i.57 pour 100. Dans la seconde classe, nous n'avons perdu que 3 enfants, soit une mortalité de 12 pour 100.

Il est facile de déterminer les facteurs de cette amélioration constante. Ils sont, pour ainsi dire, la contre-partie de ceux qui causent nos échecs, quand le bassin est très étroit. En effet, si le fœtus ne succombe pas, c'est que :

1° Il est plus vigoureux, et résiste mieux aux accidents qui peuvent se produire au cours d'un travail spontané, même lent;

2° La fragilité moindre du fœtus est, pour lui, une cause de résistance plus grande pendant les manœuvres d'extraction;

3° Mais, surtout, moins le bassin est étroit dans son diamètre

antéro-postérieur, moins on a de chances d'observer ces angusties
pelviennes généralisées atteignant le détroit supérieur et toute l'excavation, angusties dont on ne saurait trop dire la gravité. Les difficultés d'extraction sont donc moindres; les manœuvres, sont, par
suite, moins dangereuses pour l'enfant. Enfin, on ne doit pas oublier
que plus le bassin est large, moins on risque de rencontrer de ces
atrésies congénitales, de ces rigidités des parties molles qui joignent
leur action à celles provenant du rétrécissement osseux et qui sont
une cause de sérieuses difficultés pendant l'extraction, partant de
risques pour l'enfant.

4° *Bassins de 91 millimètres à 100 millimètres.* — Je relève
tout d'abord que, sur 23 cas, 16 fois l'accouchement eut lieu spontanément. Dans un seul cas, on dut recourir à une opération fœti-
cide (n° 6). Dans ce cas, le bassin, qui mesurait 93 millimètres dans
son diamètre minimum, était généralement rétréci; l'enfant était
volumineux, puisqu'il pesait 3 520 grammes sans la matière cérébrale. Je dus, pour extraire la tête dernière, faire la craniotomie.
Voilà une première remarque.

Si je juge des résultats obtenus, je trouve qu'aucune mère n'a
succombé.

Quant aux enfants : sur 23 enfants, 2 enfants sont nés morts :
dans un de ces cas, on avait fait la version parce qu'il y avait une
procidence (cas n° 1). Le second fait se rapporte à cet enfant (n° 6),
chez qui je dus pratiquer la craniotomie pour extraire la tête
dernière.

Aucun des enfants nés vivants n'a succombé pendant les jours
qui suivirent leur naissance.

En somme, la mortalité infantile immédiate ou secondaire fut
de 8,69 p. 100.

5° *Bassins de 101 à 110 millimètres.* — Je ne fais que mentionner ici 4 cas dans lesquels le diamètre antéro-postérieur mesurait de 101 millimètres à 110 millimètres. Dans ces 4 cas, l'enfant
est toujours né vivant et sans intervention.

Tels sont les faits qu'il m'a été donné d'observer. Il est bon d'en
résumer, en un court tableau, les résultats.

Nombre de cas		100
Nombre d'enfants		101
Mortalité maternelle totale		1 cas. 1 p. 100
Mortalité infantile totale. { mort-nés	15 }	25,74 p. 100
{ morts dans les jours suivants	11 }	

Bassins rachitiques = 86 cas. — Enfants = 87

Enfants mort-nés...............	11	12,64 p. 100
Enfants morts après la naissance.	9	10,34 p. 100
Mortalité infantile totale...	20	23 p. 100

Bassins de 61 à 70ᵐᵐ.

Statistique de BAR. Nombre de cas = 1........ } mort-né.................... 0) mort dans les jours suivants.. 1 } 100 p. 100

Statistique de BELLUZZI. Nombre de cas = 5.... } mort-né.................... 0) morts dans les jours suivants. 4 } 80 p. 100

Statistique de PINARD. Nombre de cas = 13... } mort-nés.................... 5) morts dans les jours suivants. 2 } 87,50 p. 100

Statistiques réunies de BAR, BELLUZZI et PINARD. Nombre de cas = 14.............. } ... mort-nés................. 5) ... morts dans les jours suivants. 7 } ... 85,71 p. 100

Bassins de 71 à 80ᵐᵐ.

Statistique de BAR. Nombre de cas = 14 ; enfants = 15 .... } ... mort-nés.................... 4) ... morts dans les jours suivants. 4 } ... 53,33 p. 100

Bassins de 81 à 90ᵐᵐ.

Statistique de BAR. Nombre de cas = 44..... } ... mort-nés.................... 5) ... morts dans les jours suivants. 4 } ... 20,45 p. 100

Bassins de 81 à 85ᵐᵐ. Nombre de cas = 19.. } mort-nés.................... 4) morts dans les jours suivants. 2 } 31,57 p. 100

Bassins de 86 à 90ᵐᵐ. Nombre de cas = 25.. } mort-né.................... 1) morts dans les jours suivants. 2 } 12 p. 100

Bassins de 91 à 100ᵐᵐ.

Statistique de BAR. Nombre de cas = 23..... } ... mort-nés.................... 2) ... mort dans les jours suivants.. 0 } ... 8,69 p. 100

Bassins de 101 à 110ᵐᵐ.

Statistique de BAR. Nombre de cas = 4...... } ... mort-né.................... 0) ... mort dans les jours suivants.. 0 } ... 0 p. 100

IV

Ces chiffres (1) peuvent-ils nous autoriser à formuler une opinion sur la question des indications de l'accouchement provoqué dans le cas de dystocie par angustie pelvienne ?

Vous savez combien les avis sont partagés sur ce sujet.

---

(1) Il peut être intéressant de rapprocher des chiffres qui précèdent ceux qui représentent le résultat de la pratique de LEOPOLD :

Sur 36 cas, 3 fois le bassin mesurait de 95 millimètres à 85 millimètres, tous les enfants ont vécu ;

12 fois, il mesurait de 85 millimètres à 80 millimètres, la mortalité s'est élevée à 25 p. 100 ;

Dans 10 cas, le diamètre minimum était de 80 millimètres à 75 millimètres, la mortalité monte encore et s'élève à 60 p. 100 ;

Enfin, sur 11 cas où le diamètre le plus étroit mesurait de 75 millimètres à 70 millimètres la mortalité est restée à 54,5 p. 100.

La progression de la mortalité est analogue à celle que j'ai observée.

BUSCHBECK, Beitrag zur künstlichen Frühgeburt wegen Beckenenge (Arbeiten aus der Königlichen Frauenklinik, t. 1, p. 95).

Voyez, par exemple, ce que disait Morisani au Congrès de Rome en 1894 (1) :

« Dans mes communications antérieures, dit-il, je me suis montré favorable à l'accouchement prématuré : j'ai dit que l'accoucheur qui, consulté par une femme au septième ou huitième mois, lui conseillerait d'attendre le terme pour pratiquer la symphyséotomie, ferait de la mauvaise chirurgie. *Confiteor...*

« Les statistiques démontrent que les moyens employés pour provoquer l'accouchement prématuré sont presque toujours sans danger pour la mère et que les enfants naissent presque tous vivants. Mais, si l'on veut tenir compte du but de l'accouchement, qui est d'avoir un produit capable de vivre, alors les résultats sont déplorables. Il faut toutefois réfléchir que la mortalité des enfants nés prématurément est en relation avec l'époque de l'interruption de la grossesse.

« La plus grande partie des enfants nés à la fin du septième ou dans le cours du huitième mois meurent dans les premiers jours ou dans les premières semaines de la naissance. Ceux, au contraire, qui naissent à la fin du huitième ou dans le commencement du neuvième, ont de grandes chances de survivre, surtout s'ils sont entourés de soins assidus et intelligents.

« Je crois donc que la question pourrait être résolue de la manière suivante : pour les femmes chez lesquelles le bassin nécessite l'accouchement prématuré à la fin du septième mois ou dans le cours du huitième (diamètre promonto-pubien : 70 à 81 millimètres), le mieux est d'attendre le terme et de pratiquer la symphyséotomie. Chez celles dont le bassin peut permettre l'expulsion d'un fœtus non à terme dans la première ou dans la deuxième semaine du neuvième mois, il est permis et utile de préférer l'accouchement provoqué à la symphyséotomie. »

Tarnier, Budin et Bonnaire ont récemment formulé leur manière de voir dans le tableau synoptique inséré page 134 du *Traité d'Accouchements*, t. III, et dans les quelques pages qui le précèdent :

« Dans les bassins de 11 centimètres à 9^{cm},5, attendre le terme sauf excès de volume ou antécédents dystociques.

« Dans les bassins de 9^{cm},5 à 8^{cm},5 provoquer l'accouchement.

« Dans les bassins de 8^{cm},5 à 7^{cm},5, accouchement prématuré artificiel (surtout au-dessus de 8 centimètres) et, si besoin en est, pratiquer la symphyséotomie.

---

(1) Morisani. Congrès de Rome, 1894. *Annales de Gynécologie*, 1894, t. XLI.

« Dans les bassins de 7ᶜᵐ,5 à 6ᶜᵐ,5, accouchement prématuré artificiel au temps d'élection, provoquer tardivement l'accouchement et pratiquer ensuite la symphyséotomie, si besoin en est (TARNIER et NOVI).

« Dans les bassins de 6ᶜᵐ,5 à 5ᶜᵐ,5, provoquer l'accouchement et faire la symphyséotomie. »

La pratique de M. PINARD est aussi éloignée qu'il est possible de celle de TARNIER, BUDIN et BONNAIRE. Dès 1893, il déclarait abandonner l'accouchement provoqué, sauf dans les cas où le bassin est très rétréci. En ce cas, l'accouchement provoqué combiné à la symphyséotomie restait une bonne opération.

Il a, depuis cette époque, accentué encore son évolution, et il inscrit, en tête de son programme, l'abandon définitif de l'accouchement prématuré artificiel dans le traitement de la dystocie par angustie pelvienne.

Tout récemment, en effet, au Congrès d'Amsterdam, il condamnait, en ces termes, l'accouchement prématuré provoqué.

« Il n'est (dit-il p. 21) aucune intervention plus désastreuse pour ce dernier (l'enfant) ; et les causes de ces désastres ne peuvent jamais être heureusement modifiées. Car l'âge exact de la grossesse et le rapport précis existant entre les dimensions du bassin et celles du fœtus ne sont jamais qu'imparfaitement connus.

« De plus, on ne pourra faire qu'un fœtus prématuré supporte, comme un enfant à terme, le traumatisme de l'accouchement, soit spontané, soit artificiel... »

« Dès qu'un enfant (ajoute-t-il p. 23), est conçu, nul n'a le droit de s'opposer à son développement ; l'accoucheur toujours et partout a le devoir de le protéger ainsi que sa mère... »

« L'accouchement prématuré artificiel, outre qu'il tue plus de 30 enfants sur 100, ne peut produire que des prématurés, c'est-à-dire des êtres à développement incomplet, ne possédant pas toutes les aptitudes à vivre de la vie extra-utérine, pour la plupart, candidats désignés aux maladies et aux infirmités.

« Avant l'antisepsie, à l'époque où l'opération césarienne et la symphyséotomie tuaient à peu près toujours les mères, on comprend que l'accouchement prématuré ait pu être adopté ; on préférait une malade à une morte. Aujourd'hui, heureusement, cette impuissance a disparu. »

---

(1) *Clinique obstétricale*, p. 371 et *passim*.
(2) Indications de l'opération césarienne considérée en rapport avec celle de la symphyséo-

Pour moi, j'ai pris une part active à la discussion qui eut lieu à la Société obstétricale de France en 1893 (1).

A ce moment, je m'étais déclaré partisan de l'accouchement provoqué dans tous les cas où le bassin mesurait plus de 70 millimètres.

Immédiatement après la réunion de la Société obstétricale, j'ai fait l'examen attentif, la classification méthodique des faits que j'avais observés; ils m'ont fait penser que je m'étais montré trop optimiste en faveur de l'accouchement provoqué.

Aussi en 1894 (2), dans le cours que je fis à cette époque à la Faculté, je formulai avec précision les règles de la pratique que je croyais bonne : a) accouchement provoqué dans les bassins de plus de 90 millimètres; b) abandon de l'accouchement provoqué dans les bassins de moins de 80 millimètres; c) agir suivant les cas, dans les bassins de 80 à 90 millimètres.

Ma pratique s'éloignait donc de celle adoptée par mon maître Tarnier. Elle se rapprochait beaucoup de celle de Morisani.

Elle se distinguait de celle de M. Pinard, parce que, si je restreignais de plus en plus les indications de l'accouchement provoqué dans les bassins moyennement et très rétrécis, je les considérais comme devant être maintenues dans les cas de bassins peu rétrécis.

Quelles conclusions puis-je formuler aujourd'hui après l'examen critique des faits que je viens de vous rapporter.

Dans les bassins rachitiques qui mesurent plus de 100 millimètres, il est commun de voir les femmes accoucher seules ou avec une opération (application de forceps, version) qui ne compromet pas sérieusement les jours de l'enfant.

Il ne peut donc être question de présenter l'accouchement provoqué comme une intervention devant être pratiquée couramment en pareil cas. Mais ne doit-on jamais y recourir dans de tels bassins?

Pour moi, je m'en tiens au vieux principe classique d'après lequel la provocation de l'accouchement est considérée comme excellente, quand le passé des femmes fait craindre des difficultés particulières au cours de l'accouchement. Aussi, dans quatre

---

tomie, de la craniotomie et de l'accouchement prématuré artificiel. — Rapport. — Congrès périodique d'Amsterdam. Août 1899.
(1) *Société obstétricale de France*, 1893.
(2) Leçons du 22 juin 1894 et suivantes, voir th. Eddé. *Instrumentation de M. Boissard pour provoquer l'accouchement prématuré*, 1894, p. 7.

cas où le bassin était à peine rétréci, mais où les accouchements antérieurs avaient été marqués par des opérations laborieuses, je n'ai pas hésité à y recourir, quelques jours avant le terme de la grossesse.

Je me suis bien trouvé d'adopter une telle pratique :

(1) L'enfant n'était pas compromis, parce qu'il naissait quelques jours avant le terme normal de la grossesse ;

(2) J'ai vraisemblablement évité des interventions laborieuses.

Dans ces limites, l'accouchement provoqué est légitime ; il donne d'excellents résultats. Il doit être conservé et je vous engage vivement à y recourir.

Quand le bassin mesure de 91 à 100 millimètres, il peut arriver que la femme accouche seule. Mais bien souvent, surtout si le diamètre minimum mesure de 91 à 95 millimètres, et si l'enfant est volumineux, l'accouchement nécessite une version ou une application de forceps. Dans quelques cas, peu fréquents, on est même conduit à faire la symphyséotomie.

Je suis loin d'être un partisan intransigeant de l'accouchement provoqué dans cette variété de bassins. Je n'y ai, en effet, eu recours que 23 fois, tandis que j'ai provoqué 44 fois l'accouchement dans des bassins de 81 à 90 millimètres ; et pourtant ces derniers se rencontrent moins fréquemment que les premiers.

J'attends donc volontiers le terme de la grossesse dans les bassins mesurant de 91 à 100 millimètres. Mais j'agis surtout ainsi lorsque le diamètre promonto-pubien minimum mesure plus de 96 millimètres. J'en veux pour preuve, en effet, le tableau qui se rapporte à cette variété de bassins. Sur 23 accouchements provoqués, 19 l'ont été dans des cas où le bassin mesurait 95 millimètres ou moins ; dans 4 cas seulement, le bassin mesurait plus de 95 millimètres.

En somme, quand le bassin mesure plus de 95 millimètres, je crois qu'il ne faut intervenir que si le fœtus paraît très volumineux, si les accouchements antérieurs ont été fort laborieux. Les indications de l'accouchement provoqué sont, ici, celles qui existent dans les bassins à peine viciés. Quand le bassin mesure moins de 95 millimètres, les indications de l'accouchement provoqué deviennent plus pressantes.

Que peut-on, en effet, objecter à cette dernière conclusion ?

— Que notre ignorance du volume du fœtus nous fait provoquer l'accouchement beaucoup trop tôt et que nous n'achetons un accouchement plus facile que par une faiblesse trop grande de l'enfant ?

Or voyez page 172 les poids des enfants qui sont nés après provocation de l'accouchement dans de tels cas, le plus petit pesait 2350 grammes et, dans ce cas, nous avions jugé bon de provoquer l'accouchement de bonne heure, car il y avait un bassin généralement rétréci et un faux promontoire. La plupart des autres avaient un poids voisin de 3000 grammes ou supérieur.

On ne peut sérieusement soutenir que ces enfants tiraient une tare originelle de leur naissance prématurée.

— Que nous n'eussions pas perdu plus d'enfants si nous avions attendu.

Voyez le tableau n° 3, page 172 : nous n'avons perdu que 2 enfants sur 23, soit 8,68 p. 100; l'un (n° 1) de ces enfants succomba par suite d'une procidence du cordon, le second (n° 6) par suite de son excès de volume.

Le résultat eût-il été meilleur si nous avions attendu le terme de la grossesse ?

Si je m'en réfère aux faits que j'ai observés à la Maternité de l'hôpital Saint-Antoine depuis son ouverture jusqu'au 1er janvier 1900, je vois que sur 87 enfants nés à terme de mères rachitiques, ayant un bassin vicié avec diamètre minimum de 91 à 100 millimètres, 9 ont succombé pendant le travail ou pendant les jours suivants. La mortalité est donc de 10,30 p. 100. Elle eut, certainement, été plus élevée si je n'avais pu examiner pendant la grossesse un certain nombre de femmes ayant un tel bassin et provoquer l'accouchement chez quelques-unes d'entre elles.

Je puis placer à côté des faits tirés de ma pratique personnelle, ceux qui sont colligés dans quelques statistiques que je me propose d'étudier en détails avec vous dans ma prochaine leçon. Voici, par exemple, la statistique publiée par Knapp (1) et qui collationne intégralement tous les cas de bassins viciés observés à la Maternité de Prague du 1er octobre 1891 au 31 décembre 1895 (voy. page 196).

Je relève dans ces tableaux que pour 47 enfants nés à terme de mères rachitiques dont le bassin mesurait de 91 à 100 millimètres, 10 sont morts, — soit une mortalité de 21,27 p. 100.

Voici encore la statistique publiée par Whitridge Williams (2).

_____

(1) Knapp. Bericht über 105 Geburten bei engem Becken aus den Jahren 1891-1895 (Archiv für Gynaekologie, t. LI, p. 489).
(2) Whitridge Williams. The frequency of contracted pelvis in the first thousand women delivered in the John Hopkins hospital. — « Obstetrics », I, 1899.

Sur 63 enfants nés à terme de mères dont le bassin mesurait comme dans les cas précédents de 91-100 millimètres (diamètre conjugué), 9 enfants sont morts; la mortalité est donc de 14,28 p. 100.

Voici enfin les chiffres qui résultent de la pratique de M. Pinard pendant les années 1897-1898 (voy. page 202); sur 56 cas dans lesquels le bassin rachitique mesurait de 91 à 96 millimètres, on observa 6 fois la mort de l'enfant, — soit une mortalité de 10,72 p. 100.

Voilà les faits. Si nous éliminons les résultats obtenus de Prague qui sont mauvais, mais qui se rapportent à des cas observés il y a plusieurs années et si nous ne tenons compte que des statistiques portant sur des faits récemment observés, les chiffres fixant la mortalité infantile sont assez comparables :

Bar = 10,30 p. 100.

Whitridge Williams = 14,28 p. 100.

Pinard = 10,72 p. 100.

Les risques de mort de l'enfant naissant à terme d'une mère rachitique ayant un bassin vicié — diamètre 91-100 millimètres — sont donc de 10 à 14 p. 100.

Ils sont, vous le voyez, plus élevés que ceux donnés par l'accouchement provoqué (1), et doivent nous inciter à conserver celui-ci dans les limites que je vous ai indiquées.

Bassins mesurant moins de 70 millimètres. — Si de ces bassins relativement larges nous passons aux bassins très rétrécis, quelle conclusion formulerons-nous?

Je ne vois vraiment que des inconvénients à provoquer l'accouchement dans les bassins mesurant moins de 70 millimètres. Une opération qui donne une mortalité infantile de 85,71 p. 100 est mauvaise.

Je sais bien que les progrès de la technique opératoire permettraient aujourd'hui de réduire notablement le taux de cette mortalité.

Mais, j'ai dit plus haut pourquoi les risques courus par l'en-

---

(1) Le chiffre de 8,68 représentant la mortalité infantile après l'accouchement provoqué doit être considéré comme pouvant être réduit; beaucoup de faits réunis dans le tableau 3, p. 172, sont anciens et ma technique s'est améliorée depuis 3 ans. A l'hôpital Saint-Antoine, du mois de mai 1897 au 1er janvier 1900, je n'ai perdu aucun des enfants que j'ai fait naître prématurément. Le résultat de ma pratique dans cet hôpital se chiffre ainsi :

Bassins avec diamètre minimum de 91 à 100 millimètres.

6 enfants nés prématurément (accouchements provoqués). Enfants morts : 0.

Mortalité...................... 0 p. 100

87 enfants nés à terme.................... Enfants morts....... 9

Mortalité..................... 10,30 p. 100

fant resteraient toujours élevés, tant au moment de l'accouchement qu'après la naissance. Jusqu'à ce que de nouveaux faits viennent modifier mon opinion, j'estime donc que l'accouchement prématuré doit, ici, être abandonné. S'il en est ainsi dans *les bassins de 61 à 70 millimètres*, je rejette, à plus forte raison, l'accouchement provoqué dans *les bassins qui mesurent moins de 60 millimètres*.

Peut-on, ici, le combiner utilement avec la symphyséotomie? TARNIER le pensait. Je ne vois guère, *a priori*, les avantages d'une telle pratique. Je n'en ai pas l'expérience et je ne puis me prononcer.

Dans les bassins de 71 à 80 millimètres, doit-on provoquer l'accouchement? Ici nous touchons à un point délicat. Ne pas provoquer l'accouchement c'est, en effet, dans la plupart des cas, rendre nécessaire, au moment de l'accouchement à terme, une intervention grave. Mais, par contre, j'ai dit les mauvais résultats que j'avais obtenus par la provocation de l'accouchement, les médiocres résultats obtenus par M. PINARD. Vous connaissez les causes de ces échecs.

De nouvelles statistiques pourront, peut-être, venir me démontrer qu'avec une technique meilleure, les résultats de l'accouchement provoqué sont susceptibles de devenir satisfaisants dans cette variété de bassins; nous pourrons alors modifier notre jugement. Aujourd'hui, en m'en tenant aux faits que j'ai observés, à ceux publiés, je conclus que, sauf quelques bassins simplement aplatis, au diamètre minimum mesurant 80 millimètres, ou un peu moins, dans des cas où les femmes sont multipares, c'est-à-dire sauf des cas où les risques provenant de la lenteur du travail, des difficultés de l'extraction, sont au minimum, l'accouchement prématuré artificiel fait courir trop de risques à l'enfant. Il vaut mieux n'y pas recourir.

Je partage donc, sur ce point, l'opinion de MORISANI, celle de M. PINARD.

Restent, enfin, les **bassins qui mesurent de 81 à 90 millimètres** Je diviserai volontiers ce cas en deux séries :

1° Si *le bassin mesure 86 à 90 millimètres*, j'estime que l'accouchement provoqué permet d'obtenir d'excellents résultats.

Dépouillez les statistiques de symphyséotomies, celles de M. PINARD, de ZWEIFEL, celle qui m'est personnelle (1), et vous constate-

---

(1) Voyez page 126.

rez qu'un certain nombre d'opérations ont été pratiquées dans des cas où le bassin mesurait précisément ces dimensions ; attendre, c'est donc faire courir à la femme les risques d'une symphyséotomie ou d'une section césarienne.

Si une de ces opérations n'est pas nécessaire, il faudra souvent terminer artificiellement l'accouchement. Dans ce cas, pour peu que l'enfant soit volumineux, la version ou le forceps, surtout si la femme est une primipare, peuvent devenir des opérations difficultueuses, partant dangereuses pour l'enfant.

Par contre, les résultats de l'accouchement provoqué sont vraiment très bons puisque, sur 25 cas, nous n'avons observé qu'une mortalité de 12 p. 100.

De plus, les enfants obtenus par l'accouchement provoqué sont, pour la plupart, des enfants suffisamment vigoureux ; ils doivent s'élever facilement et l'expérience montre qu'il en est ainsi.

L'accouchement provoqué est donc une excellente opération dans les bassins de 86 à 90 millimètres ; on ne doit pas hésiter à y recourir.

2° Si *le bassin mesure de 81 millimètres à 85 millimètres*, les risques courus pendant l'accouchement à terme sont plus grands ; mais, par contre, les résultats de l'accouchement provoqué deviennent aussi beaucoup moins bons que dans les cas précédents. La mortalité infantile s'élève, en effet, ici à 31,57 p. 100.

Je pense que pour cette variété de bassins, il est impossible de donner de règle générale. Il faut se laisser diriger par les particularités de chaque cas considéré isolément.

Si les dimensions du diamètre minimum sont, par exemple, plus voisines de 81 millimètres que de 85 millimètres, si le bassin est généralement rétréci, et surtout s'il est canaliculé, si la femme est une primipare, je rejette, ou ne conseille que timidement l'accouchement provoqué.

Par contre, si la femme est une multipare, si le diamètre minimum a une longueur qui se rapproche de 85 millimètres, surtout si le bassin est simplement aplati au détroit supérieur, si l'excavation est spacieuse, j'ai volontiers recours à l'accouchement provoqué.

V

Telles sont, messieurs, les règles qui dictent ma conduite lorsque je puis intervenir au moment opportun, et quand aucune considé=

ration tirée de l'état de santé de la malade, du milieu dans lequel elle se trouve, ne m'oblige à la modifier.

Restons donc fidèles à l'accouchement provoqué. Je sais bien qu'on objecte et qu'on objectera encore à notre pratique cette énorme mortalité infantile qui se chiffre après l'accouchement par une proportion de 30 p. 100 ? C'est vrai ! Une telle mortalité suffirait à faire condamner cette opération, mais après ce que je vous ai dit, vous savez qu'il convient de ne prendre cette proportion que pour ce qu'elle est : une moyenne établie d'après des éléments très disparates.

L'analyse des faits montre que, dans la réalité, les résultats de l'accouchement provoqué sont, dans certains cas, pires que cette moyenne ne le laisserait supposer. Mais, par contre, ils sont, dans certains autres, beaucoup plus favorables. Je me suis attaché, dans ce qui précède, à vous fixer la limite qui sépare ces deux ordres de faits, et n'y veux plus revenir.

Rejetons l'accouchement provoqué dans les premiers, mais ne craignons pas d'y avoir recours dans les autres. Ne nous laissons pas arrêter par cette objection qu'un certain nombre de ces enfants que nous faisons naître avant terme sont voués à devenir plus tard des êtres fragiles et maladifs ; qu'ils seraient nés spontanément, si on avait laissé la grossesse se poursuivre jusqu'à son terme normal.

La réalité est tout autre.

Réservé au bassin mesurant plus de 85 millimètres dans son diamètre conjugué supérieur, l'accouchement provoqué permet d'avoir des enfants assez développés pour être parfaitement élevables.

De tels enfants ne sont pas, quoi qu'on affirme, de par les conditions dans lesquelles on les fait naître, des candidats-nés à ces affections qui font taxer les malheureux qu'elles atteignent, d'êtres dégénérés.

Plus spécieuse apparaît l'objection que les enfants que nous faisons venir au monde prématurément eussent pu naître spontanément à terme ? Oui, sans doute, il en serait ainsi si nous voulions pratiquer l'accouchement provoqué dans tous les cas où le bassin est rétréci, le fût-il à peine. Ce n'est pas là notre pratique, et vous savez que dans les cas où le bassin est peu rétréci, nous ne recourons à la provocation de l'accouchement que si le passé de la malade, les constatations faites par le palper, etc., nous font craindre un accouchement laborieux.

Et, à la vérité, les adversaires de l'accouchement provoqué considèrent, peut-être à tort, comme définitivement démontrée la fréquence de l'accouchement spontané à terme chez les femmes dont le bassin mesure de 85 à 90 millimètres dans son diamètre minimum.

Je reviendrai sur ce point dans ma prochaine leçon (page 177).

Pour moi, je pense qu'attendre de propos délibéré l'accouchement à terme, ce n'est pas toujours donner aux enfants des chances heureuses. Peut-être quelques-uns d'entre eux viendront-ils au monde spontanément, après un travail rapide et dans des conditions favorables. Ils sont plus vigoureux que s'ils étaient nés avant termes, et on aura lieu de se réjouir de n'être pas intervenu prématurément. Mais dans combien de cas n'en sera-t-il pas ainsi !

Ce seront alors des applications de forceps, des versions entraînant pour les enfants des dangers autrement sérieux que ceux que comportait l'accouchement provoqué.

Je sais que les partisans enthousiastes de la symphyséotomie auauront vite recours à la symphyséotomie, opération sans danger immédiat, n'ayant pas de suites éloignées fâcheuses, selon eux, opération pourtant sérieuse dans ses suites immédiates et souvent dans ses suites éloignées.

Je vous ai, du reste, démontré que cette intervention ne fait pas disparaître tous les aléas fâcheux pour l'enfant.

N'hésitons donc pas, mais dans les limites que je vous ai dites, à recourir à l'accouchement provoqué. Préférons les dangers minimes qu'il comporte pour l'enfant à ceux autrement plus sérieux que nous risquerions, par notre expectation, de faire courir à la mère et, dans une certaine mesure, à l'enfant.

Les faits que je vous rapporterai dans ma prochaine leçon, viendront s'ajouter à ceux qui précèdent, pour justifier cette conclusion.

TABLEAU N° I.

N° d'ordre	NOM	BASSIN PARTICULARITÉS D. S. P.	DIAMÈT. A. P. min.	GROSSESSES ANTÉRIEURES PARTICULARITÉS DE CES GROSSESSES	AGE de la grossesse actuelle	DATE ET HEURE de la PROVOCATION (ou l'accouchement)	PROCÉDÉS DE PROVOCATION DURÉE DU TRAVAIL (du moment de la provocation à celui de l'expulsion)	MANŒUVRES COMPLÉMENTAIRES	MARCHE DU TRAVAIL	MANŒUVRES D'EXTRACTION	POIDS	ENFANT ÉTAT Naissance	ÉTAT Sortie	MÈRE SUITES DE COUCHES
1	Jac. St-Louis.	Rachitique canaliculé. D.p.s.p. : 8 cm.7	7 cm. 2	Multipare. 5 grossesses : 4 enfants mort-nés ; 1 enfant a vécu 14 mois.	7 m. 1/2	21 avril 1892, à 11 h. matin.	Ballon Tarnier 35 h.		Accouchement spontané le 22 avril 1892, à 9 h. 50 soir.		1 210 gr.	Faible.	Mort de faiblesse congénitale.	Normales.
2	Jac. St-Louis.	Rachitique canaliculé. D.p.s.p. : 8 cm.7	7 cm. 2	Multipare. 6 grossesses : 4 enfants mort-nés. 1 enfant a vécu 14 mois. 1 enfant a vécu quelq. jours.		11 sept. 1893, à 11 h. matin.	Application d'une vent. 18 h.		Accouchement spontané le 12 septembre 1893, à 8 h. matin.		2 300 gr.	Faible.	Bon.	Normales.
3	Prig. St-Louis.	Rachitique. D.p.s.p. : 9 cm.		Primipare.		6 avril 1892, à 10 h. soir.	Application d'une vent.	Excitateur Tarnier.	Accouchement spontané le 7 avril 1892, à 1 h. 1/2 soir.		2 450 gr.	Bon.	Bon.	Normales.
4	Hart. St-Louis.	Généralement rétréci. D.p.s.p. : 9 cm.	7 cm. 5	Multipare.		28 janv. 1892, à 9 h. soir.	Application d'une vent. 6 h. h.	Excitateur Tarnier.	Version par manœuvres internes le 31 janvier 1892, à 11 h. 45 matin.	Version.	2 910 gr.	Bon.	Bon.	Normales.
5	X... Saint-Antoine.	Généralement rétréci, canaliculé. D.p.s.p. : 9 cm.8 Faux promontoire sacré : 8 cm. 5	2 cm. 7	Multipare. 2 accouchements prématurés artificiels par Ballon Tarnier. 2 enfants vivants. 1 grossesse gémellaire. 1er spontané, enfant mort-né. 2e forceps, enfant vivant avec enfoncement d'un pariétal.	8 m. 1/2	29 août 1898, à 10 h. matin.	Ballon Champetier de Gau gr. 16 h. 30		Accouchement, le 30 août à 2 h. 30 matin. Grossesse gémellaire. 1er enfant se présente par l'épaule droite en A.I.D. dos en avant. Version, enfant fait quelques inspirations et meurt. Enfoncement prononcé au niveau du pariétal droit. 2e enfant se présente par l'épaule droite en A.I.D. Version ; enfant né étouvé, mais ranimé, puis meurt. Enfoncement prononcé au niveau du pariétal gauche.	Version. Version.	2 520 gr. 2 410 gr.	Mort apparente. Ranimé. Mort. Mort apparente. Ranimé. Mort.		Normales.
6	Sch. St-Louis.	Rachitique canaliculé. D.p.s.p. : 9 cm.3	7 cm. 8	Multipare.		28 oct. 1890, à 9 h. 1/2 mat.	Excitateur Tarnier 11 h. 1/2		Basiotripsie le 29 octobre 1890, à 7 h. matin.	Basiotripsie.	?	Mort-né.		Normales.
7	Hart. St-Louis.	Rachitique canaliculé. D.p.s.p. : 9 cm.8	7 cm. 8	Primipare.	8 mois.	7 déc. 1890, à 10 h. matin.	Application d'une bougie 8 h.		Embryotomie le 9 décembre 1890, à 5 h. soir.	Embryotomie.	?	Mort-né.		Normales.
8	Del. St-Louis.	Rachitique. D.p.s.p. : 9 cm.	7 cm. 8	Multipare.		5 avril 1893, à 3 h. 1/2 soir.	Application d'une vent. 18 h.		Version le 7 avril 1893, à 9 h. 45 matin.	Version.	2 910 gr.	Bon.	Bon.	Normales.
9	Char. St-Louis.	Rachitique. D.p.s.p. : 9 cm.	8 cm.	Multipare.		18 août 1887, à 9 h. 1/2 mat.	Application d'une bougie 18 h.		Accouchement spontané le 19 août 1887, à 3 h. soir.		2 700 gr.	Faible.	Bon.	Normales.
10	Lao. St-Louis.	Rachitique. D.p.s.p. : 9 cm.	8 cm.	Multipare.		20 février 1890, à 10 h. matin.	Application d'une vent. 17 h.		Accouchement spontané le 21 février 1890, à 10 h. matin.		2 650 gr.	Bon.	Mort à 1 jour de convulsions.	Normales.
11	Lam. St-Louis.	Généralement rétréci. D.p.s.p. : 9 cm.5	8 cm.	Multipare.		10 mars 1890, à midi.	Application d'une vent.		Version par manœuvres internes le 12 mars, à 1 h. 1/4 matin.	Version.	3 210 gr.	Mort apparente.	Mort de convulsions.	Normales.
12	Ber. St-Louis.	Aplati au détroit supérieur ; excavation spacieuse. D.p.s.p. : 9 cm.5	8 cm.	Multipare.	8 mois.	19 déc. 1893, à 9 h. 1/2 mat.	Application d'une vent. 18 h.	Ballon Tarnier.	Version par manœuvres internes le 21 décembre 1893, à 9 h. 1/2 matin.	Version.	3 100 gr.	Bon.	Bon.	Normales.
13	Jor. Clinique.	Génér. rétréci. 9e lombaire surplombe. D.p.s.p. : 9 cm.5	8 cm.	3 à terme, spontané.		3 février 1896, à 10 h. matin.	Méthode de Débrou 37 h.	Ballon de Champetier. Ballon de Boissard.	Accouchement spontané le 4 février 1896, à 9 h. soir.		2 350 gr.	Bon.	Mort de eyanose.	Normales.
14	H. Saint-Antoine.	Généralement rétréci. D.p.s.p. : 9 cm.5	8 cm.	1 à terme, embryotomie. 2 provoqués version, enfants vivants. 3 symphyséiotomie à terme, enfant vivant (Voy. cas n° 16, p. 130).	8 mois.	2 mai 1899, à 5 h. 1/2 mat.	Ballon Champetier 7 h.		Version par manœuvres internes le 2 mai 1899, à 10 h. 1/2 matin.	Version.	2 330 gr.	Bon.	Bon.	Normales.

TABLEAU N° 3.

N° d'ordre	NOM	BASSIN PARTICULARITÉS p. s. p. / diamèt. a. p. min.	GROSSESSES ANTÉRIEURES PARTICULARITÉS DU CAS GROSSESSES	AGE de la grossesse actuelle	DATE ET HEURE de la PROVOCATION de l'accouchement	PROCÉDÉ DE PROVOCATION DURÉE DU TRAVAIL du moment de la pose, à celui de l'expulsion	MANŒUVRES COMPLÉMEN-TAIRES	MARCHE DU TRAVAIL	MANŒUVRES D'EXTRACTION	POIDS	ENFANT ÉTAT Naissance	ÉTAT Sortie	MÈRE SUITES DE COUCHES
1	Laf. St-Louis.	Généralement rétréci 8 cm. 1 D.p.s.p.: 9 cm. 6	Multipare. 2 enfants nés à 8 mois, mort-nés.		11 sept. 1891, à midi.	Ballon Tarnier 25 h. 30.		Accouchement spontané le 12 septembre 1891, à 1 h. 30 soir.		2 800 gr.	Bon.	Bon.	Normales.
2	Tab. St-Louis.	Rachitique. D.p.s.p.: 9 cm. 6	8 cm. 1 Primipare.	8 m. 3/4	17 mai 1894, à 9 h. 1/2 mat.	Application d'une bougie 76 h.	19 mai : ballon Champetier ; 20 mai: rupture spontanée des membranes, écrasement Tarnier.	Accouchement par forceps le 20 mai 1894, à 2 h. 30 soir.	Forceps.	2 830 gr.	Bon.	Parti en nourrice.	Normales.
3	Rib. St-Louis.	Rachitique. D.p.s.p.: 9 cm. 7	8 cm. 1 Multipare.	8 m. 3/4		Application d'une sonde		Accouchement spontané le 9 avril 1892, à 11 h. 45 soir.		2 960 gr.	Bon.	Bon.	Normales.
4	Bro. St-Louis.	Rachitique. D.p.s.p.: 9 cm. 2	8 cm. 2 Primipare.	8 m. 3/4	29 déc. 1893, à 10 h. matin.	Ballon Tarnier 49 h.		Accouchement spontané le 31 décembre 1893, à 11 h. matin.		3 100 gr.	Bon.	Bon.	Normales.
5	Gaut. St-Louis.	Rachitique. D.p.s.p.: 9 cm. 8	8 cm. 3 Primipare.	8 mois.	20 mars 1891, à 10 h. matin.	Ballon Tarnier 129 h.	25, 27, 28, 29 mars, aucun travail ; le 30, ventilateur Tarnier ; en laissant le ballon, on retire et on remet l'excitateur ; le 31, on retire l'excitateur, on met le ballon puis l'excitat. encore le ballon, le 1er avril, on remet l'excitateur.	Accouchement par le forceps le 1er avril, à 7 h. soir.	Forceps.	2 800 gr.	Mort apparente. Ranimé.	Mort le 4 avril.	Normales.
6	Gilb. St-Louis.	Rachitique.	8 cm. 3 Multipare.	Presque à terme.	5 déc. 1894.	Ballon Tarnier		Procidence du cordon. (Voyez cas n° 2 du tableau annexé à la leçon précédente, page 126.)	Forceps. Symphyséotomie.	3 150 gr.	Mort apparente. Ranimé.	Bon.	Fièvre. Sortie en bon état.
7	Duc. Clinique.	Rachitique. D.p.s.p.: 9 cm. 3	8 cm. 3 Primipare.	8 mois.	2 mars 1890, à 11 h. matin.	Ballon et écraseur Tarnier 61 h.	3. Expulsion spont. du ballon Tarnier, dilat. à fr. démontoir Tarnier; le soir rupt. spontan. des membranes; on retire Tarnier; le 4, on retire l'écart. et on place le ballon Champetier, on le retire et on remet le petit ballon Champetier, tractions lentes et continues sur le ballon.	2 applications obliques de forceps infructueuses au détroit supérieur, puis version pelvienne le 4 mars, à 11 h. 35 soir.	Forceps et version.	2 000 gr.	Mort pendant le travail.		Péritonite. Rupture utérine. Lochies fétides (40° Sérum de Marmorek. Mort le 9 mars.
8	Pric. St-Louis.	Généralement rétréci. D.p.s.p.: 10 cm.	8 cm. 5 1 à terme, haustérique.		13 oct. 1888.	Application d'une sonde		Version par manœuvres internes. Sommet O. A., le 13 octobre 1888.	Version.	3 000 gr.	Bon.	Bon.	Normales.
9	Ec. St-Louis.	Rachitique. D.p.s.p.: 10 cm.	8 cm. 5 Primipare.		16 déc. 1886.	Application d'une sonde		Cranioclasie faite le 22 décembre 1886, à 11 h. matin.	Cranioclasie.	1 830 gr. sans cervelet cérébr.	Mort-né.		Normales.

N° d'ordre	NOM	BASSIN PARTICULARITÉS P.S.P.	DIAMÈT. à p. min.	GROSSESSES ANTÉRIEURES PARTICULARITÉS DE CES GROSSESSES	AGE de la grossesse actuelle	DATE ET HEURE de la PROVOCATION de l'accouchement	PROCÉDÉ DE PROVOCATION DÉBUT DU TRAVAIL	MANŒUVRES COMPLÉMENTAIRES	MARCHE DU TRAVAIL	MANŒUVRES D'EXTRACTION	POIDS	ENFANT ÉTAT Naissance	ÉTAT Sortie	MÈRE SUITES DE COUCHES
10	Cam. St-Louis.	Canaliculé. D.p.s.p.: 10 cm.	8 cm. 5	Multipare.		21 janvier 1889.	Ballon Champetier.		Version par manœuvres internes le 22 janvier 1889, à 5 h. soir.	Version.	2 180 gr.	Bon.	Mort 12 h. après.	Normales.
11	Guis. St-Louis.	Rachitique. D.p.s.p.: 10 cm.	8 cm. 5	Primipare.		1er mai 1890, à 10 h. matin.	Application d'une sonde 10 h.		Accouchement spontané le 1er mai 1890, à 8 h. soir.		2 610 gr.	Faible.	Assez bon.	Normales.
12	Month. St-Louis.	Prom. s. pub. 10 m. Faux prom.	8 cm. 5	Multipare.		26 août 1890.	Écarteur.		Accouchement spontané le 28 août 1890.		2 250 gr.	Bon.	A augmenté de 120 gr.	Normales.
13	Dav. St-Louis.	Rachitique. D.p.s.p.: 10 cm.	8 cm. 5	Secondipare.		6 juin 1891.	Application d'une bougie.		Accouchement spontané le 6 juin 1891.		2 250 gr.	Bon.	Bon.	Normales.
14	Qus. St-Louis.	Rachitique. D.p.s.p.: 10 cm.	8 cm. 5	1 enfant mort. Version. 1 enfant vivant. Forceps.	8 m. 1/2	20 juillet 1891, à 8 h. matin.	Ballon Tarnier 6o h. 1/2		Accouchement spontané le 22 juillet 1891, à 8 h. 20 soir.		2 600 gr.	Mort-né.		Normales.
15	Lap. St-Louis.	Rachitique. D.p.s.p.: 10 cm.	8 cm. 5	Secondipare.		3 déc. 1891, à 10 h. matin.	Application d'une bougie 12 h.		Accouchement spontané le 3 décembre 1891, à 10 h. soir.		2 830 gr.	Bon.	A augmenté de 140 gr.	Normales.
16	Dasl. St-Louis.	Rachitique. D.p.s.p.: 10 cm.	8 cm. 5	Multipare.		20 oct. 1892, à 9 h. 1/2 mat.	Application d'une bougie 48 h.		Version par manœuvres internes le 22 octobre 1892, à 9 h. 1/2 matin.	Version.	3 600 gr.	Bon.	Bon.	Normales.
17	Weyl. St-Louis.	Rachitique. D.p.s.p.: 10 cm.	8 cm. 5	1 forceps à terme.	8 mois.	14 nov. 1892, à 9 h. 1/2 mat.	Application d'une sonde 26 h.		15 novembre. Nouvelle sonde. Accouchement spontané le 15 novembre, à 11 h. 1/2 soir.		2 680 gr.	Bon.	A augmenté de 290 gr.	Normales.
18	Riz. Clinique.	Aplati d'avant en arrière. D.p.s.p.: 10 cm.	8 cm. 5	2 à terme. 1 terminé par forceps, 1 présentation de l'épaule et AD.		2 mars 1898, à 11 h. 1/4 mat.	Application d'une sonde 50 h. 1/2	Ballon Champetier.	3 mars, rupture spontanée des membranes; le 4 pose ballon Champetier, forceps au-dessus du détroit supérieur, le forceps dérape. Version le 4 mars, à 1 h. 30 soir.	Forceps et version.	3 600 gr.	Mort apparente. Non ranimé.		Lochies fétides. Température 40°2. Sort en bon état.
19	Saint-Antoine.	Rachitique. D.p.s.p.: 10 cm.	8 cm. 5	2 accouchements antérieurs: 1 terminé par une application de forceps; 1 accouchement provoqué, enfant vivant.	8 mois.	25 nov. 1898, à 10 h. matin.	Ballon Champetier 9 h. 1/2		Accouchement spontané le 25 novembre 1898, à 7 h. 1/2 soir.		2 250 gr.	Bon.	A augmenté de 126 gr.	Lochies fétides. Céphalée. T. maximum 38°. Sort en bon état.
20	Pos. Clinique.	Rachitique. D.p.s.p.: 10 cm.	8 cm. 5	1 avort. 1 spontané, par le siège?? 5 prématurés.	8 m. 1/4	5 juin 1896.	Ballon Champetier.		Version pelvienne le 5 juin 1896, à 8 h. 15 soir; pendant la version, déchirures du segment inférieur du côté gauche.	Version.	2 450 gr.	Mort apparente. Fait quelques inspirations. Mort.		T. maxima 37°7. Sort en bon état.
21	Les. St-Louis.	Rachitique. D.p.s.p.: 10 cm.	8 cm. 7	Secondipare.	8 m. 3/4	28 sept. 1895, à 10 h. matin.	Ballon Tarnier 50 h. 1/2	Excitateur Tarnier.	Application de forceps le 30 septembre 1895, à 9 h. 1/2 soir.	Forceps.	3 300 gr.	Mort apparente. Ranimé.	Bon.	Normales.
22	Bas. St-Louis.	Rachitique. D.p.s.p.: 10 cm.	8 cm. 7	4 avant terme, spontané.	8 m. 1/2	4 juin 1896, à 10 h. mat.	2 sondes en place 10 h. 1/2.		Accouchement spontané le 5 juin 1896, à 7 h. 15 matin.		2 920 gr.	Bon.	A augmenté de 130 gr.	Normales.
23	Des. St-Louis.	Rachitique. D.p.s.p.: 10 cm.	8 cm. 7	3 à terme.	8 m. 1/2	8 déc. 1897, à 10 h. matin.	Application d'une bougie 18 h. 1/2.		Accouchement spontané le 9 décembre 1897, à 4 h. 35 matin.		2 900 gr.	Bon.	A augmenté de 80 gr.	Normales.
24	2tō Clinique.	Une antérieure du serum accessible. D.p.s.p.: 10 cm.	8 cm. 7	1 à terme, spontané.	8 mois.				Accouchement spontané le 9 février 1898.		2 650 gr.	Bon.	A augmenté de 200 gr.	Normales.
25	Saint-Antoine.	Rachitique. D.p.s.p.: 10 cm.	8 cm. 7	Primipare.	8 m. 1/2	15 juin 1897, à midi.	Ballon Champetier 33 h. 1/2	Ballon Champetier.	Version par manœuvres internes le 16 juin 1897, à 9 h. 15 soir; délivrance artificielle suivie d'une injection intra-utérine au sublimé.	Version.	2 650 gr.	Bon.	A augmenté de 80 gr.	Normales.
26	Saint-Antoine.	Côté droit aplati. D.p.s.p.: 10 cm.	8 cm. 7	3 à terme, spontané, dont 1 acc. gémell., 2 enfants, 2 enfants vivants.	8 mois.	10 mars 1898, à 9 h. 1/2 soir.	Petit ballon Champetier 10 h. 1/2		Accouchement spontané le 10 mars 1898, à 8 h. 1/2 soir.		2 500 gr.	Bon.	A augmenté de 100 gr.	Normales.
27	Saint-Antoine.	Rachitique. D.p.s.p.: 10 cm.	8 cm. 7	Primipare.	8 m. 3/4	23 avril 1898, à 9 h. 1/2 mat.	Ballon Tarnier 70 h. 1/2	Ballon Tarnier. Excitateur Tarnier.	24. On introduit de nouveau le ballon Tarnier. 27. Excitateur Tarnier. Bains. 28. Forceps. Accouchement le 28, à 2 h. 45 soir.	Forceps.	2 600 gr.	Bon.	Mauvais; muguet. Otite.	Lymphangite et galactophorite du sein gauche. Abcès du sein. Sort en bon état.

N° d'ordre	NOM	BASSIN PARTICULARITÉS — P. B. T.	DIAMÈT. a. p. min.	GROSSESSES ANTÉRIEURES — PARTICULARITÉS DE CES GROSSESSES	AGE de la grossesse actuelle	DATE ET HEURE de la PROVOCATION de l'accouchement	PROCÉDÉ	MANŒUVRES	MARCHE DU TRAVAIL	MANŒUVRES D'EXTRACTION	POIDS	ENFANT ÉTAT Naissance	ENFANT ÉTAT Sortie	MÈRE SUITES DE COUCHES
28	Bart. Clinique.	Face antérieure du sacrum ossenable. D.p.s.p.:10cm.3	8 cm. 6	1 avant terme, spontané.	8 mois.	17 août 1896, à 10 h. matin.	Ballon Champetier Je h. ()		18 août. Nouvelle application du gros ballon de Champetier. Accouchement spontané le 18 août, à 4 h. 1/2 soir.		2 430 gr.	Bon.	Bon.	Normales.
29	Saint-Antoine.	Rachitique. D.p.s.p.:10cm.3	8 cm. 3	1 à terme, forceps. 1 à terme, spontané.	8 mois.	19 août 1898, à 9 h. 1/2 mat.	Ballon Tac. 1 h. ()		Accouchement spontané le 19 août 1898, à 6 h. du soir.		2 650 gr.	Bon.	A augmenté de 50 gr.	Normales.
30	Ig. St-Louis.	Rachitique. D.p.s.p.:10cm.4	8 cm. 9	Multipare.	8 m. 1/2	6 mars 1896, à 10 h. matin.	Applic.... d'une ban. 12 h. ()		Accouchement spontané le 6 mars 1896, à 10 h. 1/2 soir.		3 000 gr.	Bon.	Assez bon.	Normales.
31	Mil. Clinique.	Rachitique. D.p.s.p.:10cm.4	8 cm. 9	1 à terme, basiotripsie. 2 à 8 mois, provoqués, enfants vivants.		31 août 1896.	Sonde de Ca...		1er septembre, petit ballon Champetier; le 2, gros ballon Champetier; traction sur le ballon, bain; le 3, bain, tracteur utérin de Tarnier puis gros ballon Champetier; le soir, rupture spontanée des membranes, accouchement se termine par forceps le 3 septembre, à 10 h. 1/2 soir.	Forceps.	3 400 gr.	Bon.	A augmenté de 455 gr.	Normales.
32	Saint-Antoine.	Rachitique. D.p.s.p.:10cm.4	8 cm. 9	1 avortement à 3 mois. 1 à terme, forceps, enfant mort 12 h. ap. naissance.	8 m. 1/2	8 oct. 1897, à 9 h. 40 mat.	Ballon Tac... 12 h. ()	Écarteur Tarnier.	Accouchement spontané le 9 octobre 1897, à 2 h. matin.		2 900 gr.	Bon.	Parti en nourrice.	Normales.
33	Stemp. St-Louis.	Rachitique. D.p.s.p.:10cm.5	8 cm.	Secondipare.		23 février 1886, à 10 h. 1/2 mat.	Application ... 17 h. ()		Accouchement spontané le 24 février 1886, à 4 h. matin.		3 000 gr.	Bon.	Bon.	Normales.
34	Lec. St-Louis.	Rachitique. D.p.s.p.:10cm.5	9 cm.	Primipare.		28 avril 1886, à midi.	Application ... 8 h. ()		Accouchement spontané le 30 avril 1886, à 5 h. matin.		2 800 gr.	Bon.	Bon.	Normales.
35	Math. St-Louis.	Rachitique. D.p.s.p.:10cm.5	9 cm.	Primipare.		22 avril 1892, à 9 h. 1/2 mat.	Ballon Tac... 21 h. ()	Écarteur Tarnier.	Application de forceps le 23 avril 1892, à 3 h. 18 matin.	Forceps.	2 350 gr.	Né étonné. Ranimé.	Bon.	Normales.
36	Ach. St-Louis.	Rachitique. D.p.s.p.:10cm.5	9 cm.	1 à terme, mort quelques minutes après sa naissance.	8 m. 1/2	1er avril 1898, à 9 h. 3/4 mat.	Sonde de Ca... 21 h. ()		Écoulement du liquide amniotique. Accouchement spontané le 2 avril 1898, à minuit 20.		2 070 gr.	Bon.	Ophtalmie double.	Normales.
37	Fous. St-Louis.	Rachitique. D.p.s.p.:10cm.5	9 cm.	1 à terme, spontané.	8 m. 3/4	20 juin 1895, à 9 h. 3/4 mat.	Ballon Tac... 22 h. ()		Accouchement spontané le 20 juin 1895, à 11 h. 1/4 soir.		3 100 gr.	Bon.	Bon.	Normales.
38	Bas. Clinique.	Généralement rétréci. Faux promont. D.p.s.p.:10cm.5	9 cm.	1 à terme, spontané.	8 mois.	4 janvier 1896.	Méthode de Béar...	Ballon Champetier.	5 janvier. Grand bain, ballon Champetier, latéroniédiens de cordon. Accouchement spontané le 5 janvier 1896, à 1 h. 1/2 soir.		2 400 gr.	Mort apparente. Ranimé.	Mort de convulsions le 6 janvier 1896.	Normales.
39	Saint-Antoine.	Rachitique. D.p.s.p.:10cm.5	9 cm.	1 à 6 mois, spontané, enfant vivant, siège. 1 à terme, siège, enfant vivant. 1 à 8 mois, siège, forceps, enfant mort.	8 m. 1/2	6 déc. 1897, à 10 h. matin.	Sonde de La... 21 h. ()	Ballon Champetier. Version.	6 et 7 décembre. Dilatation du 7 franc; le 8 décembre, introduction du ballon Champetier, présentation du sommet avec procidence du cordon et d'une main. Version. Accouchement terminé le 8 décembre 1897, à 3 h. soir.	Version.	2 450 gr.	Mort apparente. Ranimé.	A augmenté de 90 gr.	Bronchite et emphysème. Température maxima 38°. Sort en bon état.
40	Saint-Antoine.	Rachitique. D.p.s.p.:10cm.5	9 cm.	1 à terme, spontané.	8 mois.	4 mars 1898, à 10 h. matin.	Ballon Tac... 16 h. ()		5 mars. Grand bain. Accouchement spontané le 5 mars 1898, à midi 50.		3 090 gr.	Bon.	A augmenté de 110 gr.	Normales.
41	Saint-Antoine.	Rachitique. D.p.s.p.:10cm.5	9 cm.	1 accouchement provoqué, forceps, enfant mort le même jour. 1 accouchement provoqué ballon, enfant mort le 15e jour. 1 avortement de 4 mois.	8 m. 1/2	4 sept. 1898, à 11 h. matin.	Ballon Champ. 10 h. ()		Accouchement spontané le 4 septembre 1898, à 9 h. 1/2 soir.		3 450 gr.	Bon.	A augmenté de 110 gr.	Douleurs utérines et céphalalgie. Temp. maxima 38°. Sort en bon état.
42	Saint-Antoine.	Rachitique. D.p.s.p.:10cm.5	8 mois.	1 à terme, forceps, enfant mort. 1 à terme, précipité. Ballon Champetier, rupture prématurée des membranes. Version, enfant vivant.		11 mars 1899, à 10 h. matin.	Douglas et ballon 16 h. ()	Ballon Champetier.	Présentation du siège avec procidence du cordon. Abaissement des pieds. Accouchement spontané le 11 mars 1899, à 2 h. 45 matin.	Abaissement des pieds.	3 010 gr.	Mort apparente. Ranimé.	A augmenté de 125 gr.	Normales.
43	Saint-Antoine.	Canaliculé. D.p.s.p.:10cm.5	8 m. 1/2	Primipare.		27 avril 1899.	Ballon Champ.		Présentation du siège. Accouchement spontané le 28 avril 1899.		2 380 gr.	Bon.	A augmenté de 115 gr.	Normales.
44	Saint-Antoine.	Faux promontoire. D.p.s.p.:10cm.5	9 cm.	1 à terme, basiotripsie. 1 à terme, spontané, enfant vivant.	8 mois.	5 juin 1899, à 9 h. 1/2 mat.	Ballon Champ. 13 h. ()		Accouchement spontané le 5 juin 1899, à 11 h. soir.		2 450 gr.	Mort apparente. Ranimé.	Mort à 1 jour.	Normales.

Tableau N° 3.

N° d'ordre	NOM	BASSIN PARTICULARITÉS	DIAMÈT. à. p. min.	GROSSESSES ANTÉRIEURES PARTICULARITÉS DE CES GROSSESSES	AGE de la grossesse actuelle	DATE ET HEURE de la PROVOCATION et de l'accouchement	PROCÉDÉ du forçage borné ou non au moment du travail à celui de l'accouch.	MANŒUVRES COMPLÉMEN- TAIRES	MARCHE DU TRAVAIL	MANŒUVRES D'EXTRACTION	POIDS	ENFANT ÉTAT Naissance	ÉTAT Sortie	MÈRE SUITES DE COUCHES
1	X. St-Louis.	Rachitique. D.p.s.p.:10ts.6	9 cm. 1	1 accouchement spontané.		10 juillet 1895.	Gros ballon Cham. ...		Absence de battements du cœur ; on retire le ballon ; procidence de la main et du cordon. Version rapide.	Version.	2.400 gr.	Mort-né.		Normales.
2	X. Saint-Antoine.	Rachitique. D.p.s.p.:10ts.6	9 cm. 1	Primipare.	Presque à terme	9 août 1897, à 9 h. 1/2 mat.	Ballon Tar. 17 h.		7 août. Bain, expulsion du ballon, bain, rupture des membranes. 8 août. Bain. Accouchement spontané le 8 août 1897, à 8 h. 30 matin.		2.860 gr.	Bon.	A augmenté de 280 gr.	Normales.
3	Pied. Clinique.	Généralement rétréci. D.p.s.p.:10ts.7	9 cm. 2	1 à terme, basiotripsie. 1 à 8 mois, forceps, enfant mort pendant l'accouchement. 1 avortement de 2 mois 1/2	8 mois.	27 janvier 1896, à 10 h. mat.	Méthode de Ripault 3/4 h.	Ballon Champetier.	Accouchement spontané le 29 janvier 1896, à 1 h. 10 matin.		2.680 gr.	Étonné. Légère dépression sur la suture temporale et pariétale gauche.	Bon.	Normales.
4	Hart. 303 St-Louis.	Généralement rétréci. D.p.s.p.:10ts.8	9 cm. 3	Multipare.		5 avril 1895, à 7 h. 1/2 soir.	Sonde 18 h.		Version par manœuvres internes le 6 avril 1895, à 1 h. 25 soir.		2.900 gr.	Bon.	Assez bon. A une paralysie radiale.	Normales.
5	Geol. 1454 Clinique.	Rachitique. D.p.s.p.:10ts.8	9 cm. 3	1 à terme, forceps.	Presque à terme.	20 déc. 1895, à 11 h. matin.	Méthode de Ripault 9 h 1/2		Accouchement spontané le 20 décembre 1895, à 8 h. 40 soir.		3.050 gr.	Bon.	Bon.	Légère lymphangite du sein. Temp. maxima 37°8.
6	Har. 1131 Clinique.	Généralement rétréci. Sacrum plat.	9 cm. 3	1 à terme, basiotripsie.	8 mois.	31 août 1896.	Ballon Champ.		1er septembre. Rupture de la poche amnio-chorionale. Tractions exercées sur le ballon. Version pelvienne. Craniotomie le 1er septembre 1896, à 11 h. 1/4 matin.	Version. Craniotomie.	3.520 gr.	Mort pendant l'accouchement.		Normales.
7	X. Pratique privée.	Rachitique. D.p.s.p.:10ts.8	9 cm. 3	Primipare.		4 janvier 1896, à 11 h. matin.	Ballon Tar. 15 h.		Accouchement spontané le 5 janvier 1896, à 8 h. matin.		3.100 gr.	Bon.	A augmenté de 80 gr.	Normales.
8	X. Saint-Antoine.	Rachitique. D.p.s.p.:10ts.8	9 cm. 3	1 accouchement provoqué à terme. Ballon Tarnier, enfant vivant.	Presque à terme.	27 avril 1899, à 10 h. matin.	Ballon Champ. 3 h. m.		Version, manœuvres internes le 27 avril 1899, à 3 h. 20 soir.		2.080 gr.	Bon.	A augmenté de 100 gr.	Normales.
9	X. Saint-Antoine.	Rachitique. D.p.s.p.:10ts.8	9 cm. 3	3 à terme, spontanés, enfants vivants.	9 mois.	18 mai 1899, à 10 h. matin.	Ballon Champ. 11 h. 1/2		Accouchement spontané le 19 mai 1899, à minuit 40.		2.580 gr.	Bon.	A augmenté de 140 gr.	Normales.
10	X. Saint-Antoine.	Rachitique. D.p.s.p.:10ts.8	8 m. 3/4	Primipare.	8 m. 3/4	19 juin 1899, à 10 h. matin.	Ballon Tar. 18 h		Accouchement spontané le 20 juin 1899, à 2 h. soir.		1.630 gr.	Bon.	Bon.	Normales.
11	Roc. Clinique.	Rachit. haut. Arrêt de développement du fémur gauche.	9 cm. 5	Secondipare.	8 m. 3/4	10 sept. 1899, à 9 h. matin.	Ballon Tarnier 12 h	Ballon Tarnier. Ecarteur Tarnier.	Application de forceps le 11 septembre 1899, à 9 h. matin.	Forceps.	3.190 gr.	Bon.	Bon.	Normales.
12	Mar. 906 St-Louis.	Faux promontoire. D.p.s.p.:111 cm.	9 cm. 5	Multipare.		26 août 1899, à 11 h. soir.	Sonde 673 h. —		Accouchement spontané le 29 août 1899, à 1 h. matin.		2.350 gr.	Faible.	Bon.	Normales.
13	Dem. St-Louis.	Rachitique. D.p.s.p.:111 cm.	9 cm. 5	Multipare.		26 sept. 1895, à 10 h. 1/2 mat.	Ballon Tarnier 18 h		Accouchement spontané le 27 septembre 1895, à 11 h. soir.		3.200 gr.	Bon.	Bon.	Normales.
14	Per. Clinique.	Rachitique. D.p.s.p.:111 cm.	9 cm. 5	1 à terme, forceps.	8 mois.	23 nov. 1895, à 11 h. 1/2 mat.	Ballon Tarnier 18 h	Ecarteur Tarnier.	Accouchement spontané le 26 novembre 1895, à 5 h. 1/2 matin.		3.150 gr.	Bon.	Bon.	Normales.
15	C. Pratique privée.	Rachitique. D.p.s.p.:111 cm.	9 cm. 5	1 à terme, spontané, enfant vivant. 1er forceps, enfant mort.		18 mai 1885.	Sonde de Bar	Ecarteur Tarnier.	Application de forceps le 19 mai 1885.	Forceps.	3.000 gr.	Bon.	S'est très bien développé.	Normales.
16	C. Pratique privée.	Rachitique. D.p.s.p.:111 cm.	9 cm. 5		8 mois.	13 mars 1888.	Sonde de Bar		Accouchement spontané le 13 mars 1888.		2.900 gr.	Bon.	S'est bien développé.	Normales.

N° d'ordre	NOM	BASSIN PARTICULARITÉS v. p.	DIAMÈT. s. p.	GROSSESSES ANTÉRIEURES PARTICULARITÉS DE CES GROSSESSES	AGE de la grossesse actuelle	DATE ET HEURE de la PROVOCATION de l'accouchement	PROCÉDÉ DE PROVOCATION	MANŒUVRES COMPLÉMEN-TAIRES	MARCHE DU TRAVAIL	MANŒUVRES D'EXTRACTION	POIDS	ENFANT ÉTAT Naissance	ENFANT ÉTAT Sortie	MÈRE SUITES DE COUCHES
17	C. Pratique privée.	Rachitique. D.p.s.p.: 11 cm.	9 cm. 5		8 mois.	2 sept. 1895.	Sonde de Krebs		Accouchement spontané le 2 septembre 1895.		3 100 gr.	Bon.	S'est bien développé.	Normales.
18	Par. Pratique privée.	Rachitique. D.p.s.p.: 11 cm.	9 cm. 5	1er enfant, forceps, mort.	8 mois.	6 octobre 1889.	Sonde de Krebs		Accouchement spontané le 7 octobre 1889.		3 400 gr.	Bon.	S'est bien développé.	Normales.
19	X. Saint-Antoine.	Rachitique. D.p.s.p.: 11 cm.	9 cm. 5	Primipare.	8 m. 1/2	21 mars 1899, à 11 h. matin.	Ballon Champetier 20 h. 1/2		Accouchement spontané le 22 mars 1899, à 9 h. 1/2 matin.		2 580 gr.	Bon.	A augmenté de 130 gr.	Normales.
20	X. St-Louis.	Rachitique. D.p.s.p.: 11 cm. 7	9 cm. 7	1 enfant à terme, vivant.	2 juillet 1895.		Bougie 3 jours.	Ballon Tarnier, Courbure Tarnier, Ballon Champetier.	Accouchement spontané le 5 juillet 1895, matin.		2 400 gr.	Bon.	Bon.	Normales.
21	Jen. Clinique.	Rachitique. D.p.s.p.: 11 cm.2	9 cm. 7	4 à terme. 1 à 7 mois 1/2. à 8 m., spontanés (1 siège).	3 janvier 1896, à 3 h. soir.		Méthode de Krause 6 h. 1/2		Accouchement spontané le 3 janvier 1896, à 9 h. 1/2 soir.		2 830 gr.	Bon.	Bon.	Normales.
22	X. Saint-Antoine.	Faux promontoire: 10 c. 8. D.p.s.p.: 11 cm.3	9 cm. 8	à terme, spontané, enfants vivants.	Presque à terme.	15 déc. 1897, à 9 h. 1/2 matin.	Ballon Tarnier 13 h. 1/2		Accouchement spontané le 16 décembre 1897, à minuit 55.		3 060 gr.	Bon.	A augmenté de 100 gr.	Normales.
23	Tuss. St-Louis.	Rachitique. D.p.s.p.: 11 cm.5	10 cm.	Multipare.	25 mai 1895, à 10 h. matin.		Sonde 19 h.		Version par manœuvres internes le 26 mai 1895, à 5 h. matin.	Version.	2 500 gr.	Faible.	Bon.	Normales.

TABLEAU N° 4.   **Bassin de 101 millimètres à 110 millimètres.**

N° d'ordre	NOM	BASSIN PARTICULARITÉS P. S. P.	DIAMÈT. s. p. min.	GROSSESSES ANTÉRIEURES PARTICULARITÉS DE CES GROSSESSES	AGE de la Grossesse actuelle	DATE ET HEURE de la PROVOCATION de l'accouchement	PROCÉDÉ DE PROVOCATION	MANŒUVRES COMPLÉMEN-TAIRES	MARCHE DU TRAVAIL	MANŒUVRES D'EXTRACTION	POIDS	ENFANT ÉTAT Naissance	ENFANT ÉTAT Sortie	MÈRE SUITES DE COUCHES
1	X. St-Louis.	Généralement rétréci. Angle accessible au loin.		3 accouchements à terme avec 2 forceps et 1 version.	8 mois.	17 mars 1896.	Ballon Champ.		Accouchement spontané.		3 010 gr.	Bon.	Bon.	Normales.
2	Thé. St-Louis.	Angle accessible au loin.		1 accouchement provoqué à 8 m. 1/2, enfant vivant. À terme, 3 forceps. 1 spontané; tous morts.	8 m. 1/2	6 juin 1895, à 11 h. 1/4 mat.	Ballon Tarnier		Accouchement spontané.		2 420 gr.	Bon.	Parti en nourrice le 6e jour.	Normales.
3	Louq. Clinique.	Angle accessible.		3 à terme. 1 à 6 mois.	8 mois.	24 janvier 1896.	Ballon Champ.		Accouchement spontané le 24 janvier 1896, à 9 h. 10 soir.		2 790 gr.	Bon.	Bon.	Lochies fétides. Injections utérines. Température maxima 41°6.
4	X. Saint-Antoine.	Promontoire accessible au loin.		1 à terme, spontané. 1 à terme, forceps.	À terme.	22 sept. 1898, à 9 h. 1/2 mat.	Ballon Champ. 9 h.		Accouchement spontané le 23 septembre 1898, à 2 h. 40 soir.		3 400 gr.	Bon.	Bon.	Normales.

CINQUIÈME LEÇON

DE LA CONDUITE
QU'IL CONVIENT DE TENIR DANS LE CAS DE DYSTOCIE
PAR VICIATION PELVIENNE RACHITIQUE

Nous avons longuement étudié, dans les leçons qui précèdent, les chances heureuses et les risques qu'entraînent pour les mères et les enfants l'opération césarienne, la symphyséotomie et l'accouchement provoqué.

Je veux vous dire comment j'associe ces interventions à la version, à l'application du forceps, à l'embryotomie céphalique dans le traitement de la dystocie par viciation pelvienne.

Après vous avoir exposé ma pratique actuelle, je vous rapporterai les résultats que j'ai obtenus. Cela fait, nous serons en mesure de faire ensemble la critique de la conduite que j'ai choisie et de rechercher les modifications qu'il convient de lui apporter.

I

Me limitant toujours à l'étude des cas dans lesquels la viciation pelvienne est d'origine rachitique, je formulerai volontiers ainsi la conduite que je tends à adopter.

Pendant la grossesse. — Si la femme est enceinte et si je suis appelé à donner, en temps utile, un avis sur l'opportunité de l'accouchement provoqué :

1º Dans les cas où le bassin mesure moins de 80 millimètres dans son diamètre le plus rétréci, je n'ai pas, en principe, recours à l'accouchement provoqué.

Je place à 80 millimètres la limite au-dessus de laquelle il convient d'agir ainsi. Je sais que beaucoup la trouveront trop élevée et la reculeront à 75 millimètres et même à 70 millimètres. Je suis prêt à les suivre et à reconnaître que, dans quelques cas où le diamètre minimum est inférieur (mais de peu) à 80 millimètres, l'accouchement provoqué pourra donner encore de bons résultats, surtout si le bassin est simplement aplati et si l'enfant n'est pas très volumineux pour son âge de vie intra-utérine. Ce que j'ai observé m'a cependant rendu défiant à cet égard.

Puisqu'il faut vous donner un chiffre précis, je m'en tiendrai, encore, à cette limite de 80 millimètres.

2° Si le bassin mesure plus de 90 millimètres dans ses dimensions les plus petites, je provoque volontiers l'accouchement dans les cas où je prévois des difficultés pendant le travail ;

3° Dans les cas où le bassin mesure, dans son diamètre le plus rétréci, de 81 à 90 millimètres, ma pratique est variable : j'incline à provoquer l'accouchement dans les cas où le diamètre minimum mesure de 86 à 90 millimètres, — et à attendre le terme de la grossesse dans ceux où le bassin mesure de 81 à 85 millimètres.

J'ai traité trop longuement, dans ma dernière leçon, des motifs qui me font adopter cette conduite, pour que j'y insiste de nouveau.

Quand la femme est arrivée au terme de la grossesse, si elle est bien portante ainsi que son enfant, si la disproportion entre la capacité du bassin et le volume de la tête fœtale est telle que je ne puisse espérer un accouchement spontané, ou un heureux résultat avec des opérations telles que le forceps ou la version, je fais la section césarienne avant le début du travail.

Pendant le travail de l'accouchement. — *Si le travail est à son début* et si rien ne me fait craindre que la parturiente soit sous le coup d'infection, que le fœtus ait souffert, j'ai recours à l'opération césarienne dans tous les cas où je prévois que l'accouchement ne sera pas spontané ou ne pourra pas être terminé, avec succès, par une application de forceps ou une version.

Si le travail est avancé. A. Dans tous les cas où l'*enfant est vivant* et où je puis espérer qu'une application de forceps ou une version me permettront de l'extraire, j'ai recours à ces interventions.

J'opte pour l'application de forceps si la femme est une primipare, si la tête fœtale est déjà fixée ; j'agis de même quand les membranes sont rompues depuis longtemps, quand j'ai quelque raison de craindre que le segment inférieur et l'anneau de Bandl sont rigides.

Je préfère la version si la femme est une multipare, si la tête est mobile au-dessus du détroit supérieur; j'y ai recours quand les membranes sont intactes, quand la paroi utérine est souple. Bien entendu, j'emploie de préférence la version quand il y a procidence du cordon, etc.

B. Si l'enfant et la mère sont bien portants, si les membranes sont intactes, je fais la section césarienne de préférence à la symphyséotomie dans tous les cas où la version et l'extraction par le forceps paraissent devoir échouer.

J'opte pour la symphyséotomie si les membranes sont rompues depuis longtemps, si des tentatives d'extraction par le forceps ont été faites sans résultat, etc. Je ne ferais, en pareil cas, l'opération césarienne que si le bassin était très rétréci et mesurait moins de 60 millimètres. Cette opération est alors indiquée de manière absolue.

C. Si l'écoulement de méconium, le ralentissement, l'irrégularité et la faiblesse des battements du cœur me font penser que l'enfant souffre, je préfère m'abstenir de la symphyséotomie et, à plus forte raison, de l'opération césarienne. Il en est de même si j'ai des raisons de penser que la mère est sous le coup d'accidents infectieux. Dans ces cas, je tente l'extraction du fœtus avec le forceps ou par la version. Si j'échoue, j'ai recours à l'embryotomie, même si l'enfant n'a pas succombé.

D. Si l'enfant est mort, je fais l'embryotomie céphalique de préférence à la version ou à l'application de forceps, pour peu que ces opérations me paraissent présenter la plus petite difficulté.

Telles sont les règles qui dictent ma conduite.

Mieux que de longs commentaires, la statistique des interventions que j'ai faites depuis trois ans, faites dans les cas de bassins rétrécis, vous permettra de comprendre comment je les applique dans la pratique de chaque jour.

Du mois de mai 1897, date de l'ouverture de la Maternité de Saint-Antoine, jusqu'au 1er janvier 1900, j'ai compté dans mon service 186 cas de rétrécissement pelvien. Sur ce nombre, j'ai observé 6 cas dans lesquels l'enfant était mort et macéré au moment de la naissance. En outre, dans 2 cas la femme a fait un avortement: l'un de 8, l'autre de 10 semaines.

Ces faits ne présentent aucun intérêt au point de vue qui nous occupe; je n'en veux pas tenir compte.

Désirant, ainsi que je vous l'ai dit, me limiter à l'étude de la conduite à tenir dans les cas de bassins viciés par le rachitisme, j'éliminerai encore, du total des 178 cas de rétrécissements restants, 11 faits dans lesquels la viciation pelvienne était d'autre nature (1), et un fait où il y avait de la scoliose rachitique, mais dans lequel le bassin, étant à peine vicié, ne fut pas mesuré.

Il nous reste donc 166 cas, dans lesquels le bassin était vicié par le rachitisme et où nous avons noté avec soin les dimensions du diamètre promonto-sous-pubien (2).

Or, voyez tout d'abord sur le tableau 1, page 181, dans quelle mesure j'ai eu recours à l'accouchement provoqué.

Sur 92 cas, dans lesquels le bassin mesurait de 91-100 millimètres, dans son diamètre minimum, 6 fois j'ai fait cette opération : soit 6,13 p. 100.

Sur 63 cas, dans lesquels le diamètre minimum mesurait de 81 à 90 millimètres, 12 fois j'ai provoqué l'accouchement : 18,90 p. 100.

Enfin, sur 9 cas où le diamètre minimum mesurait de 71-80 millimètres, j'ai provoqué 2 fois le travail : 22,22 p. 100.

J'ai regretté d'avoir agi ainsi dans ces deux derniers cas. Ne retenez donc, des chiffres qui précèdent, que la fréquence avec laquelle j'ai provoqué l'accouchement dans les cas où le bassin mesurait de 81 à 90 millimètres.

Ce premier point établi, quelle a été ma conduite quand les femmes ont accouché à terme?

Bon nombre de femmes ont accouché spontanément. Mais les chances d'accouchement spontané décroissent à mesure que le bassin devient plus rétréci. C'est ainsi qu'en examinant le tableau n° 1, page 181, vous verrez la proportion d'accouchements spontanés à

---

(1) Ces 11 cas se divisent ainsi :

4 cas dans lesquels il y avait luxation congénitale simple ou double de la hanche; dans un de ces cas, on provoqua l'accouchement; 3 fois la femme accoucha spontanément; dans un cas, on dut faire une application de forceps ; tous les enfants naquirent vivants.

3 cas dans lesquels il y avait coxalgie; dans un de ces cas, on provoqua l'accouchement et la femme accoucha spontanément; dans les 2 autres cas, la femme accoucha spontanément à terme; les trois enfants naquirent vivants.

2 cas où le bassin était cyphotique; dans ces 2 cas, on termina l'accouchement par une application de forceps : un de ces accouchements avait été provoqué; les deux enfants nés vivants succombèrent après la naissance.

2 cas où il y avait spondylolisthesis; l'accouchement fut provoqué dans les deux cas; on dut le terminer chaque fois par une version; un des enfants naquit mort, l'autre vivant et s'éleva bien.

(2) Nous avons réputé vicié tout bassin dont le diamètre promonto-sous-pubien, mesuré avec le doigt, était égal ou inférieur à 115 millimètres. J'ai déterminé, par le calcul, les dimensions du diamètre minimum en déduisant 15 millimètres du diamètre promonto-sous-pubien.

J'ai agi de même pour les faits que je compare à ceux que j'ai observés. Ils leur deviennent ainsi mieux comparables.

Bassins rachitiques observés à l'hôpital Saint-Antoine du 18 mai 1897 au 1ᵉʳ janvier 1900.

DIMENSIONS du diamètre promonto-pubien minimum	NOMBRE	ACCOUCHEMENTS PRÉMATURÉS provoqués — Total = 21.	ACCOUCHEMENTS A TERME							
			NOMBRE	ACCOUCHEMENTS SPONTANÉS	ACCOUCHEMENTS ARTIFICIELS					
					FORCEPS	VERSIONS	EMBRYOTOMIES	SYMPHYSÉOTOMIES	OPÉRATIONS CÉSARIENNES	
91-100ᵐᵐ	92 dont une gémellaire.	6 6,13 °/₀	86	80 93,02 °/₀	2 2,33 °/₀	4 4,65 °/₀	0	0	0	
81-90ᵐᵐ	63 dont une gémellaire.	12 18,90 °/₀	51	32 62,07 °/₀	5 9,80 °/₀	10 dont une pour un jumeau. 19,60 °/₀	2 3,90 °/₀	2 3,90 °/₀	1 1,91 °/₀	
71-80ᵐᵐ	9 dont une gémellaire.	2 dont une gémellaire.	7	1 14,28 °/₀	0	1 14,28 °/₀	0	3 42,85 °/₀	2 28,56 °/₀	
61-70ᵐᵐ	1	0	1	0	0	0	0	0	1	
60ᵐᵐ	1	0	1	0	0	0	0	0	1	

NOMBRE = 167

CONDUITE QUE J'AI ADOPTÉE

181

terme descendre graduellement de 81/86 (94.18 p. 100) dans les bassins ayant un diamètre conjugué de 91 à 100 millimètres, à 32/51 (62.07 p. 100) dans ceux de 81 à 90, puis à 1/7 (14.28 p. 100) dans les bassins de 71-80, et enfin à o p. 100 au-dessous (1). Les interventions, rares dans les bassins mesurant plus de 91 millimètres, sont donc devenues de plus en plus fréquentes à mesure que le rétrécissement devenait plus étroit.

Quelles ont été ces interventions?

Sur 86 accouchements (85 accouchements simples, un gémellaire) à terme, dans des cas où le diamètre minimum mesurait de 91-100 millimètres, j'ai dû extraire 2 enfants par une application de forceps; 4 enfants naquirent après une version.

Sur 51 accouchements à terme, dans des cas où le diamètre minimum mesurait de 81-90 millimètres, j'ai eu recours 2 fois à l'embryotomie. Dans le premier de ces cas (1897, n° 1), le bassin mesurait 87 millimètres dans son diamètre minimum. Quand la femme fut apportée à la Maternité, l'enfant était mort, la tête était fixée au détroit supérieur et il y avait une procidence du cordon. La basiotripsie s'imposait.

Dans le second cas, le diamètre le plus rétréci était de 90 millimètres. L'enfant volumineux (il pesait 3 800 grammes sans la matière cérébrale) se présentait par le front. Les membranes se rompirent spontanément quand la dilatation fut presque complète; mais le

---

(1) Comparez ces chiffres à ceux qui résultent des statistiques de KNAPP de WHITRIDGE WILLIAMS, de M. PINARD que je vous donne plus loin (pages 196, 200 et 202).

Dans la statistique de KNAPP, la proportion d'accouchements spontanés est très faible; je trouve en effet les chiffres suivants :

Bassins de 91-100 mill. (diamètre conjugué), accouchements spontanés à terme, 41,30 p. 100.
— 81-90   —   37,5

D'après la statistique de WHITRIDGE WILLIAMS, la fréquence des accouchements spontanés est inférieure à celle que j'ai notée dans les bassins de 91 à 100 millimètres; elle est seulement de 61,90 pour 100 (39 accouchements spontanés pour 63 cas). Elle s'en rapproche dans les bassins de 81 à 90 millimètres : elle est alors de 64,51 (20 accouchements spontanés sur 31 cas), chiffre presque identique à celui qui résulte des faits réunis à la Maternité de Saint-Antoine (62,07 p. 100).

Je dois noter que dans la statistique de M. PINARD, que je donne plus loin, la fréquence des accouchements spontanés est très élevée. Elle est de 85,71 p. 100 dans les bassins de 91-96 millimètres, chiffre voisin de celui que j'ai relevé dans mes observations; mais elle est encore de 82,05 pour 100 dans les bassins de 81-90 millimètres, et enfin elle ne tombe qu'à 64,63 pour 100 dans les bassins de 71-80 millimètres, et dans plusieurs cas, les enfants nés spontanément étaient de poids très élevés : 3 530 grammes, 3,500 grammes, 3 950 grammes par exemple.

Cette fréquence avec laquelle on a observé l'accouchement spontané à terme, à la Clinique Baudelocque, dans des bassins de 71 à 90 millimètres (diamètre minimum), doit attirer l'attention. Je souhaite que de nouvelles statistiques portant sur ce point soient publiées. En effet, si les proportions d'accouchements spontanés à terme, observées par M. PINARD dans les bassins de 71 à 90 millimètres — proportions si supérieures à celles que j'ai relevées à la Maternité de Saint-Antoine et à celles observées par les autres auteurs que je viens de vous citer — devaient être considérées comme devant être définitivement admises, la conduite que je crois devoir adopter devrait être modifiée.

liquide qui s'écoula était teinté par le méconium. Les battements du cœur étaient par moments très irréguliers. M. KEIM, mon interne, tenta en vain de fléchir la tête et de l'extraire avec le forceps, il échoua et fit une version. La tête ne put être engagée. Je fus prévenu et je fis la perforation de la tête dernière.

Deux fois j'ai agrandi le bassin et j'ai pratiqué 1 fois l'opération césarienne. Mais dans la majorité des cas — 15 fois, c'est-à-dire dans 29,41 p. 100 des cas — j'ai eu recours à des opérations simples, à l'application de forceps ou à la version. Le plus souvent c'était la version : je vous ai dit les raisons de cette préférence quand j'ai étudié avec vous la symphyséotomie et je n'y veux plus revenir.

Voyez sur le tableau, n° 1, page 181, la ligne qui se rapporte aux cas dans lesquels le diamètre minimum mesurait de 71-80 millimètres : ma conduite a été bien différente. Une seule femme sur 7 est accouchée spontanément. Dans un cas seulement, j'ai tenté d'extraire l'enfant par les voies génitales sans agrandissement préalable du bassin. Dans les deux tiers des cas, j'ai eu recours à des opérations sanglantes : 3 fois à la symphyséotomie, 2 fois à la section césarienne.

Je ne vous dirai rien des deux autres cas dans lesquels le bassin mesurait moins de 70 millimètres. C'est à l'opération césarienne que j'ai eu recours.

Une conclusion se dégage de ce qui précède :

1° Le plus souvent, les femmes à terme accouchent seules, quand le diamètre minimum du bassin mesure de 91-100 millimètres; les chances d'accouchement spontané diminuent beaucoup dans les cas où le rétrécissement est de 81-90 millimètres, bien que cependant elles soient encore nombreuses (62,07 p. 100); elles sont rares (14.28 p. 100) dans les bassins de 71-80 millimètres.

2° A ne considérer que les faits dans lesquels une intervention a été nécessaire, elle a toujours été conservatrice — forceps ou version — dans les cas où le bassin mesurait de 91 à 100 millimètres (diamètre minimum).

Dans les cas où le bassin mesurait de 81 à 90 millimètres, la proportion des opérations simples (forceps ou version) par rapport aux autres ne fut plus que de 75 p. 100. — Enfin, je n'ai plus eu recours au forceps ou à la version que dans la faible proportion de 16,66 p. 100, dans les cas où le bassin mesurait de 71 à 80 millimètres.

Telle fut ma conduite dans les faits que j'ai observés à l'hôpital Saint-Antoine au cours de ces trois dernières années.

II

Dans quelle mesure s'éloigne-t-elle de celle adoptée par les autres accoucheurs?

Il m'est facile de le préciser, car tout récemment, en 1899, la question suivante était posée au Congrès d'Amsterdam : « Indications de l'opération césarienne considérées en rapport avec celles de la symphyséotomie, de la craniotomie et de l'accouchement prématuré artificiel » ; — et des rapports intéressants étaient présentés par MM. Barnes, Leopold, Pestalozza et Pinard.

Ces rapports, qui datent de quelques mois à peine, nous montrent mieux que les copieux articles que vous trouverez dans les traités que vous avez entre les mains et qui ont été écrits il y a plusieurs années, les divergences qui existent entre la pratique actuelle des opérateurs des différents pays.

Barnes conclut en condamnant pour ainsi dire la symphyséotomie, qu'il considère comme une opération non justifiée et qu'abandonneront dans l'avenir les éminents accoucheurs qui en ont fait l'éloge. Il pense, sans suffisamment préciser, que malgré ses défauts, l'accouchement provoqué doit être conservé. Enfin, il insiste sur l'amélioration constante du pronostic après la section césarienne : je me borne à signaler son rapport.

Le rapport de Leopold présente d'autant plus d'intérêt que l'accoucheur de Dresde avait déjà, en 1893, formulé, après une longue enquête (1), son opinion sur ce sujet.

A ce moment, comparant les indications relatives de l'accouchement provoqué, de la version suivie d'extraction, de la perforation, de l'opération césarienne et de la symphyséotomie, il concluait : « Pour *l'accouchement provoqué*, il est préférable d'en limiter l'emploi chez les primipares. Tout rétrécissement transversal, même faible, diminue l'espérance d'avoir un enfant vivant. La limite au-dessous de laquelle il ne convient pas d'y recourir est 75 millimètres de conjugué vrai, et 70 millimètres pour les bassins plats ou à peine généralement rétrécis (2). »

Quant à la *version* (3), elle peut donner un bon résultat pour la

---

(1) Leopold. Die Geburtshülflichen Operationen bei engem Becken : Kunstliche Fruhgeburt, Wendung und Extraction, Perforation, Sectio cæsarea und Symphyseotomie. Arbeiten aus der Königlichen Frauenklinik in Dresden, 1893, t. I.

(2) *Loc. cital.*, pp. 122 et 386.

(3) *Loc. cital.*, p. 225.

mère et l'enfant dans les bassins simplement aplatis, dont le diamètre minimum mesure plus de 70 millimètres et dans les bassins généralement rétrécis, où ce même diamètre est supérieur à 75 millimètres.

La *craniotomie* (1) est bonne dans tous les cas où, l'enfant étant mort, on considère que l'accouchement par les voies naturelles sera défavorable à la mère. — Si l'enfant est vivant, si la mère est en danger immédiat, il faut tenir en moindre estime la vie de l'enfant que celle de la mère. Afin de ne laisser échapper aucune occasion de sauver l'enfant, il convient, autant que le permettent le rétrécissement pelvien, les parties molles et l'état de la mère, de tenter une application de forceps ou la version. Si le rétrécissement pelvien ou l'état de la mère s'opposent à ces tentatives, on doit, prenant les intérêts de la mère, ne pas différer la perforation.

Si l'enfant est vivant et si la mère n'est pas en danger immédiat, si l'état du bassin est tel qu'un accouchement naturel est vraisemblable, on doit se souvenir qu'un accouchement naturel ou terminé par la version ou le forceps, peut encore être obtenu dans des bassins dont le rétrécissement atteint 7 centimètres : il convient d'attendre. Si cette espérance est trompée, si les conjonctures ne sont pas favorables à l'opération césarienne, la craniotomie de l'enfant vivant est justifiée.

Pour le médecin praticien, la craniotomie est indiquée dans des cas où, à l'intérieur d'une clinique, on ferait l'opération césarienne. Pour lui, la symphyséotomie est encore préférable à cette dernière (2).

Quand il est acquis, dans une clinique, que l'accouchement ne peut se faire à l'aide d'une application de forceps ou après une version, il faut faire l'*opération césarienne*, si les conditions dans lesquelles se trouvent la femme le permettent (3).

Pour la *symphyséotomie*, dont la renaissance était en 1893 à son début, LEOPOLD se bornait à noter qu'elle donnait une mortalité maternelle moindre, une mortalité infantile plus élevée que l'opéra-ration césarienne. Son opinion restait réservée.

En 1899, les idées de LEOPOLD s'étaient peu modifiées. Pour lui, il convient actuellement de diviser le bassin en trois classes :

1° Ceux où le diamètre le plus rétréci dépasse 70 millimètres,

---

(1) *Loc. citat.*, p. 294 et 384.
(2) *Loc. citat.*, p. 295 et 388.
(3) *Loc. citat.*, p. 342.

si le bassin est simplement aplati, 75 millimètres si le bassin est généralement rétréci ;

2° Ceux où le diamètre rétréci est moindre que dans ces premiers cas, mais supérieur à 60 millimètres ;

3° Ceux où le diamètre rétréci est inférieur à 60 millimètres.

Les femmes du premier groupe ont souvent, surtout quand elles sont primipares, un bon accouchement. Chez elles, il convient d'attendre. S'il est acquis que l'accouchement spontané est impossible, ou que les interventions simples ne donneront aucun résultat, si la mère et l'enfant sont bien portants, il fait, dans sa clinique, l'opération césarienne. Dans la pratique de la ville, il fait la craniotomie. Si l'enfant souffre, il la fait toujours.

Si la femme a un bassin de 75 millimètres à 60 millimètres et si l'enfant est mort, la craniotomie est indiquée ; — si l'enfant souffre, il fait encore la craniotomie.

Si la mère et l'enfant sont bien portants : dans sa clinique, il a recours à l'opération césarienne ou à la symphyséotomie, et de préférence à l'opération césarienne ; dans la pratique de la ville, il conseille la craniotomie, à moins que les conditions de milieu, de sûreté de l'opérateur soient telles qu'on puisse recourir à l'opération césarienne ou à la symphyséotomie.

Pour les femmes du troisième groupe, l'opération césarienne est toujours indiquée.

Quant à l'accouchement provoqué, LEOPOLD le conserve dans les limites où il l'acceptait en 1893 : quand le bassin, généralement rétréci, mesure plus de 75 millimètres, ou quand, simplement aplati, il a plus de 70 millimètres dans son diamètre le plus petit.

PESTALOZZA, après avoir noté que « le commun désir de la plupart des accoucheurs était de préférer les moyens qui permettent d'atteindre en même temps ce double but de la plus haute importance : réduire à zéro la mortalité maternelle, réduire au minimum la mortalité fœtale », conclut qu'il importe de distinguer trois éventualités (1) :

La femme et l'enfant sont sains ;

La femme est saine et l'enfant est souffrant ou mort ;

La femme est souffrante et l'enfant est sain, souffrant ou mort.

La femme et l'enfant sont sains. — L'accouchement provoqué doit

---

(1) PESTALOZZA. Delle indicazione del taglio cesareo in rapporto con quelle della sinfisiotomia, della craniotomia, e del parto prematuro artificale. Rapport présenté au Congrès d'Amsterdam, 1899, p. 2.

être réservé aux faits dans lesquels le diamètre minimum n'est pas inférieur à 75 millimètres. La limite inférieure ne doit pas descendre au-dessous de 80 millimètres si le bassin est généralement rétréci.

Il trouve « plus particulièrement son application chez les femmes primipares jeunes ; ou même chez les multipares qui, à l'occasion des accouchements antérieurs, en ont déjà eu de bons résultats, ou chez les multipares qui ont déjà subi des opérations obstétricales plus graves : symphyséotomie et plus rarement opération césarienne (1) ».

La simplicité de sa technique, son innocuité doivent faire étendre ses indications dans la pratique privée.

Pour la symphyséotomie, elle n'est indiquée que dans des cas exceptionnels. Si le bassin mesure moins de 70 millimètres, il faut que la tête de l'enfant soit très petite ; s'il mesure plus de 85 millimètres, il faut que la tête fœtale soit très volumineuse.

Donc, dans les bassins de 70 à 85 millimètres, la symphyséotomie est indiquée. « Mais, dit PESTALOZZA, il est toujours prudent de limiter la symphyséotomie aux multipares, et cela pour deux raisons : avant tout, dans l'incertitude relative des moyens dont nous disposons pour la mensuration, notre conscience est bien plus tranquille sur l'exactitude de l'indication quand nous sommes instruits par le résultat des accouchements antérieurs. Puis les dangers qui résultent de la possibilité d'une déchirure des parties molles (un des écueils de la symphyséotomie) sont beaucoup plus grands chez les primipares que chez les multipares (2). »

Bien entendu, la contre-indication de la symphyséotomie tirée de la primiparité est toute relative, et même l'auteur fait « une exception particulière pour les primipares âgées chez lesquelles la valeur de la vie fœtale doit être estimée beaucoup plus haut que chez les femmes jeunes ».

Enfin la symphyséotomie doit être réservée aux cas dans lesquels le fœtus est sain et bien portant.

Pour l'opération césarienne, elle est la seule opération indiquée dans les bassins dont le diamètre mesure moins de 50 millimètres, et souvent la seule dans les bassins de 50-60 millimètres. Pour les bassins de 60-70 millimètres, l'opération césarienne est indiquée dans les cliniques ; dans la pratique privée, elle pourra laisser la place à l'embryotomie. Comparée à la symphyséotomie, elle offre à

---

(1) PESTALOZZA. *Loc. citat.*, p. 11.
(2) PESTALOZZA. *Loc. citat.*, p. 13.

peu près les même dangers pour la mère ; comparée à l'accouchement provoqué, elle présente de grands avantages pour l'enfant. Le
choix entre l'opération césarienne et la symphyséotomie dépendra
de la primiparité ou de la multiparité de la femme et des préférences
de l'opérateur.

PESTALOZZA juge ainsi entre les deux opérations : « l'opération
césarienne a l'avantage d'être une opération plus réglée et l'inconvénient de réclamer l'ouverture de la cavité péritonéale. » Ces deux
opérations ne doivent être faites que dans un milieu convenable.

Quant à l'embryotomie sur l'enfant vivant, « tous les accoucheurs, dit PESTALOZZA, ne sont pas disposés en conscience à exposer une femme aux dangers inséparables d'une symphyséotomie ou
d'une opération césarienne. Tous les locaux ne sont pas propres à
ces opérations. Toutes les femmes ne se prêteraient pas de bon gré
à une opération si sérieuse. Ces difficultés sont rares dans les maternités ; elles se rencontrent assez souvent en ville ».

Si le diamètre conjugué vrai ne descend pas au-dessous de
70 millimètres, l'accoucheur a l'habitude de faire quelque essai
prudent d'extraction, qui, s'il n'est pas couronné par le succès,
dégage la responsabilité de l'opérateur, et, en plaçant le fœtus dans
des conditions de souffrance, justifie de suite l'embryotomie.

Si toutefois le conjugué vrai est inférieur à 70 millimètres, l'insuccès des opérations simples est trop certain, on se trouve dans la
nécessité de pratiquer l'embryotomie, même si l'enfant est sain.

Il insiste enfin sur l'avantage qu'il y a à hospitaliser les femmes
en couches. Dans une maternité, la plupart des objections faites à
l'opération césarienne ou à la symphyséotomie tombent d'elles-
mêmes.

La femme est saine, mais l'enfant est souffrant ou mort. — Il convient
de considérer tout enfant souffrant comme équivalant à un enfant
mort.

Si les signes de souffrance du fœtus sont évidents, on ne peut
songer à une symphyséotomie ou à une opération césarienne. L'embryotomie est indiquée sauf, si le bassin est supérieur à 70 millimètres, à faire une dernière tentative de version ou de forceps.
L'opération césarienne reste indiquée dans les seuls cas où le
rétrécissement est inférieur à 50 millimètres.

La femme est souffrante et l'enfant est sain. — La symphyséotomie,
l'opération césarienne, à moins que le bassin ne soit extrêmement
rétréci, ne sont pas indiquées ; il faut pratiquer l'embryotomie
après tentative infructueuse d'extraction sans mutilation.

Les conclusions de M. PINARD (1) sont fort différentes des précédentes : « Dans la thérapeutique des viciations pelviennes doivent disparaître, dit-il: 1° l'accouchement prématuré artificiel; 2° toute opération, forceps, version, etc., impliquant la lutte de la tête fœtale contre une résistance osseuse du bassin siégeant soit au détroit supérieur, soit dans l'excavation, soit au détroit inférieur; 3° l'embryotomie sur l'enfant vivant...

L'obstétrique opératoire doit comprendre dans les rétrécissements du bassin:

1° L'agrandissement momentané du bassin par symphyséotomie, pubiotomie, ischio-pubiotomie, coccygotomie;

2° L'opération césarienne conservatrice ou suivie de l'hystérectomie partielle ou totale;

3° L'embryotomie sur l'enfant mort. »

Il est facile de grouper en quelques lignes ces différentes opinions afin de faire mieux ressortir les points par lesquels elles diffèrent ou se rapprochent les unes des autres.

Accouchement provoqué. — L'accouchement provoqué est accepté par LEOPOLD dans les cas où le bassin mesure plus de 75 millimètres dans son diamètre minimum, s'il est généralement rétréci, et plus de 70 millimètres s'il est simplement aplati.

PESTALOZZA y a volontiers recours si le bassin, simplement aplati, a un diamètre minimum supérieur à 75 millimètres, si le bassin, généralement rétréci, a ce même diamètre supérieur à 80 millimètres.

Pour moi, je l'accepte très volontiers dans les bassins de 85 millimètres; prudemment dans ceux de 80 à 85 millimètres : je ne le rejette d'une manière générale que dans les cas où le bassin mesure moins de 80 millimètres.

M. PINARD est encore plus sévère : il condamne sans réserve l'accouchement provoqué.

Application de forceps ou de version. — LEOPOLD y a recours dans tous les cas où le diamètre minimum est supérieur à 75 millimètres (bassins généralement rétrécis), à 70 millimètres (bassins simplement aplatis).

M. PINARD condamne ces opérations dans tous les cas où on peut prévoir des difficultés provenant du rétrécissement pelvien.

Pour moi, j'y ai eu recours exclusivement dans les bassins mesu-

---

(1) PINARD. Indications de l'opération césarienne considérées en rapport avec celles de la symphyséotomie, de la craniotomie et de l'accouchement prématuré artificiel. Rapport au Congrès d'Amsterdam, 1899. — Voyez aussi : *Annales de Gynécologie*, t. LII, p. 101.

rant plus de 90 millimètres ; souvent dans ceux de 81-90 millimètres ; rarement dans les bassins de 71-80 millimètres.

Embryotomie. — Pour l'embryotomie, M. PINARD la rejette absolument quand l'enfant est vivant.

LEOPOLD y a recours si l'enfant souffre quand le bassin mesure plus de 75 millimètres (bassins généralement rétrécis) ou plus de 70 millimètres (bassins aplatis).

Si l'enfant est bien portant, il fait la craniotomie dans les bassins de 60 à 75 millimètres, quand l'opération doit être faite dans la ville et quand les conditions ne sont pas favorables à la section césarienne. Il pratique, bien entendu, dans ces différents cas, la craniotomie si l'enfant est mort.

PESTALOZZA fait d'emblée l'embryotomie même si l'enfant est bien portant, quand le bassin a un diamètre minimum inférieur à 70 millimètres, si l'état de la femme, le milieu dans lequel elle se trouve rendent douteux le succès d'une opération césarienne ou d'une symphyséotomie. Dans ces mêmes conditions, si le bassin mesure plus de 70 millimètres dans son diamètre minimum, il a recours à l'embryotomie, après tentatives d'extraction par le forceps ou par la version.

Pour moi, je fais l'embryotomie sur l'enfant vivant s'il m'est démontré qu'il ne peut être extrait par une application du forceps ou après une version et qu'il souffre, si la mère est dans des conditions défectueuses pour subir la section césarienne ou la symphyséotomie. Ma pratique est analogue à celle de LEOPOLD et de PESTALOZZA.

Section césarienne et symphyséotomie. — M. PINARD penche vers la symphyséotomie qu'il conseille même dans la pratique de la ville ; LEOPOLD, PESTALOZZA et moi estimons que dans biens des cas la section césarienne lui est préférable. Nous tenons ces opérations pour sérieuses et ne devant être pratiquées que sur des femmes saines, dans d'excellentes conditions de milieu et lorsque les enfants sont bien portants.

Voilà des opinions différentes sur bien des points. Au fond elles sont, dans leur variété, l'expression de deux doctrines rivales.

L'une, soutenue brillamment par M. PINARD, a pour base le respect absolu des intérêts de l'enfant et le rejet des interventions qui lui peuvent nuire. « Je ne puis admettre, dit en effet M. PINARD (1), qu'on discute l'opportunité d'une intervention en se basant sur la

---

(1) Voyez : *Annales de Gynécologie*, t. LII, p. 98.

valeur morale ou sociale de la vie de la mère ou de celle de l'enfant. »
Et c'est ainsi qu'il en arrive à réduire de plus en plus les interventions telles que l'application du forceps et la version, à rejeter
l'accouchement provoqué, à condamner l'embryotomie céphalique sur
l'enfant qui n'est pas mort. Dans le cas de dystocie pelvienne pure,
si la femme n'accouche pas spontanément, il aura le plus souvent
recours à des opérations sanglantes qui permettront, comme la symphyséotomie, de faire disparaître l'obstacle, ou, comme la section
césarienne, de le tourner.

L'autre doctrine a pour base essentielle le respect des intérêts de
la mère auxquels ceux de l'enfant peuvent se trouver sacrifiés, s'il est
nécessaire. C'est celle qu'ont adoptée les maîtres anciens, que professait mon maître Tarnier, qu'acceptent Leopold et Pestalozza,
pour ne citer que les auteurs dont je vous ai dit les récents travaux.
C'est également celle que je suis.

La mise en pratique de la première de ces doctrines est simple ;
mais vous concevez aisément qu'il n'en soit pas de même pour la
seconde.

La façon dont ses partisans grouperont les interventions auxquelles
ils auront recours variera suivant qu'ils considéreront, comme plus
ou moins dangereuses pour la mère, les opérations sanglantes telles
que la symphyséotomie ou l'opération césarienne, suivant qu'ils
auront plus ou moins de confiance dans les interventions qui, comme
la version, le forceps, l'accouchement provoqué, comportent des
aléas pour l'enfant.

C'est la principale cause des divergences que je vous ai signalées
tout à l'heure.

III

Comment juger entre ces deux doctrines ? Comment choisir entre
les pratiques qui sont issues de chacune d'elles, et principalement
de la seconde ?

Le meilleur moyen est encore de rechercher les résultats obtenus et de les comparer entre eux.

J'ai donc réuni tous les cas de bassins rétrécis que j'ai observés
à la Maternité de l'hôpital Saint-Antoine depuis son ouverture jusqu'au 1er janvier 1900. Je vous ai dit plus haut (page 180) que le
nombre des bassins rachitiques était de 163.

Bassins rachitiques observés à la Maternité de l'hôpital Saint-Antoine du 18 mai 1897 au 1er janvier 1900.

Tableau n° 2.

MESURES des bassins	TOTAL: NOMBRE des accouchements	TOTAL: Enfants morts pendant le travail	TOTAL: Enfants morts après la naissance	TOTAL: Enfants sortis vivants	TOTAL: Mères mortes	ACCOUCHEMENTS SPONTANÉS: Nombre	SPONTANÉS: Enfants morts pendant le travail	SPONTANÉS: Enfants morts après la naissance	SPONTANÉS: Enfants sortis vivants	SPONTANÉS: Mères mortes
11,5-10,6 P.P.M. 100-91mm	92 une gémellaire. 93 enfants.	3 3,22 %	6 6,45 %	84 90,32 %	1	85 92,39 %	2 2,35 %	4 4,70 %	79 92,94 %	
11,5-11,1 P.P.M. 100-96mm	10	1 10 %	2 20 %	7 70 %	1	8 80 %	1 12,5 %		7 87,5 %	
11,1-10,6 P.P.M. 96-91mm	82 dont une gémellaire. 83 enfants.	2 2,40 %	4 4,81 %	77 les 2 jum. 92,77 %		77 93,9 %	1 1,29 %	4 5,19 %	72 (1 des jum.). 93,5 %	
10,5-9,6 P.P.M. 81-90mm	63 dont 1 gémellaire. 64 enfants. (33 cas de 86 à 90mm).	4 (1 jum.). 6,25 %	8 12,50 %	52 (1 jum.). 81,25 %		41 dont un jumeau 64,06 %	2 (1 jum.). 4,87 %	6 14,63 %	33 80,48 %	
9,5-8,6 P.P.M. 71-80mm	9 dont une gémellaire. 10 enfants.		2 les 2 jum. 20 %	8 80 %		1			1 100 %	
8,5-7,6 P.P.M. 61-70mm	1			1 100 %						
7,5 P.P.M. 60mm	1			1 100 %						
	166 / 169 enfants.	7 / 4,14 %	16 / 9,48 %	146 / 86,62 %	1 / 0,59 %	127 / 76,50 %	4 / 3,14 %	10 / 7,87 %	113 / 88,96 %	

MESURES des bassins	FORCEPS: Nombre	FORCEPS: Enfants morts pendant le travail	FORCEPS: Enfants morts après la naissance	FORCEPS: [illegible]	FORCEPS: [illegible]	VERSIONS: Nombre	VERSIONS: Enfants morts pendant le travail	VERSIONS: Enfants morts après la naissance	VERSIONS: Enfants sortis vivants	VERSIONS: Mères mortes
11,5-10,6 P.P.M. 100-91mm	2		1	1		6	1 16,66 %	1 16,66 %	4 66,66 %	
11,5-11,1 P.P.M. 100-96mm	1		1			1		1		
11,1-10,6 P.P.M. 96-91mm	1			1		5 dont une pour 1 jumeau.	1 20 %		4 1 jumeau. 80 %	
10,5-9,6 P.P.M. 81-90mm	6		1 14,28 %	83		12 dont une pour 1 jumeau.		1 8,33 %	11 (1 jumeau.) 91,66 %	
9,5-8,6 P.P.M. 71-80mm						4 dont deux pour les jumeaux.		2 les 2 jum. 50 %	2 50 %	
8,5-7,6 P.P.M. 61-70mm										
7,5 P.P.M. 60mm										
	8		2 / 25 %	6 / 75		22	1 / 4,54 %	4 / 18,18 %	17 / 77,27 %	

MESURES des bassins	EMBRYOTOMIES: Nombre	EMBRYOTOMIES: Enfants morts	EMBRYOTOMIES: Mères mortes	SYMPHYSÉOTOMIES: Nombre	SYMPHYSÉOTOMIES: Enfants morts pendant le travail	SYMPHYSÉOTOMIES: Enfants morts après la naissance	SYMPHYSÉOTOMIES: Enfants sortis vivants	SYMPHYSÉOTOMIES: Mères mortes	OPÉRATIONS CÉSARIENNES: Nombre	CÉSARIENNES: Enfants morts pendant le travail	CÉSARIENNES: Enfants morts après la naissance	CÉSARIENNES: Enfants sortis vivants	CÉSARIENNES: Mères mortes
11,5-10,6 P.P.M. 100-91mm													
11,5-11,1 P.P.M. 100-96mm													
11,1-10,6 P.P.M. 96-91mm													
10,5-9,6 P.P.M. 81-90mm	2	2	0	2			2 100 %	0	1			1 100 %	0
9,5-8,6 P.P.M. 71-80mm				3			3 100 %	0	2			2 100 %	0
8,5-7,6 P.P.M. 61-70mm									1			1 100 %	0
7,5 P.P.M. 60mm									1			1	0
	2	2		5			5 / 100 %		5			5 / 100 %	0

Des nombres précédents, il faut décompter comme accouchements provoqués :

MESURES des bassins	TOTAL: NOMBRE des accouchements	TOTAL: Morts pendant le travail	TOTAL: Morts après la naissance	TOTAL: Sortis vivants	TOTAL: Mères mortes	SPONTANÉS: Nombre	SPONTANÉS: Morts pendant le travail	SPONTANÉS: Morts après la naissance	SPONTANÉS: Sortis vivants	FORCEPS: Nombre	FORCEPS: Sortis vivants	VERSIONS: Nombre	VERSIONS: Morts pendant le travail	VERSIONS: Morts après la naissance	VERSIONS: Sortis vivants
11,5-10,6 P.P.M. 100-91mm	6 dont 2 dans des bassins de 11,5 à 11,1.			6 100 %		5 (2 dans des bassins de 11,5 à 11mm,1).			5 100 %			1			1 100 %
9,6-10,5 P.P.M. 90-81mm	12		1 8,33 %	11 91,66 %		9 75 %		1 11,11 %	8 88,88 %	1	1 100 %	2			2 100 %
9,5-8,6 P.P.M. 80-71mm	2 dont une gémellaire.		2	1								3 dont deux pour les jumeaux.		2 les 2 jum.	1
TOTAUX..	20 (21 enfants.)		3 14,28 %	18 85,71 %		14		1 7,14 %	13 92,86 %	1	1 100 %	6		2 33,33 %	4 66,66 %

Or, voyez le tableau n° 2, page 192 ; le résultat a été le suivant pour les mères :

Mères : 166; morte 1; mortalité maternelle : 0,60 p. 100.

Cette femme qui a succombé avait un bassin à peine rétréci. J'avais atteint le promontoire avec le doigt, mais je m'étais borné à signaler que le promontoire était accessible. La mensuration exacte du diamètre promonto-pubien minimum fut faite au moment de l'autopsie (1) : elle donna 10 centimètres. Quand la malade nous fut apportée, elle était en travail depuis plusieurs heures; un médecin avait, en vain, tenté à deux reprises de faire une application de forceps.

Quand je vis cette femme, la tête était fixée au détroit supérieur; le vagin, le col étaient déchirés; l'orifice externe du col avait les dimensions d'une pièce de 5 francs. Quand la dilatation fut complète, je fis une application de forceps, je tirai et tout à coup je perçus, ainsi que tous les assistants, un bruit de craquement. La symphyse pubienne venait de se rompre (voyez figure 5).

L'extraction terminée, je constatai une déchirure profonde et saignante de la paroi vaginale. L'hémorrhagie persistant, je tamponnai l'utérus et le canal vaginal avec de la gaze imbibée de gélatine. La malade mourut avec des accidents de septicémie aiguë.

Pour les enfants nous avons compté :

Enfants : 169 (3 accouchements gémellaires.)

Enfants morts pendant le travail : 7........	4,14 p. 100
Enfants nés vivants et morts pendant les jours suivants : 16..................	9,48 p. 100
Mortalité infantile totale : 23.............	13,38 p. 100
Enfants sortis vivants de la Maternité : 146.	86,62 p. 100

Voilà le résultat considéré en bloc. Devons-nous le tenir pour satisfaisant ?

Pour répondre à cette question, comparons ces résultats à ceux qu'ont donnés les autres méthodes. Or, une enquête sur ce point est plus difficile à conduire qu'il ne le semblerait de prime abord.

Je ne connais pas les résultats de la pratique de PESTALOZZA. LEOPOLD a publié avec la collaboration de ses élèves, BUSCHBECK, ROSENTHAL, ZEITTMANN, etc., de fort intéressants mémoires (2) sur la valeur de l'accouchement provoqué, de la version, etc., mais ces

---

(1) BAR et KEIM. Rupture de la symphyse pubienne au cours d'une application de forceps; déchirure du vagin avec hémorrhagie grave; tamponnement avec la gaze imbibée de gélatine; infection mortelle. *Bulletin de la Société d'Obstétrique de Paris*, t. I, p. 321.

(2) LEOPOLD. *Arbeiten aus der Koniglich Frauenklinik*, Leipzig, 1893.

études ne nous donnent pas de renseignements au point de vue qui nous occupe.

Nous avons cependant quelques statistiques intéressantes que nous pouvons utiliser.

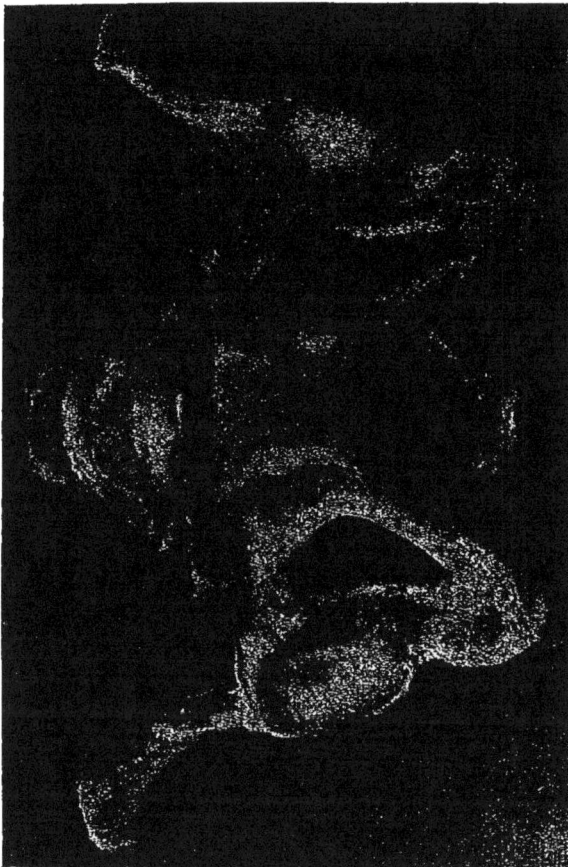

Fig. 5. — Rupture de la symphyse après une application de forceps.

C'est tout d'abord celle que KNAPP a publiée en 1896 (1).

Cet auteur a réuni tous les cas de rétrécissements du bassin observés, de 1891 à 1895, à la Maternité de Prague, dirigée par ROSTHORN. Le nombre de ces cas était de 105.

_____

(1) KNAPP. Bericht über 105 Geburten bei engem Becken aus den Jahren, 1891-1895. *Archiv. fur Gynæk*, t. LI, p. 489.

Statistique des accouchements dans les bassins rachitiques. Maternité de Prague, 1891-1895.

TABLEAU N° 1.

NOMBRE TOTAL	MESURES du P.S.T.	MESURES du F.P.M.	TOTAL					ACCOUCHEMENTS SPONTANÉS					FORCEPS					VERSIONS					EMBRYOTOMIES SUR L'ENFANT VIVANT			EMBRYOTOMIES SUR L'ENFANT MORT			SYMPHYSÉOTOMIES					OPÉRATIONS CÉSARIENNES CONSERVATRICES				
			NOMBRE TOTAL	ENFANTS			MÈRES MORTES	NOMBRE	ENFANTS			MÈRES MORTES	NOMBRE	ENFANTS			MÈRES MORTES	NOMBRE	ENFANTS			MÈRES MORTES	NOMBRE	ENFANTS MORTS	MÈRES MORTES	NOMBRE	ENFANTS MORTS	MÈRES MORTES	NOMBRE	ENFANTS			MÈRES MORTES	NOMBRE	ENFANTS			MÈRES MORTES
				morts pendant le travail	morts après la naissance	morts vivants			morts pendant le travail	morts après la naissance	morts vivants			morts pendant le travail	morts après la naissance	morts vivants			morts pendant le travail	morts après la naissance	morts vivants									morts pendant le travail	morts après la naissance	morts vivants			morts pendant le travail	morts après la naissance	morts vivants	
	11.5-11.1	100-96	11 / 12,5 %	3 / 27,77 %	1 / 9,09 %	7 / 63,63 %		3 / 27,27 %			1 / 100 %		2											1	2		3 / 3											
	11-10.6	95-91	35 / 59,77 %	5 / 16,66 %		30 / 83,33 %	1 / 2,80 %	16 / 44,44 %			16 / 100 %		10	1		5					5	2	2				3 / 3											
88 cas	10.5-9.6	90-81	34 / 38,6 %	14 / 41,17 %	2 / 5,88 %	18 / 52,93 %	2	13 / 32,83 %			13 / 93,3 %		5	1		5	1	1			2	1	1	2	2	1			1	1				1				1
	9.5-8.6	80-71	6 / 6,8 %	2		4		5 / 66,66 %	1 / 25 %		3 / 75 %													1	1									1				1
	8.5-7.6	70-61	1			1																																	
	7.5	60	1			1	1																																
			88 / 89 total / 31,45 %	25 / 28,08 %	3 / 3,37 %	61 / 67,41 %	4 / 4,54 %	36 / 40,9 %	2	5,55 %	34 / 94,44 %		17 / 11,76 %	2		3	2	5			7	7	1	11	11	1	1 / 100 %			1	1		4 / 100 %		2 / 50 %

De ces nombres, il faut déduire les accouchements provoqués suivants :

| | 10.5-9.6 | 81-90 | 2 | 1 | | 1 | 0 | 1 | | | 1 | | | | | | | | | | | | | | | | | | | | | | | | | | | | |

Dans 8 de ces cas, il y avait viciation pelvienne, par déformation de la colonne vertébrale ; dans 8 cas, il fallait accuser l'ostéomalacie.

Dans 88 cas, le bassin était simplement aplati ou généralement rétréci ; la viciation était de celles que nous considérons en France comme de nature rachitique. Nous retiendrons seulement ces derniers faits qui sont comparables à ceux que nous étudions (1).

Voyons quelle conduite a été suivie, quels résultats ont été obtenus.

La conduite tenue avait pour base le souci constant de sauvegarder les intérêts de la mère. Quand l'accouchement ne pouvait se terminer spontanément, on avait recours au forceps, à la version (29 fois sur 88 cas) (2), et en cas d'échec à la craniotomie (18 fois sur 88 cas) (voyez le tableau n° 3, page 196). La symphyséotomie ne fut pratiquée qu'une fois et la section césarienne 4 fois. Si vous rapprochez ces chiffres représentant la fréquence avec laquelle on a eu recours à ces diverses opérations à Prague et ceux qui sont consignés dans la statistique de la Maternité de Saint-Antoine, vous serez vite frappés de la grande différence qui existe entre eux.

C'est ainsi que sur 166 bassins rétrécis, je ne compte, dans mon service, que 30 enfants qui aient été extraits par la version ou par une application de forceps. La fréquence de ces opérations a été presque deux fois plus grande à la clinique de Prague.

Quant à la craniotomie, je n'y ai eu recours que dans 2 cas sur 166 bassins rétrécis, tandis qu'à Prague on a compté 18 craniotomies pour 88 bassins rétrécis.

D'où provient une pareille différence ? Il est possible qu'à Prague la fréquence des bassins généralement rétrécis soit plus grande qu'à Paris ; mais il faut chercher ailleurs la cause principale de cet écart.

Dans deux cas seulement on a eu, à Prague, recours à l'accouchement provoqué et dans un de ces faits, il avait été trop tardif : on dut terminer l'extraction de l'enfant par la perforation. 86 femmes sur 88 accouchaient donc à terme ; pour bon nombre d'entre elles, on observa des difficultés qu'un accouchement prématuré eût évitées.

Or, l'accouchement à terme chez la femme qui a un bassin rétréci comporte souvent, dans le cas de dystocie, l'option entre deux lignes de conduite : sacrifier le fœtus ou recourir à des opérations

---

(1) Dans un cas, le bassin n'avait pas été mesuré ; nous n'en tenons pas compte.
(2) Dans un des cas il y avait des jumeaux ; 30 enfants ont été extraits par le forceps ou la version.

sanglantes, symphyséotomie, section césarienne. Les faits de KNAPP ont été recueillis à une époque où la symphyséotomie commençait à peine à renaître : ROSTHORN y a eu peu recours. D'autre part, il a fait rarement l'opération césarienne ; il a donc été dans la nécessité de sacrifier souvent le fœtus. Telle est la raison capitale de la fréquence avec laquelle cet opérateur a pratiqué la perforation.

Cette remarque faite, voyons les résultats. Il résulte du tableau n° 3, p. 196, que sur 88 femmes, 4 ont succombé. D'où une mortalité maternelle de 4,54 p. 100.

Sur 89 enfants : 25 sont morts pendant le travail (mortalité 28,08 p. 100); 3 sont morts dans les jours qui ont suivi la naissance (mortalité 3,37 p. 100). La mortalité infantile a donc été de 31,45 p. 100.

Les résultats ne sont guère encourageants; mais les faits réunis par KNAPP sont relativement anciens.

Nous pouvons les comparer à ceux qui ont été observés par WHITRIDGE WILLIAMS et qu'il a consignés dans l'*Obstetric*, t. I, 1899 (1).

Il divise les bassins qu'il a observés en bassins généralement rétrécis, simplement aplatis, rachitiques et de forme rare.

Éliminons ces derniers (bassins ostéomalaciques, coxalgiques, etc.), et ne nous occupons que des trois premières variétés. Ces bassins répondent à ceux que nous estimons, en France, être rachitiques.

Il a compté (voyez le tableau n° 4, p. 200) 63 faits dans lesquels le diamètre conjugué vrai mesurait plus de 9 centimètres ;

31 faits où il mesurait de 8 à 9 centimètres ;

4 faits où il mesurait de 7 à 8 centimètres.

Dans aucun de ces faits il n'a provoqué l'accouchement.

La femme accouchant à terme, il a eu le plus souvent recours, quand une intervention était nécessaire, au forceps, à la version, parfois à l'embryotomie. Il n'a que très rarement pratiqué la symphyséotomie (1 fois sur 98 cas), et il n'a pas fait de section césarienne.

Le résultat est meilleur que celui observé par KNAPP, en ce qui concerne les mères (mortalité maternelle, 2,04 p. 100). Il n'est pas encore satisfaisant pour les enfants, puisque la mortalité infantile n'est pas moindre de 18,36 p. 100.

Mais voyons, avant de conclure, les résultats que donne la méthode

---

(1) WHITRIDGE WILLIAMS. The frequency of contracted pelves in the first thousand women delivered in the Obstetrical department of the Johns Hopkins hospital. Obstétric, t. I, 1899.

Accouchements dans 98 bassins rachitiques (Weitridge Williams).

DIAMÈTRE minimum	NOMBRE	ACCOUCHEMENT spontané	FORCEPS	EXTRACTION	VERSION	EMBRYOTOMIE	SYMPHYSÉOTOMIE	ENFANTS vivants	ENFANTS morts	MÈRES mortes
9cm-10cm	63	39 61,90 °/₀	12 19,04 °/₀	5 7,93 °/₀	6 9,52 °/₀	1 1,58 °/₀	0	54 85,71 °/₀	9 14,28 °/₀	1 1,58 °/₀
8cm-9cm	31	20 64,51 °/₀	3 9,67 °/₀	0	6 19,33 °/₀	1 3,22 °/₀	0	23 74,19 °/₀	8 25,80 °/₀	1 3,22 °/₀
7cm-8cm	4	0	2 50 °/₀	0	0	1 25 °/₀	1 25 °/₀	3 75 °/₀	1 25 °/₀	0
	98	59 60,20 °/₀	17 17,34 °/₀	5 3,40 °/₀	12 12,24 °/₀	3 3,06 °/₀	1 1,02 °/₀	80 81,63 °/₀	18 18,36 °/₀	2 2,04 °/₀

qui consiste à attendre de parti pris l'accouchement à terme, et si l'obstacle pelvien empêche l'accouchement, s'il fait craindre que les opérations essentiellement conservatrices soient difficultueuses, à ne jamais sacrifier un enfant vivant, à lever immédiatement l'obstacle (symphyséotomie), ou à le tourner (section césarienne).

L'enquête est ici facile à faire, grâce aux précieuses statistiques que publie chaque année M. PINARD. J'ai donc étudié, à ce point de vue, les deux dernières que j'aie à ma disposition : celles se rapportant aux années 1897 et 1898 (1). J'ai relevé que pendant ces deux années on a observé à la Clinique Baudelocque (2), 146 cas de rétrécissement pelvien par rachitisme, dans lesquels le diamètre promonto-sous-pubien était égal ou inférieur à 110 millimètres, et dans lesquels le fœtus était vivant quand la femme était entrée en travail.

Or, le résultat a été le suivant (voyez le tableau n° 5, page 202). Sur 146 cas, 6 femmes sont mortes. La mortalité maternelle est donc de 4,10 p. 100 :

13 enfants sont morts pendant le travail (8,90 p. 100);

5 ont succombé très peu de temps après la naissance (3,42 p. 100).

La mortalité infantile totale est donc de 12,32 p. 100.

Voilà quatre statistiques permettant de juger des résultats obtenus dans la pratique d'accoucheurs, dont la conduite est fort différente.

ROSTHORN (statistique de KNAPP), WILLIAMS n'ont, pour ainsi dire, pas recours aux opérations qui, comme la symphyséotomie et la section césarienne, font disparaître l'obstacle de pelvien ou l'évitent. Ils ne provoquent pas l'accouchement prématuré. L'accouchement ayant lieu à terme, l'enfant naît spontanément ou est extrait par le forceps, par la version ; si on échoue, ou si l'enfant a succombé, on fait l'embryotomie.

Nous faisons, M. PINARD et moi, une large part dans la thérapeutique de la dystocie par viciation pelvienne : M. PINARD, à la symphyséotomie; moi, à la symphyséotomie et à l'opération césarienne.

---

(1) PINARD. Clinique obstétricale, 1899, page 490. Tableau des bassins rétrécis reconnus du 1er janvier 1899 au 7 décembre de la même année. — PINARD, *Annales de Gynécologie*, t. LII, p. 108, Rétrécissements du bassin du 1er janvier 1898 au 1er janvier 1899.

(2) M. PINARD considère comme viciés les bassins dont le diamètre promonto-sous-pubien mesure 110 millimètres au moins. Il sera facile de rendre ma statistique comparable à celle de M. Pinard en déduisant de la mienne 10 faits dans lesquels le diamètre promonto-sous-pubien mesurait plus de 110 millimètres. Voyez le tableau n° 6, page 204.

J'ajoute que dans les faits publiés par M. PINARD j'ai, comme dans les miens, déterminé le diamètre minimum par le calcul, en déduisant 15 millimètres du diamètre promonto-sous-pubien.

Accouchements dans 146 cas de bassins rachitiques (d'après les tableaux publiés par M. Pinard, 1897-1898.)

TABLEAU N° 5.

TOTAL DES BASSINS RACHITIQUES	MENSURATIONS	TOTAL					ACCOUCHEMENTS SPONTANÉS					FORCEPS		VERSIONS				OPÉRATIONS DESTRUCTIVES			SYMPHYSÉOTOMIES					LAPAROTOMIES POUR RUPTURE UTÉRINE				HYSTÉRECTOMIE ABDOMINALE TOTALE			
		NOMBRE	ENFANTS			MÈRES MORTES	NOMBRE	ENFANTS			MÈRES MORTES	NOMBRE	ENFANTS	NOMBRE	ENFANTS		MÈRES MORTES	NOMBRE	ENFANTS MORTS	MÈRES MORTES	NOMBRE	ENFANTS			MÈRES MORTES	NOMBRE	ENFANTS			MÈRES MORTES	NOMBRE	ENFANTS	MÈRES MORTES
			MORTS pendant le travail	MORTS après la naissance	morts vivants			MORTS pendant le travail	MORTS après la naissance	morts vivants					morts pendant le travail	morts après la naissance						morts pendant le travail	morts après la naissance	morts vivants			morts	vivants				morts	vivants	nés en macération
146 cas	11-10.6 P.P.M. 96-91ᵐᵐ 56	56	4 7,14 %	2 3,57 %	50 89,88 %	1 1,78 %	48 85,71 %	4 6,25 %	1 2,08 %	43 89,58 %	.	4 .	.	1 .	.	.	.	.	.	.	1 100 %	.	.	.	.	3 .	1 33,33 %	2 66,66 %	.	.	.	.	.
	10.5-9.6 P.M.P. 90-81ᵐᵐ 30 cas avec diamètre P.S.P. de 104 à 105. 78	78	8 10,25 %	3 3,85 %	67 85,89 %	4 5,12 %	64 82,05 %	2 3,12 %	3 4,68 %	59 92,18 %	1 .	2 .	1 50 %	1 50 %	.	.	.	4 .	4 .	.	5 .	.	5 100 %	.	.	1 100 %	1 .	100 %.	.	.	.	.	.
	9.5-8.6 P.P.M. 80-71ᵐᵐ 11	11	1 9,09 %	.	10 90,90 %	.	7 63,63 %	.	.	7 100 %	.	.	.	1 .	.	.	.	1 .	1 .	.	2 .	.	2 100 %	.	.	.	.	.	.	.	.	.	.
	8.5-7.6 P.P.M. 70-61ᵐᵐ 1	1	.	.	1 .	1 .	.	.	.	.	.	.	.	.	.	.	.	.	.	.	.	.	.	.	.	.	.	.	.	1 .	1 .	1 .
		146	13 8,90 %	5 3,44 %	128 87,67 %	6 4,10 %	119 81,50 %	6 5,04 %	4 3,36 %	109 91,59 %	2 .	6 .	2 50 %	3 75 %	.	.	.	5 .	5 .	.	10 .	1 10 %	9 90 %	1 10 %	.	1 .	1 .	.	.	1 .	1 .	1 .

L'adoption de ces opérations doit-elle être tenue pour un progrès?

J'ai pensé rendre plus saisissante l'amélioration qui en est résultée pour les enfants, en réunissant, dans le tableau suivant, les résultats des quatre statistiques précédentes.

Résultats des accouchements dans les cas de rétrécissement du bassin avec diamètre promonto-pubien minimum de 9^{cm},5 et au-dessous.

	KNAPP	WILLIAMS	PINARD	BAR
Nombre de cas	77 dont *1* accouchement gémellaire, donc **78** enfants.	**98**	**146**	**156** dont *3* jumeaux, donc **159** enfants.
Mères mortes.	4 = *5,19* °/₀	2 = *2,04* °/₀	6 = *4,10* °/₀	0 = *0* °/₀
Enfants morts :				
Pendant le travail.	22 = *28,20* °/₀	18 = *18,36* °/₀	13 = *8,90* °/₀	6 = *3,77* °/₀
Après la naissance	2 = *2,56* °/₀		5 = *3,42* °/₀	14 = *8,80* °/₀
Mortalité totale	24 = *30,76* °/₀	18 = *18,36* °/₀	18 = *12,32* °/₀	20 = *12,57* °/₀

Ce tableau a été dressé en éliminant des statistiques de Knapp, de Bar, les cas dans lesquels le diamètre sous-pubien était supérieur à 110 millimètres, limite supérieure des mensurations faites par M. Pinard.

Tandis que dans les statistiques de KNAPP et de WILLIAMS la mortalité infantile, immédiate ou secondaire, atteint les proportions de 30,76 p. 100 et de 18.36 p. 100, elle n'est plus que de 12,32 p. 100 dans la statistique de M. PINARD et de 12,57 p. 100 dans la mienne.

L'amélioration du pronostic pour les enfants est évidente. Il n'est pas douteux qu'il convienne de l'attribuer à la part que nous faisons à la symphyséotomie et à la section césarienne dans la thérapeutique de la dystocie par viciation pelvienne. Mais cette amélioration du pronostic pour l'enfant n'a-t-elle pas eu, pour compensation, une aggravation du pronostic pour les mères?

Le résultat a été médiocre pour celles-ci, si j'en juge par la statistique de M. PINARD, mais il a été bon dans les faits que j'ai observés.

Nous pouvons donc admettre, *a priori*, que l'introduction de ces opérations dans la pratique obstétricale n'a pas nécessairement comme conséquence un relèvement considérable de la mortalité maternelle.

Il convient seulement de déterminer dans quelle mesure il faut y recourir afin d'obtenir le maximum de bénéfices pour les enfants avec le minimum de risques pour les mères.

La question est si complexe, elle est ouverte depuis si peu de temps qu'il est impossible de lui donner une réponse définitive.

Voyons cependant quels enseignements nous pouvons tirer des faits observés par M. PINARD à la Clinique Baudelocque et par moi à l'hôpital Saint-Antoine.

Considérons seulement les bassins mesurant de 81 à 110 millimètres, diamètre minimum.

Tout d'abord ai-je eu tort d'user, ainsi que je l'ai fait, de *l'accouchement provoqué.*

Sur 156 cas, j'ai provoqué 18 fois l'accouchement et sur ces 18 cas, je n'ai perdu qu'un seul enfant.

Je vous ai dit, page 162, que ces enfants étaient suffisamment développés et que rien n'autorisait à les ranger parmi les enfants débiles. Le résultat a donc été aussi bon que les plus sévères peuvent le désirer.

Mais n'eût-il pas été aussi bon si j'avais attendu le terme de la grossesse? Des 138 femmes ayant un bassin de 81 à 100 millimètres qui sont accouchées à terme dans mon service, certaines n'avaient pas été examinées pendant leur grossesse et se présentaient à la Maternité, étant à terme et en travail, mais pour bon nombre il n'en n'était pas ainsi. Je les avais suivies pendant leur grossesse et j'avais préféré ne pas provoquer l'accouchement, soit que l'enfant ne m'eût pas paru trop volumineux pour la capacité pelvienne, soit, au contraire, que je me fusse décidé à attendre l'accouchement à terme, me réservant de faire, au besoin, la section césarienne ou la symphyséotomie. Ces derniers cas étaient les plus rares.

Si l'accouchement provoqué est utile, j'ai dû, beaucoup moins que M. PINARD, recourir à des opérations telles que la symphyséotomie, etc.

La lecture des statistiques prouve qu'il en a été ainsi.

Sur 146 accouchements dans des bassins de 81 à 95 millimètres (diamètre minimum), je n'ai fait que 2 fois la symphyséotomie et une fois la section césarienne. Dans ces 3 cas, l'intervention avait été prévue ou a été faite sur des femmes qui n'avaient pas été examinées au cours de leur grossesse.

Or, sur 134 cas analogues observés par M. Pinard, je compte
8 symphyséotomies et une laparotomie pour rupture utérine. Laissons de côté, si vous voulez, ce dernier cas; l'écart reste encore
assez considérable pour que j'aie le droit de penser que j'ai pu éviter
quelques symphyséotomies en ayant recours à l'accouchement provoqué.

Est-ce là un résultat négligeable? Je vous ai dit ce qu'était la
symphyséotomie au point de vue de ses suites immédiates ou éloignées, je n'y veux pas revenir. Voyez, du reste, le tableau n° 5,
page 202 : sur les 8 symphyséotomies faites par M. Pinard, une
femme est morte. Vous conviendrez qu'en provoquant l'accouchement ainsi que je l'ai fait, j'ai évité quelques mauvaises chances
aux femmes et que j'ai de sérieuses raisons d'adopter ce procédé
opératoire.

Quand l'accouchement a lieu à terme, je n'hésite pas à recourir
à la symphyséotomie ou à l'opération césarienne. Mais, vous le
savez, je ne fais ces opérations que dans les cas où l'enfant étant
bien vivant, la mère étant saine, l'accouchement ne peut se terminer
par le forceps ou la version.

Le résultat de cette pratique est-il mauvais? il a été très bon
pour les mères.

Pour les enfants, il n'a été guère inférieur à celui observé par
M. Pinard. On me dira peut-être que certains enfants nés dans mon
service, après des applications de forceps ou des versions avaient dû
souffrir pendant ces opérations. Je puis assurer qu'il n'en n'a pas
été ainsi. J'ai fait une part assez large à la symphyséotomie, à la
section césarienne, pour que je n'aie pas eu besoin de recourir,
sauf en de rares exceptions (mère ou enfant malade), à des extrac-
tions forcées par le forceps ou la version.

Je reste fidèle à la conduite que je vous ai exposée, mais je suis
convaincu que ses résultats peuvent être améliorés, et dans une
large mesure.

La renaissance de la symphyséotomie, celle de la section césarienne constituent un progrès réel. Grâce à ces opérations nous pouvons voir naître en bon état des enfants qui, sans elles, eussent dû
être sacrifiés. Nous ne devons pas hésiter à les pratiquer.

Mais n'oublions pas que ces interventions sont dangereuses. Si
nous avons le devoir de ne jamais négliger les intérêts de l'enfant,
sachons qu'aucune doctrine ne serait plus décevante que celle

qui nous ferait oublier, pour une existence fragile ou compromise, ceux autrement importants de la mère. Ne faisons donc courir à celle-ci les dangers inhérents à la section de la symphyse, à l'incision de l'utérus, que lorsque ces opérations nous paraîtront devoir être suivies de succès pour l'enfant, avec le minimum possible de dangers pour la mère.

A mon sens, le but que nous devons poursuivre est de faire disparaître ces interventions de la thérapeutique des bassins rachitiques mesurant plus de 85 millimètres dans leur diamètre minimum, et de réduire leur fréquence dans les bassins de 80 à 85 millimètres.

Pour atteindre ce but, il faut nous attacher à améliorer la technique des applications de forceps, celle de la version et à étendre ainsi les indications de ces opérations ; mais il faut, surtout, que nous puissions provoquer l'accouchement en temps utile, chaque fois que cette intervention peut rendre service.

Dans l'état actuel de la pratique hospitalière, cela ne nous est guère possible. Bien des femmes n'ayant pas été examinées au cours de leur grossesse ne se présentent dans nos services qu'au moment de l'accouchement. Parfois on est obligé de faire chez elles, et d'urgence, une opération césarienne ou une symphyséotomie qu'on eut pu éviter si on eût suivi cette femme pendant la gestation. Dans quelques cas, la situation est telle qu'on doit pratiquer l'embryotomie.

Ces faits deviendront de plus en plus rares quand nous aurons fait l'éducation des femmes qui forment la clientèle de nos maternités et quand nous leur aurons appris qu'enceintes, elles doivent êtres suivies avec sollicitude.

Nous avons dans les consultations annexées à nos services un excellent moyen d'arriver à ce résultat.

Pour mon compte, je m'efforce de donner un grand développement à celle que je fais à la Maternité de l'hôpital Saint-Antoine et je constate, chaque jour, que si je provoque plus souvent l'accouchement dans les bassins que nous étudions, les interventions faites d'urgence deviennent de plus en plus rares.

Les résultats pour les mères et pour les enfants ne cessent de s'améliorer.

Voilà pour les bassins mesurant plus de 80 millimètres dans leur diamètre minimum.

Quand le bassin a un diamètre conjugué inférieur à 80 millimètres, je n'ai plus, sous les réserves que j'ai faites plus haut (pages 160 et 177), recours à l'accouchement provoqué.

La femme étant à terme, si l'enfant me semble trop volumineux pour que je puisse espérer un accouchement spontané ou une extraction favorable pour lui par le forceps ou la version, j'ai recours à la section césarienne faite avant ou immédiatement après le début du travail.

Je suis convaincu que le champ des indications de cette opération ainsi pratiquée deviendra de plus en plus étendu, surtout quand le diamètre minimum dépassera de peu la longueur de 70 millimètres ou lui sera inférieur.

La symphyséotomie restera une ressource excellente dans les cas où, le moment d'élection pour la section césarienne étant passé, elle seule pourra permettre l'extraction de l'enfant, vivant et bien portant, à travers la filière pelvienne.

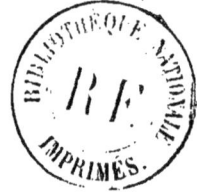

FIN DE LA PREMIÈRE PARTIE